国家中等职业教育改革发展示范学校校本教材

护理基础

主　编　马　英
副主编　梁　党
主　审　（按姓氏笔画排序）
李慧敏（南宁市第三人民医院）
张燕燕（南宁市第一人民医院）
熊　靖（南宁市第二人民医院）
编　委　（按姓氏笔画排序）
马　英　王桂荣　王璀珍　韦秀菊
白舒冰　卢秀梅　刘　岚　李碧桃
唐文丽　梁　党　黄春燕

广西科学技术出版社

图书在版编目（CIP）数据

护理基础/马英主编．—南宁：广西科学技术出版社，2014.4
ISBN 978-7-5551-0152-9

Ⅰ.①护… Ⅱ.①马… Ⅲ.①护理学—中等专业学校—教材 Ⅳ.①R47

中国版本图书馆CIP数据核字(2014)第066629号

护理基础

主编 马 英

出 版 人：卢培钊 出版发行：广西科学技术出版社
社 址：广西南宁市东葛路66号 邮政编码：530022
网 址：http://www.gxkjs.com

经 销：全国各地新华书店
印 刷：广西大华印刷有限公司
地 址：广西南宁市高新区科园路62号 邮政编码：530007
开 本：787 mm×1092 mm 1/16
字 数：390千字 印 张：16.5
版 次：2014年4月第1版 印 次：2016年10月第2次印刷
书 号：ISBN 978-7-5551-0152-9
定 价：23.50元

出版说明

根据《国务院关于大力发展职业教育的决定》的文件精神，国家提出要“大力推行工学结合、校企合作的培养模式”，职业教育要“与企业紧密联系，加强学生的生产实习和社会实践，改革以学校和课堂为中心的传统人才培养模式”。随着社会的进步和护理学专业的迅速发展，原有的教学模式、教学方法、教学内容等均已不能适应当前市场的需求。根据学生的特点及行业的要求，2010 年我校实施中职护理专业的课程改革，构建了“工学结合，理实一体化”的教学模式。为了培养具有良好的道德修养、健康的身心素质、较强的临床护理实践能力，能胜任各级医疗机构临床一线护理工作的技术型、实用型护理专业人才，我校护理教研室护理学基础组在学校领导的大力支持下，自 2010 年 9 月至 2012 年 7 月多次召开临床护理专家研讨会，与临床护理专家座谈。本教材根据护理专业的典型工作任务，对教学课程及内容进行重组，重新设计具有职业定向、贴近职业实践、适合实际工作过程的学习情境实施教学方案。本教材按照临床护理工作过程设置了 9 个学习情境，总课时为 215 学时。

我校编写该校本教材的原则与特点有以下几个方面：①“以职业岗位需要为目标，以用人单位要求为标准”，根据“必需、够用”的原则，以新的教学计划及大纲为依据，体现教材的适用性、启发性。②编写教材的内容以任务引领案例，通过设计问题，以小组学习、个人学习为主要形式，设计与临床一致的教学情境，并以工作过程为导向实施教学。③编写的教学内容表现形式多样，图文并茂，简单易懂，充分体现了“以学生为主体”的教学模式。

编　者

2014 年 1 月

前　言

护理基础是护理专业学生必修的专业核心课程和专业基础课程，具有实践性强的特点，是护理专业学生进入临床实践必须掌握的基础知识和基本技能，也是今后护理职业资格考试的主要科目。

护理基础是南宁市卫生学校护理专业进行基于工作过程课程体系改革的主要课程之一，目前正通过临床护理专家访谈及实践教学调研，坚持“以职业岗位需要为目标，以用人单位要求为标准”，根据“必需、够用”的原则，对教学内容进行重组、整合。本教材按照临床护理岗位工作过程，将患者从入院到出院全过程的典型工作任务，设置为9个学习情境，内容表现形式多样，图文并茂，简单易懂，符合中职学生的认知水平和教学规律，适合中等卫生护理专业的学生学习，是中职护理专业学生学习的好助手。

本教材在编写过程中重点突出“以学生为主体”的特点，力求内容精练实用，符合临床岗位的需求，更强调实用与创新相结合，将护理专业新知识、新观点、新方法以知识链接的方式纳入本教材中，使学生的学习内容更贴近临床。本教材全部篇章均以学生的动手、动脑、思考问题为主线，以任务驱动、案例教学的方式贯穿始终，培养基于工作过程的学习方法，构建“工学结合，理实一体化”的教学模式。本教材拓展了学生的学习内容和知识视野，增加了学生学习的兴趣。

本教材在编写过程中得到了学校领导及多位临床护理专家的大力支持，在此一并致以诚挚的谢意。

由于编者水平有限，教材中的缺点及错误在所难免，切望广大同人及学生批评指正。

编　者

2014年1月

目　录

情境一　入院护理

【学习总目标】

1. 学会铺暂空床、麻醉床。
2. 能正确为病人测体温（T）、脉搏（P）、呼吸（R）、血压（BP）和体重，并进行记录。
3. 学会对病人及家属进行入院介绍与指导。
4. 建立一份住院病历，填写有关项目及在体温单 40～42 ℃之间用红笔纵行填写入院时间。
5. 正确执行医嘱。
6. 掌握搬运病人的方法及病人各种卧位的安置。
7. 能对病人进行入院护理评估。
8. 能对病人正确进行健康教育及做好心理护理。
9. 会书写护理记录单、病人转运记录单、手术清点记录单。
10. 能护理新入院的病人。
11. 掌握护患沟通技巧。

【获取专业信息的渠道】

1. 《护理学基础》（教材）。
2. 卫生部《常用临床护理技术服务规范》（文件）。
3. 广西卫生厅《55 项临床护理技术操作标准》（文件）。
4. 广西卫生厅《55 项临床护理技术操作标准》（光盘）。
5. 《临床护理实践指南（2011 版）》（教材）。

任务一　病人入病区后的初步护理

一、学习目标

1. 熟悉一般病人入院的初步护理流程。
2. 建立一份完整的入院病历。
3. 学会入院病历的排列。
4. 对病人进行入院护理评估，与病人及其家属进行有效沟通。

二、任务描述

病人王某，男，65 岁，原患有高血压，此次感觉头痛、头晕来门诊就医，经医生检查后，嘱病人到检验室进行化验。检查结果出来后，医生开出住院证让病人到内科住院观察。病区护士接到病人后，应如何对病人进行入院的初步护理？

要求：(1) 物品准备符合患者需要，急、危、重患者得到及时救治。

(2) 患者/家属知晓护士告知的事项，对护理服务满意。

三、知识准备

请参考《护理学基础》(教材) 第七章“医院与住院环境”、第八章“入院与出院护理”及广西卫生厅下发的《55项临床护理技术操作标准》等学习资料，回答以下问题。

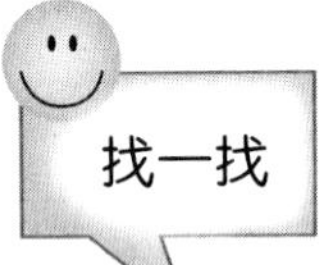

1. 病人入院包括哪些程序?

2. 下面是一名护士为新入院的病人制定的护理程序，正确吗? 如有误，请将正确的序号填入括号内。

(　　) 填写入院登记、病人一览表、住院病历和体温单。

(　　) 通知主管医师。

(　　) 迎接新患者并将患者送至指定床位，妥善安置。

(　　) 准备床单位用物。

(　　) 测量体温、脉搏、呼吸、血压，对能站立的患者测身高、体重并记录。

(　　) 介绍与指导。

3. 如果是急诊患者入院，在护理上与一般病人入院护理有何不同?

4. 写出对该病人进行入院指导的内容。

5. 按顺序写出入院病历的排列内容。

6. 观看“病人入院护理”的操作视频，并分组讨论一般病人入病区的初步护理的操作流程。

7. 制定情境演练中使用物品的计划表。

8. 如何护送病人入病区?

四、情境演练

1. 以小组为单位，结合任务的案例，以角色扮演的方式完成一般病人入病区的初步护理工作。

2. 每 2 人为一组，练习入院病历的排列。

3. 根据以下的入院护理评估单，以小组为单位，到临床医院为一新入院的病人进行入院评估。

病人入院护理评估单

姓名____　床号____　科别______　病室____　住院号______

（一）一般资料

姓名______　性别______　年龄______岁　职业______　民族____　籍贯______

婚姻______　文化程度______　宗教信仰______

联系地址____________________________　联系人________　电话____________

（联系人__________　关系__________　电话__________　地址__________）

主管医师________　护士______　入院时间________　收集资料时间________

入院方式：门（急）诊　步行　扶行　轮椅　平车

入院医疗诊断：____

入院原因（主诉和简要病史）：______________________________

既往史：无　有____

药物依赖：无　有____

过敏史：无　有（药物____________　食物____________　其他__________）

家族史：无　有　高血压病、冠心病、糖尿病、________肿瘤、癫痫、精神病、传染病、________遗传病、其他______________________________________

（二）生活状况及自理程度

1. 饮食

基本膳食：普食　软饭　半流质　流质　禁食

食欲：正常　增加　亢进　______天/周/月　下降/厌食______天/周/月

近期体重变化：无　增加/下降______ kg/____月（原因____________________）

嗜好：面食　米　杂粮　肉食　鱼　蔬菜　咸　甜　辣　其他______________

2. 睡眠/休息　________小时/天

休息后体力是否容易恢复：是　否　（原因____________________）

睡眠：入睡困难　易醒　早醒　多梦　噩梦　失眠

辅助睡眠：无　有　药物______________　其他方法______________

其他：____

3. 排泄

排便：____次/天　性状____　正常/便秘/腹泻/便失禁　造瘘　辅助药物____

排尿：____次/天　颜色____　性状____　尿量____ ml/24 h　尿失禁

4. 烟酒嗜好

吸烟：偶尔吸烟　经常吸烟____年____支/天　已戒____年

饮酒/酗酒：偶尔饮酒　经常饮酒____年____ ml/d　已戒____年

5. 活动

自理：正常　障碍（进食　沐浴　卫生　穿着　修饰　如厕）

步态：自如　不稳（原因________________________________）

医疗/疾病限制：医嘱卧床　持续静滴　石膏固定　牵引　瘫痪

6. 其他：________________________________

（三）体格检查

T____℃　P____次/分　R____次/分　BP____ mmHg（kPa）　身高____ cm 体重____ kg

1. 神经系统

意识状态：清醒　意识模糊　嗜睡　谵妄　昏迷

语言表达：清醒　含糊　语言困难　失语

定向能力：准确　障碍（自我　时间　地点　人物）

2. 皮肤黏膜

皮肤颜色：正常　潮红　苍白　发绀　黄染

皮肤湿度：正常　干燥　潮湿　多汗

皮肤温度：温　凉　热

皮肤湿度：正常　干燥　潮湿　多汗

完整性：完整　皮疹　出血点　其他________________________________

压疮（Ⅰ/Ⅱ/Ⅲ度）（部位/范围________________________________）

口腔黏膜：正常　充血　出血点　糜烂溃疡　疱疹　白斑

其他：________________________________

3. 呼吸系统

呼吸方式：自主呼吸　机械呼吸

节律：规则　异常　频率____次/分　深浅度：正常　深　浅

呼吸困难：无　轻度　中度　重度　咳嗽：无　有

痰：容易咳出　不易咳出　痰（色________　量________　黏稠度________）

其他：________________________________

4. 循环系统

心律：规则　心律不齐　心率____次/分

水肿：无　有（部位/程度________________________________）

其他：________________

5. 消化系统

胃肠道症状：恶心　呕吐（颜色________　性质________　次数______　总量______）嗳气　泛酸　烧灼感　腹痛（部位/性质________________）

腹部：软　肌紧张　压痛/反跳痛　可触及包块（部位/性质__________）腹水（腹围__________ cm）

其他：________________

6. 生殖系统

月经：正常　紊乱　痛经　月经量过多　绝经

其他：________________

7. 认知/感受

疼痛：无　　有　（部位/性质________________）

视力：正常　远/近视　失明（左/右/双侧）

听力：正常　耳鸣　重听　耳聋（左/右/双侧）

触觉：正常　障碍（部位________________）

嗅觉：正常　减弱　缺失

思维过程：正常　注意力分散　远/近期记忆力下降　思维混乱

其他：________________

（四）心理社会方面

1. 情绪状态：镇静　易激动　焦虑　恐惧　悲哀　无反应

2. 就业状态：固定职业　丧失劳动力　失业　待业

3. 沟通：希望与更多的人交往　语言交流障碍　不愿与人交往

4. 医疗费用来源：自费　劳保　公费　医疗保险　其他______________

5. 与亲友关系：和睦　冷淡　紧张

6. 遇到困难最愿向谁倾诉：父母　配偶　子女　其他______________

7. 兴趣爱好：音乐　体育　绘画　跳舞　看书　其他______________

（五）入院介绍（病人知道）

负责自己的医生、护士的姓名，病室环境，病室制度（查房、进餐、探望、熄灯时间）及粪、尿常规标本留取方法。

4. 想一想。

林某，女，65 岁，因车祸致颅脑损伤，昏迷，被肇事司机送达医院急诊科。如果你是急诊科护士，应如何配合抢救？

五、学习效果评价

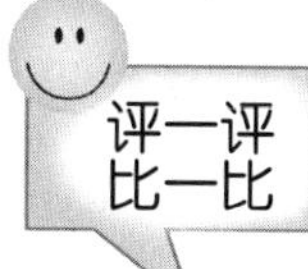

按表 1－1 的要求对本组的学习成果进行评价。

表 1-1　病人入病区后的初步护理学习成果评价表

（评价标准：A 为 90～100 分，B 为 80～89 分，C 为 70～79 分，D 为 70 分以下）

人员 / 评价标准 / 项目	小组自评				小组间互评				教师评价			
	A	B	C	D	A	B	C	D	A	B	C	D
流程合理、规范												
表格填写正确												
介绍完整												
健康指导有效												
沟通恰当												
关爱病人												
团队协作												
病人满意												
改进和建议												

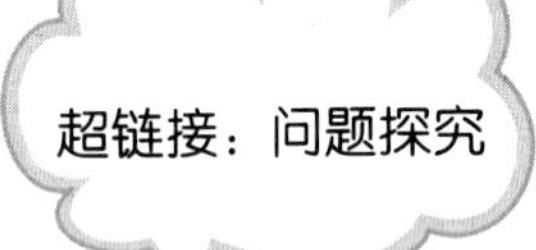

1. 医院的概念。

医院是对群众或特定人群进行防病、治病的场所，具备一定数量的病床设施、相应的医务人员和必要的设备，通过医务人员的集体协作，达到对住院或门诊、急诊病人实施科学和正确的诊疗护理为主要目的的卫生事业机构。

2. 医院的任务。

以医疗工作为中心，在提高医疗质量的基础上，保证教学和科研任务的完成，并不断提高教学质量和科研水平。同时做好扩大预防、指导基层和计划生育的技术工作。

3. 医院的分类。

（1）按收治范围分：综合医院、专科医院、康复医院、职业医院。

（2）按特定任务分：军队医院、企业医院、医学院校附属医院。

（3）按地区分：城市医院（市、区、街道医院）、农村医院（县、乡、镇医院）。

（4）按产权归属分：公立医院、私立医院、股份制医院、中外合资医院。

（5）按卫生部分级管理制度分：一级医院、二级医院、三级医院。

4. 医院的组织结构。

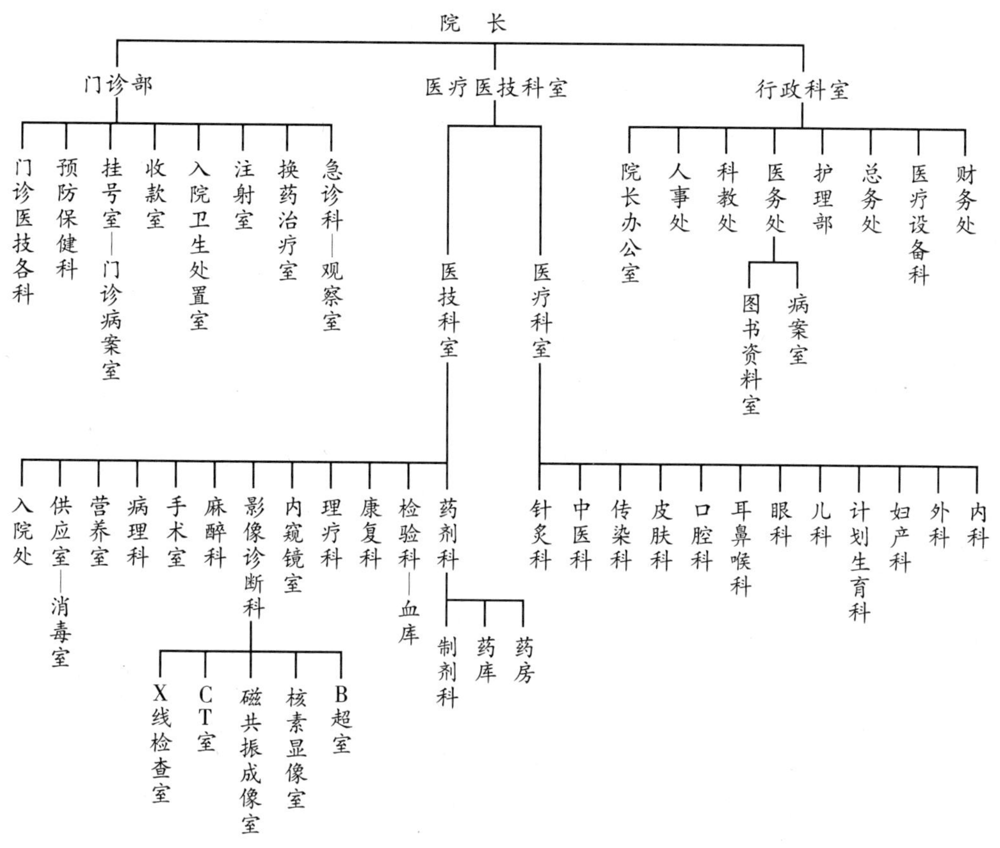

医院的组织结构图

5. 患者就诊程序。

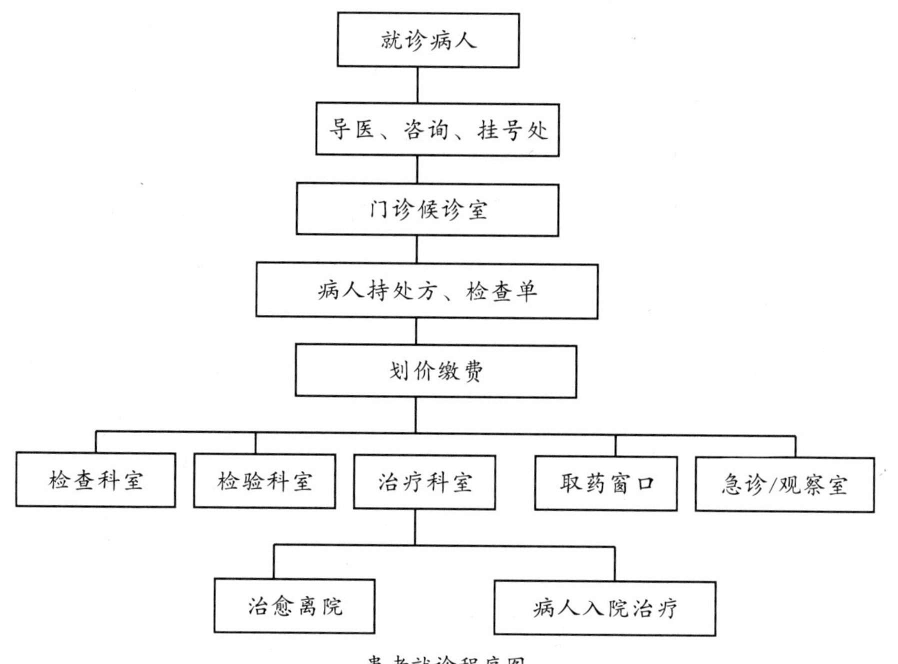

患者就诊程序图

6. 门诊护士的护理工作。

(1) 预检分诊。先观察病情，初步判断，再预检分诊，最后挂号。

(2) 安排候诊与就诊。

①准备好器械和用物，保持良好的诊疗和候诊环境。

②整理初诊和复诊病案，收集各种检验报告。

③根据病情测量生命体征并记录。

④按先后顺序叫号就诊。

⑤随时观察候诊者的病情，对高热、剧痛、呼吸困难、休克等候诊者给予提前就诊或送入急诊科；对病情较严重者或年老体弱者可适当调整就诊顺序。

⑥门诊结束后，回收门诊病案，整理、消毒环境。

(3) 健康教育。

(4) 实施治疗护理。

(5) 严格消毒隔离：对传染病病人或疑似传染病病人，应分诊到隔离门诊并做好疫情报告。

(6) 做好保健护理工作。

7. 急诊科护士的护理工作。

(1) 预检分诊。护士要掌握急诊就诊的标准，做到“一问、二看、三检查、四分诊”，初步判断疾病的轻重缓急，及时分诊到各专科诊室。遇到危重病人，应立即通知值班医生及抢救室护士；遇意外灾害事件，立即通知护士长和有关科室；遇有法律纠纷、事故、案件，迅速报告医院保卫部门或公安部门，并请患者家属或陪同者留下。

(2) 抢救工作。

①物品准备。急救物品管理要做到“五定”，即定数量品种、定点安置、定人保管、定期消毒灭菌和定期检查维修。急救物品完好率达100%。

②配合抢救。分秒必争，在医生到达现场前给予紧急处理，如测血压、吸氧、建立静脉通道等；执行医嘱；观察病情。急救记录包括病人和医生到达的时间、抢救措施落实的时间、执行医嘱的内容和病情的动态变化等。凡口头医嘱必须向医生复诵1次，双方确认无误方可执行，过后及时通知医生补写医嘱。

③做好抢救记录和查对工作。各种抢救药品的空药瓶、空安瓿、输血袋等均须经两人核对后方可弃去。

(3) 留室观察。急诊室设有观察室，收治已明确诊断或不能明确诊断者，或病情危重暂时住院困难者。观察时间一般为3～7天。

六、目标检测

A1题型

1. 失血性休克的患者需住院治疗，住院处护理人员首先应（　　）。

A. 介绍病区环境、作息时间及有关规章制度

B. 测量患者的生命体征和体重　　　　C. 填写有关表格

D. 建立静脉通道，留血标本送检

E. 氧气吸入，并立即用平车送患者入病区

2. 住院处遇有危重患者办理住院手续时，正确的处置是（　　）。

A. 迅速查阅患者医疗病历　　B. 立即护送患者入病区

C. 生命体征平稳后送入病区　　D. 详细询问既往病史、现病史

E. 迅速了解患者有何护理问题

3. 为痢疾患者进行入院卫生处置时，其衣物的最佳处理方法是（　　）。

A. 消毒后存放在住院处　　B. 经消毒后交患者存放

C. 日光暴晒后交家属带回家　　D. 包好存放在住院处

E. 患者带入病房存放

4. 入院患者可暂免沐浴的情况是（　　）。

A. 急性肺炎患者　　B. 高血压患者

C. 糖尿病患者　　D. 急性心肌梗塞患者

E. 慢性扁桃体炎择期手术者

5. 某患者，男性，56 岁，因急性阑尾炎入院。患者住院期间，其病案中排列在最前面的是（　　）。

A. 医嘱单　　B. 体温单

C. 病程记录　　D. 病史和体格检查单

E. 住院病案首页

6. 对一般新入院病人，护士首先应（　　）。

A. 通知医生　　B. 通知营养室准备膳食

C. 起立迎接，送入病室　　D. 为病人测体温、脉搏、血压、呼吸

E. 填写各种表格

A2 题型

1. 某患者，女性，妊娠 9 个月，宫口已开，急诊入院，住院处护士应首先给予的处置是（　　）。

A. 会阴部常规消毒　　B. 用平车送入产科

C. 优先办理入院手续　　D. 通知产科医生

E. 给予孕妇心理护理

2. 某患者，男性，35 岁，头部外伤、昏迷，急诊入院。病区接诊首先要做的护理工作是（　　）。

A. 入住观察室，准备床单位　　B. 热情迎接患者和家属

C. 向患者家属简短介绍住院环境　　D. 立即通知医师，并做好抢救准备

E. 准备辅助呼吸、监护仪

任务二　患者搬运技术

一、学习目标

1. 能说出常用搬运技术的种类，并学会运用各种搬运技术。

2. 能描述搬运病人过程中的注意事项。

3. 能与病人及其家属进行有效的沟通。

二、任务描述

病人王某，男性，50岁，因外伤引起多发性骨折，伴创伤性休克。急诊科医生初步给予吸氧、静脉输液等处理后，需立即送往手术室。你应怎样搬运该病人？搬运时应注意什么？

要求：（1）患者/家属能够知晓护士告知的事项，对服务满意。

（2）护理过程安全，患者出现异常情况时，护士处理及时。

三、学习准备

请参考《护理学基础》教材第七章“医院与住院环境”、《55项临床护理技术操作标准》等学习资料，回答以下问题。

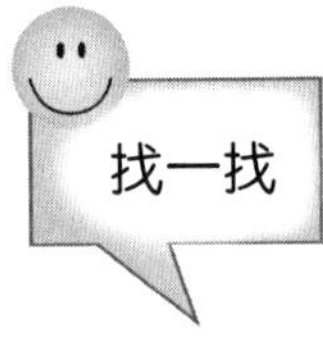

1. 填图。在括号内填入相关护理操作的名称，在下划线上标明各操作的适用范围，并用红色涂在图中护士的手上，以掌握护士在搬运病人中手的支点的位置。

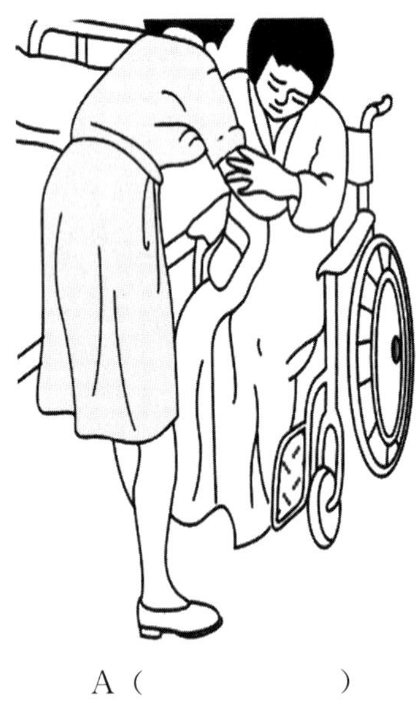

A（　　　　　　　）

____

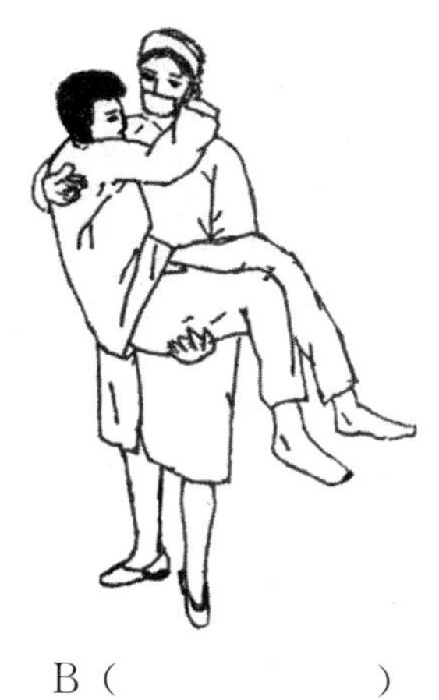

B（　　　　　　）

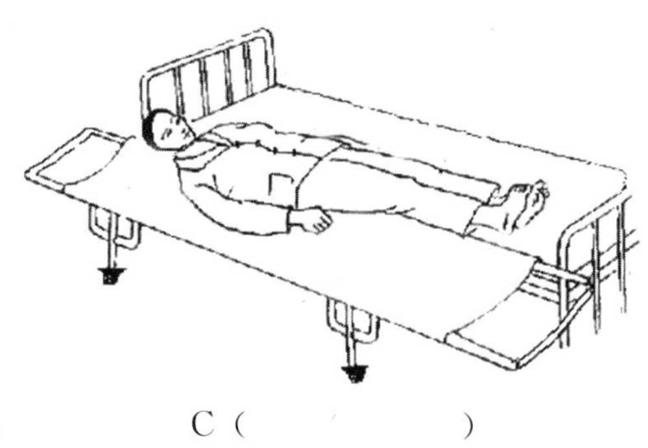

C（　　　　　　）

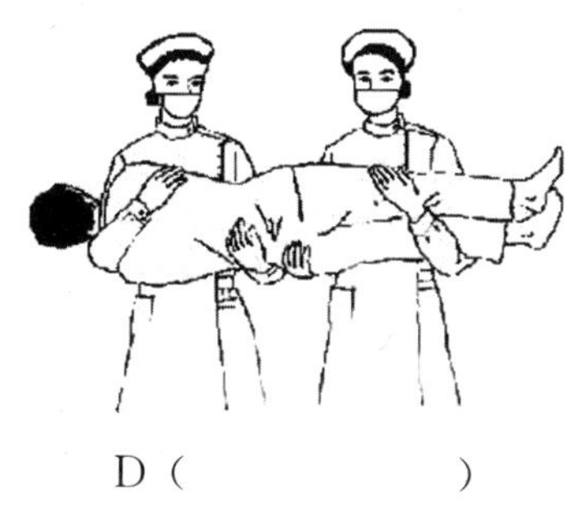

D（　　　　　　）

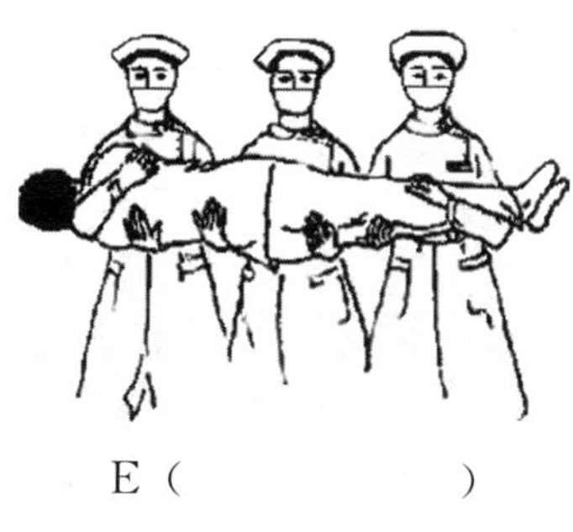

E（　　　　　　）

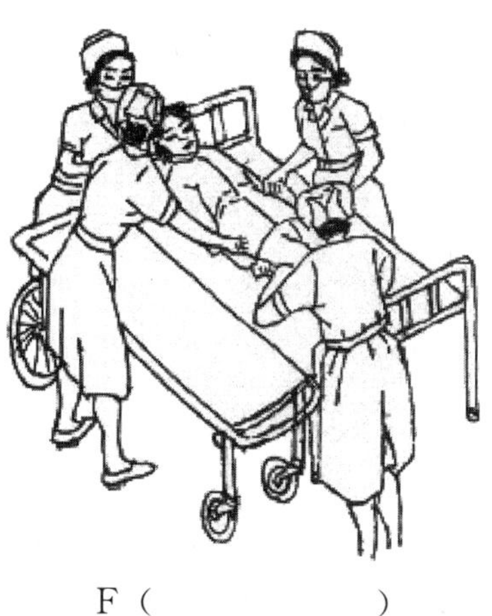

F（　　　　　　）

2. 观看“患者搬运技术”的操作视频。说一说临床中常用的患者搬运技术有多少种。

3. 在搬运病人过程中应注意什么问题？

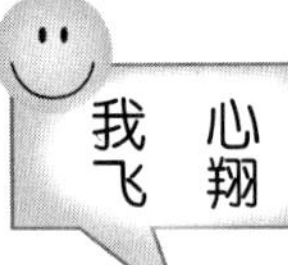

4. 在搬运病人过程中如何确保病人的安全？

四、情境演练

以小组为单位，结合任务的案例，以角色扮演的方式完成各种搬运技术。

1. 需要准备哪些用物？

2. 有哪些操作步骤？

3. 如何指导病人及其家属？

要求：(1) 用物准备正确。

(2) 患者/家属能够知晓护士告知的事项，对服务满意。

(3) 操作过程规范、准确。

五、学习效果评价

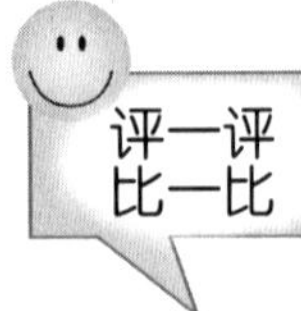

按表 1-2 的要求对本小组的学习成果进行评价。

表 1-2　搬运技术情境学习成果评价表

（评价标准：A 为 90～100 分，B 为 80～89 分，C 为 70～79 分，D 为 70 分以下）

项目　　评价标准　　人员	小组自评				小组间互评				教师评价			
	A	B	C	D	A	B	C	D	A	B	C	D
流程合理、规范												
表格填写正确												
介绍完整												
健康指导有效												
沟通恰当												
关爱病人												
团队协作												
病人满意												
改进和建议												

六、目标检测

A1 题型

1. 运送病人的注意事项，下列表述中正确的是（　　）。
   A. 推车时，护士站在病人头侧　　B. 为争取时间，车速应快
   C. 平车上坡时，病人头在后　　D. 有引流管、输液管者须夹紧管道
   E. 推车进门时用车尾将门顶开
2. 颈椎骨折患者需采用（　　）。
   A. 担架运送　　B. 平车 2 人搬运法
   C. 平车 3 人搬运法　　D. 平车 4 人搬运法
   E. 轮椅运送
3. 护士协助患者坐轮椅，下列做法中不正确的是（　　）。
   A. 尽量使患者身体靠前坐　　B. 推轮椅时嘱患者手扶轮椅扶手
   C. 推轮椅时速度宜慢　　D. 患者坐稳后放下脚踏板
   E. 上坡时使患者面朝坡上
4. 重症小儿肺炎病人需采用（　　）。
   A. 平车单人搬运法　　B. 平车双人搬运法
   C. 轮椅运送　　D. 担架运送

E. 平车 3 人搬运法

5. 麻疹病人入院时应安置在（　　）。

A. 普通病室　　B. 重危病室

C. 隔离病室　　D. 抢救病室

E. 观察病室

A2 题型

1. 患者李某，因有机磷农药中毒急诊入院，护士用平车护送入病区，途中输液和输氧应如何处理？（　　）

A. 拔管，暂停输液、吸氧　　B. 留管，暂停输液、吸氧

C. 继续输液、吸氧　　D. 暂停输液，继续吸氧

E. 暂停吸氧，继续输液

2. 患者王某，因上消化道出血急诊入院。患者烦躁不安，面色苍白，四肢厥冷，血压 10/6 kPa，脉搏 110 次/分，入院护理的首要步骤是（　　）。

A. 详细询问病史，了解护理问题

B. 准备急救物品，等待医生到来

C. 置中凹卧位，测生命体征，建立静脉通道，通知医生

D. 热情接待，给患者留下良好印象

E. 填写各种卡片，完成护理病程记录

3. 协助一位怀孕 7 个月的孕妇由检查床向平车移动的顺序是（　　）。

A. 上身、臀部、下肢　　B. 下肢、臀部、上身

C. 上身、下肢、臀部　　D. 臀部、上身、下肢

E. 臀部、下肢、上身

4. 患者石某，男性，49 岁，因糖尿病酮症酸中毒急诊入院。用平车护送患者入病区时，对静脉输液管、吸氧管采取的处理措施是（　　）。

A. 加固导管，途中暂停吸氧、输液

B. 加固导管，继续治疗，维持导管通畅

C. 暂时拔除导管

D. 保证吸氧，保留输液管，暂停输液治疗

E. 维持输液通畅，暂时拔除吸氧管

任务三　铺床技术

一、学习目标

1. 能说出常用铺床技术的种类，并学会运用各种铺床技术。

2. 掌握铺床技术的注意事项。

3. 操作要规范，做到稳、准、轻、快。

二、任务描述

病人王某，男，65岁，因交通事故造成外伤，收入外科住院。病区护士接到病人后，护士为病人准备床位。如该病人需要进行手术时，护士应为病人准备什么床位？病人康复后，护士又需准备什么床单位？在铺床时应注意什么问题？

要求：（1）患者/家属能够知晓护士告知的事项，对服务满意。

（2）操作过程规范准确。

三、学习准备

请参考《护理学基础》教材第七章“医院与住院环境”、《55项临床护理技术操作标准》等学习资料，回答以下问题。

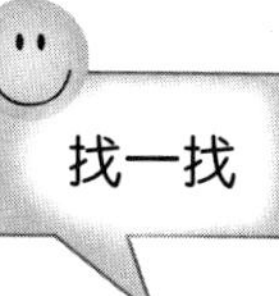

1. 备用床的用途是什么？

____

2. 暂空床的用途是什么？

____

3. 麻醉床的用途是什么？

____

4. 铺床法有______、______、________三种。将这三种铺床法分别填在下方图中的横线上。

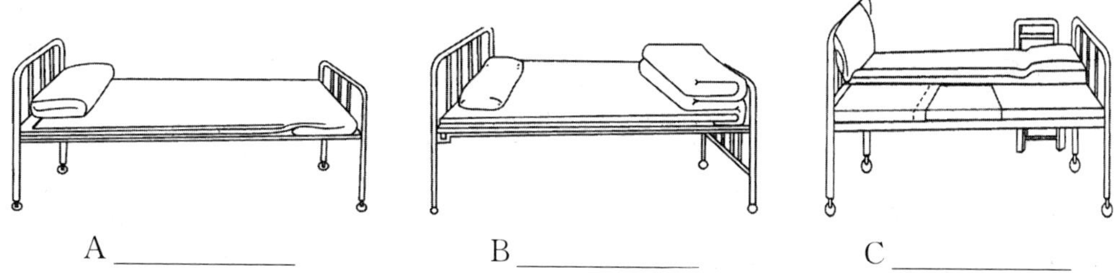

A ____________ B ____________ C ____________

观看“铺床”的操作视频。

5. 分组讨论在操作中需要的工具及合作的人员等，并完成表1-3。

表1-3 铺床操作

操作项目	操作用物	操作流程	操作方式（独立、合作）

我心飞翔

6. 铺床的注意事项有哪些？

四、情境演练

以小组为单位，结合任务的案例，完成各种铺床法的操作。

1. 需要准备哪些用物？

2. 有哪些操作步骤？

五、学习效果评价

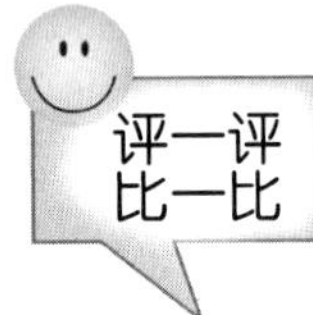

按广西卫生厅下发的《55项临床护理技术操作标准》对本任务的学习效果进行评价，包括个人评、小组评、教师评。

超链接：问题探究

你知道什么是病区吗？

1. 病区：是指住院病人接受诊断、治疗和护理的场所，也是医护人员开展医疗、预防、教学、科研活动的重要基地。

2. 病区的设置和布局：每一个病区都设有普通病室、危重病室、抢救室、治疗室、换药室、护士办公室、医生办公室、主任办公室、库房、浴室、洗涤间、厕所及医护休息室等。

如何为病人创造和谐的住院环境？

为病人创造和谐的住院环境，就是要做好病区的环境管理。病区的环境管理包括两个方面，即社会环境和物理环境的管理。

一、社会环境

1. 建立良好的人际关系。

(1) 对病人一视同仁。

(2) 操作技术娴熟，态度和蔼。

(3) 尊重病人的权利与人格。

(4) 鼓励病友间相互帮助和照顾。

2. 制定合理的医院规则。

(1) 热情接待，耐心解释。

(2) 让病人有一定的自主权。

(3) 尊重探视人员。

(4) 提供病人检查、治疗、护理信息。

二、物理环境

1. 整洁。

(1) 陈设齐全，规格统一，布局合理。

(2) 做到物有定位，用后归位。

(3) 保持清洁，及时更换。

(4) 仪表端庄、服装整洁、大方得体。

2. 安静。

(1) 桌椅脚钉上橡胶垫，推车轮轴、门窗交合链滴注润滑油。

(2) 电话、手机、呼叫系统等设备使用消音设置或将音量调至最低。

(3) 医护人员做到“走路轻、说话轻、操作轻、关门轻”。

(4) 加强对病人及家属的宣传工作，共同保持病室安静。

3. 舒适。

(1) 温度与湿度：一般病室的温度为18～22 ℃，特殊病室为22～24 ℃；病室的相对湿度以50%～60%为宜。

(2) 通风与采光：一般每次通风时间为30分钟；自然光源充足，人工光源适度。

(3) 色彩：温馨、亲切、舒适、无疲劳感。

(4) 绿化：赏心悦目、美化环境。

4. 安全。

(1) 避免各种原因导致的意外损伤。

(2) 避免医源性损伤。

(3) 避免医院内感染。

(4) 保护具的正确使用。

①保护具的种类及用途。

床挡：用于保护病人，以防坠床。

约束带：用于躁动或精神病病人，以限制躯体活动。例如，宽绷带约束带，用于固定手腕及踝部；肩部约束带，用于固定双肩，限制病人坐起；膝部约束带，用于固定膝部，限制病人下肢活动；尼龙搭扣约束带，用于固定手腕、上臂、膝部和踝部。

支被架：用于肢体瘫痪、极度虚弱的病人，防止盖被压迫肢体，也可用于烧伤病人暴露疗法时保暖。

②保护具使用的注意事项。

◆严格掌握保护具的适应证，向病人及其家属解释，取得理解，维护病人的自尊。

◆保护制动只能短期使用，需定时松解（1次/2小时），使病人保持肢体功能体位。

◆用约束带时应局部置衬垫，松紧合适。必要时进行局部按摩，促进血液循环。

◆做好记录，如使用原因、使用时间、观察结果、采取的护理措施以及停止时间。

六、目标检测

A1 题型

1. 护士为患者准备备用床的目的是（　　）。

A. 供暂离床活动的患者使用　　B. 方便接受麻醉后尚未清醒的患者

C. 方便患者的治疗和护理　　D. 保持病室整洁，准备接受新患者

E. 预防皮肤并发症的发生

2. WHO 规定的噪声标准，白天病区较理想的强度是（　　）。

A. 5～10 dB　　B. 15～20 dB

C. 25～30 dB　　D. 35～40 dB

E. 45～50 dB

3. 关于患者休养的适宜环境，下列叙述中正确的是（　　）。

A. 支气管扩张患者病室室内湿度在 35%

B. 产妇病室应注意保暖，不能开窗通风，以免产妇着凉

C. 儿科病室冬季室温在 22～24 ℃

D. 破伤风患者勿剧烈活动，室内应通风良好、光线充足

E. 哮喘患者病室可摆放鲜花和绿色植物

4. 铺床时不符合节力原则的是（　　）。

A. 将用物放在床尾的车上　　B. 按使用顺序摆放物品

C. 操作时，身体靠近床边　　D. 两腿前后分开，稍屈膝

E. 上身保持一定的弯度

5. 护士为全麻术后患者铺麻醉床时，下列操作中不正确的是（　　）。

A. 换铺清洁被单

B. 床中部的中单及橡胶中单距床头 45～50 cm

C. 一床一巾湿扫床垫，防止交叉感染

D. 盖被呈扇形折叠置于床的远侧，开口向门

E. 枕头横于床头，开口向门

A2 题型

1. 李丽，女性，25 岁，新入院患者。护士为其准备床位的原则是（　　）。

A. 将其安排在观察室　　B. 由分管医师安排床位

C. 根据病情需要选择床位　　D. 将其安排在监护室

E. 按患者意愿安排床位

2. 患者李赤，男性，50 岁，肺炎球菌肺炎。上午在护士陪护下前往放射科拍摄 X 线胸片，其病床应铺成（　　）。

A. 麻醉床　　B. 暂空床

C. 备用床　　D. 盖被扇形折叠置于床的一侧

E. 盖折叠成被筒，平铺于床上

3. 患者李红，女性，31 岁，急性肠套叠，拟行急诊手术。外科护士为其准备麻醉

床，下列操作中不正确的是（　　）。

A. 输液架置于床尾

B. 中单要遮住橡胶单

C. 盖被纵向三折置于门对侧床边

D. 枕头横立于床头，开口背门

E. 椅子放于近门侧的床尾

4. 患者王茉，女性，55 岁，因脑外伤需在全麻下行开颅探查术。患者手术后，护士为其准备的床位是（　　）。

A. 暂空床，橡胶单、中单上缘距床头 30～40 cm

B. 麻醉床，根据病情铺橡胶单及中单，中单应遮住橡胶单

C. 备用床，床中部和床上部各加一橡胶中单、中单

D. 暂空床，床中部和床尾部各加一橡胶中单、中单

E. 麻醉床，盖被扇形折叠置于床的一侧，开口向里

A3 题型

（1～2 题共用题干）

患者王梅，女性，33 岁，因颅脑外伤急诊。在全麻下进行开颅探查术，术后返回病房。

1. 监护室护士小李应为患者准备的床单位是（　　）。

A. 暂空床，橡胶单、中单上缘距床头 30～40 cm

B. 麻醉床，根据病情铺橡胶单及中单，中单应遮住橡胶单

C. 备用床，床中部和床上部各加一橡胶中单、中单

D. 暂空床，床中部和床尾部各加一橡胶中单、中单

E. 麻醉床，盖被扇形折叠置于床的一侧，开口向里

2. 护士小李为患者准备该床的目的是（　　）。

A. 供暂离床活动的患者使用

B. 方便接收麻醉后尚未清醒的患者

C. 方便患者的治疗和护理

D. 保持病室整洁，准备接收新患者

E. 预防皮肤并发症的发生

任务四　卧位与安全技术

一、学习目标

1. 能说出常用卧位的性质及常见的卧位。

2. 能简述各种卧位的适应范围。

3. 能正确安置各种卧位。

4. 能与患者及其家属进行有效的沟通。

二、任务描述

1. 病人赵某，男性，58岁，因支气管哮喘急性发作，呼吸极度困难，不能平卧，病人焦虑不安。护士应帮助病人采取何种卧位？采取此卧位的目的是什么？此卧位的性质是什么？

2. 患者，女性，45岁，因外伤急诊入院，血压为74/48 mmHg，诊断为失血性休克。急诊护士为该患者采取的最适宜的是什么体位？

3. 患者李某，25岁，妊娠36周，因阴道持续性流液1 h来院求诊，肛查时羊水不断从阴道流出，诊断为胎膜早破，应给其安置什么卧位？

要求：(1) 患者/家属能够知晓护士告知的事项，对服务满意。

(2) 操作过程规范、准确。

三、学习准备

请参考《护理学基础》教材第九章“卧位与安全的护理技术”、《55项临床护理技术操作标准》等学习资料，并回答以下问题。

1. 临床常用的卧位有哪些？

____

2. 临床常用的保护具有哪些？

____

看一看
说一说

3. 观看“各种卧位”的操作视频，解释卧位的性质。

(1) ______________________________

(2) ______________________________

(3) ______________________________

4. 请在下画线上写上各种卧位的名称、适应范围及操作要点。

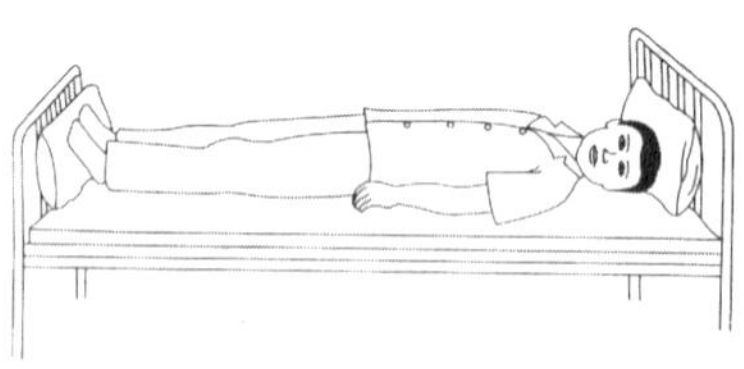

(1)

卧位的名称：__________

适应范围：__________

操作要点：__________

____

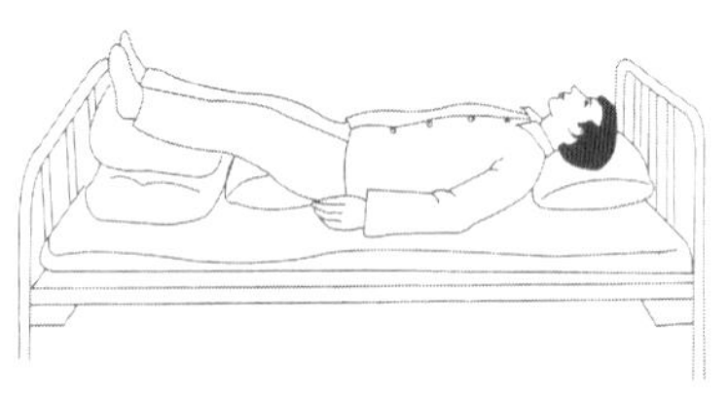

(2)

卧位的名称：__________

适应范围：__________

操作要点：__________

____

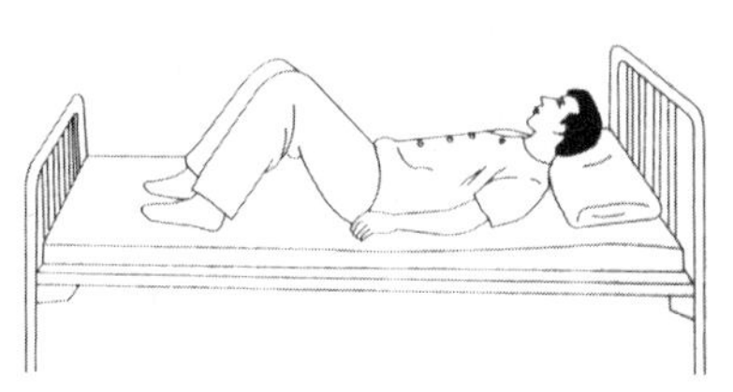

（3）

卧位的名称：__________

适应范围：__________

操作要点：__________

____

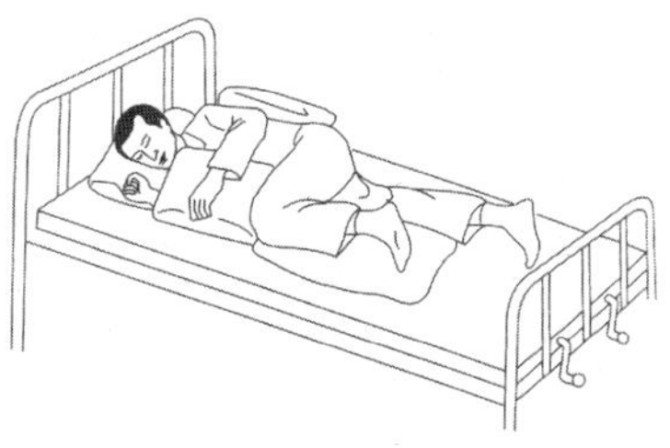

（4）

卧位的名称：__________

适应范围：__________

操作要点：__________

____

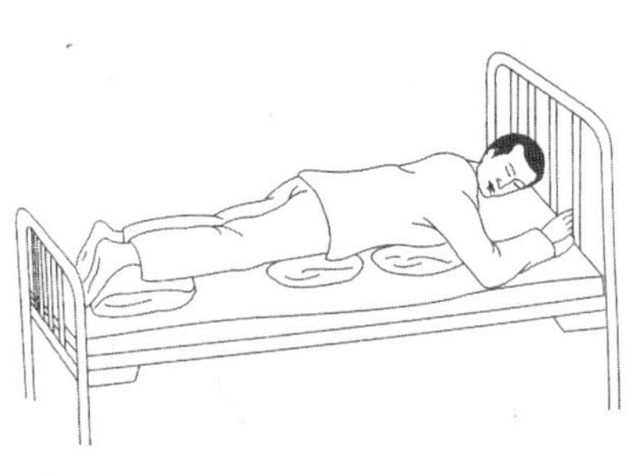

（5）

卧位的名称：__________

适应范围：__________

操作要点：__________

____

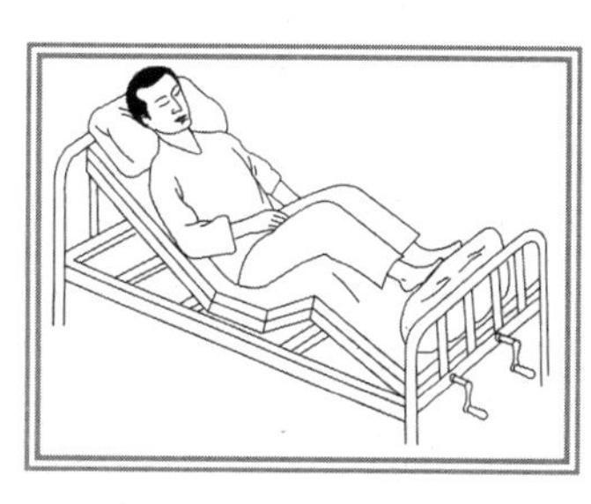

（6）

卧位的名称：__________

适应范围：__________

操作要点：__________

____

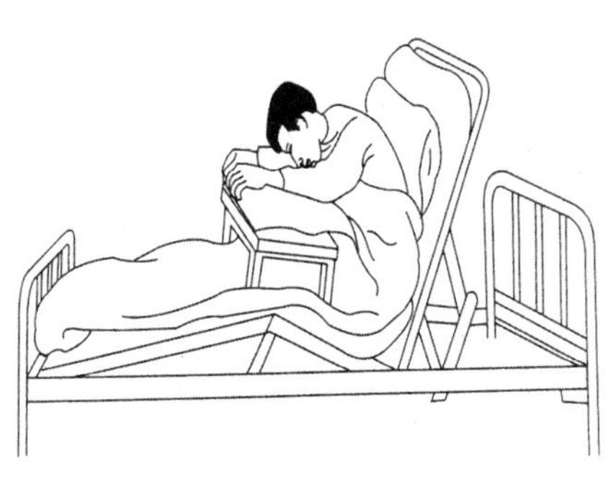

（7）

卧位的名称：__________

适应范围：__________

操作要点：__________

____

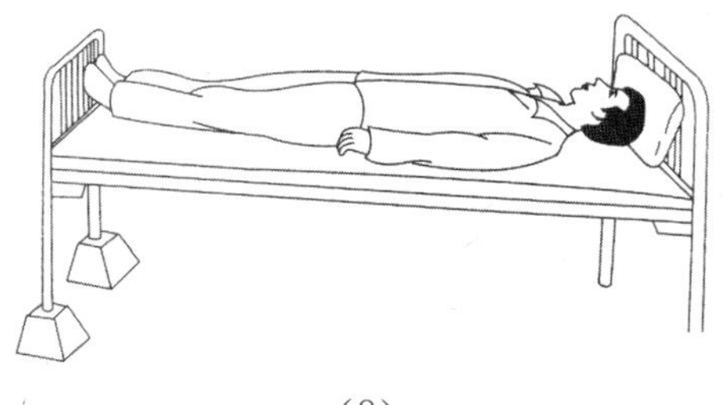

（8）

卧位的名称：__________

适应范围：__________

操作要点：__________

____

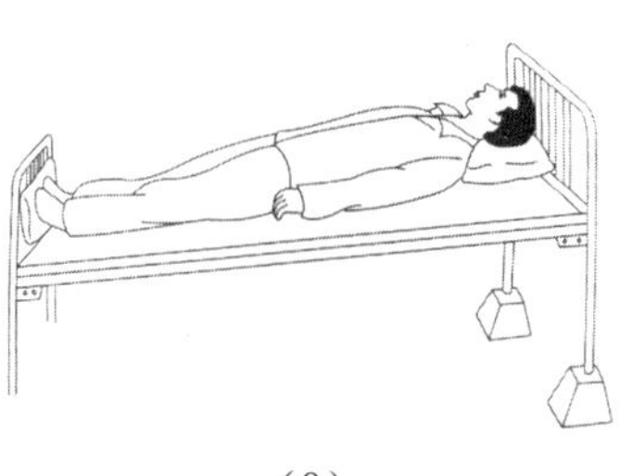

(9)

卧位的名称：______

适应范围：______

操作要点：______

______

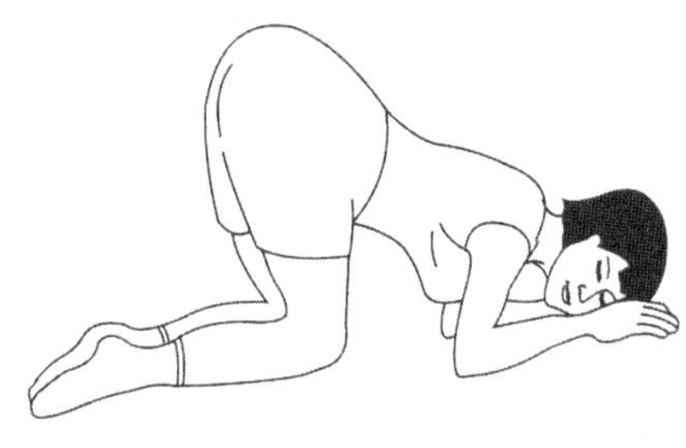

(10)

卧位的名称：______

适应范围：______

操作要点：______

______

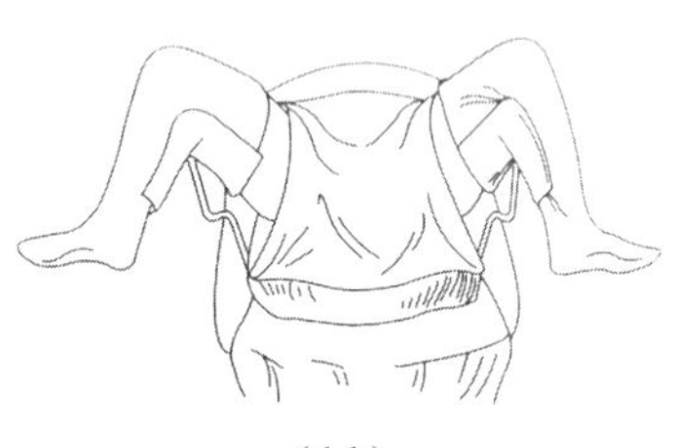

(11)

卧位的名称：______

适应范围：______

操作要点：______

______

5. 为什么经椎管内麻醉或脊髓腔穿刺后的病人采取去枕仰卧位可以防头痛？

______

6. 结合任务给出的案例，如何为患者取相应的卧位？

______

四、情境演练

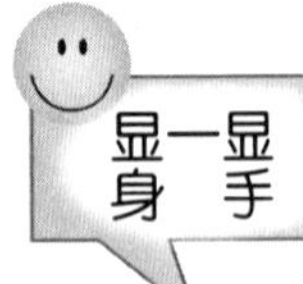

请结合本任务的案例，以角色扮演的方式尝试操作。

1. 在任务的案例中，护士需要准备哪些用物？

______

2. 在任务的案例中，护士应如何指导病人？

______

五、学习效果评价

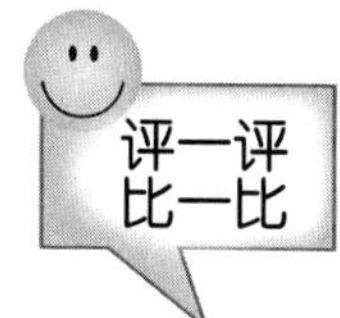

按表 1－4 的要求对本小组的学习成果进行评价。

表 1－4　卧位与安全技术情境学习成果评价表

（评价标准：A 为 90～100 分，B 为 80～89 分，C 为 70～79 分，D 为 70 分以下）

人员 / 评价标准 / 项目	小组自评				小组间互评				教师评价			
	A	B	C	D	A	B	C	D	A	B	C	D
流程合理、规范												
表格填写正确												
介绍完整												
健康指导有效												
沟通恰当												
关爱病人												
团队协作												
病人满意												
改进和建议												

六、目标检测

A1 题型

1. 脊髓腔穿刺术后的患者可能因脑压过低引起头痛，其主要机制是（　　）。
   A. 脑压过低牵张颅内静脉窦和脑膜　　B. 血压升高
   C. 脑部缺氧　　D. 脑部血液循环障碍
   E. 脑代谢障碍

2. 急性胸膜炎患者宜采取的卧位是（　　）。
   A. 头高足低位　　B. 仰卧位
   C. 患侧卧位　　D. 端坐位
   E. 头低足高位

3. 腰穿后患者采取去枕平卧位的目的是（　　）。
   A. 防止昏迷　　B. 防止脑水肿
   C. 预防颅内压减低引起头痛　　D. 减轻头晕、头痛

E. 有利于脑部血液循环

4. 中凹卧位的基本要求是（　　）。

A. 抬高患者头胸部约 10°，抬高下肢约 15°

B. 抬高患者头胸部约 20°，抬高下肢约 15°

C. 抬高患者头胸部约 20°，抬高下肢约 30°

D. 抬高患者头胸部约 30°，抬高下肢约 20°

E. 抬高患者头胸部约 30°，抬高下肢约 35°

5. 急性心衰竭时，患者采取半坐卧位的主要目的是（　　）。

A. 减轻腹腔脏器对心脏的压力　　B. 减少静脉回心血量

C. 减小胸、腹肌肉张力　　D. 引流腹腔积液

E. 增加胸腔容积

6. 支气管哮喘发作的患者宜采取的卧位是（　　）。

A. 仰卧位　　B. 端坐位

C. 头高足低位　　D. 侧卧位

E. 头低足高位

7. 不适于采取端坐位的患者是（　　）。

A. 心力衰竭患者　　B. 心包积液患者

C. 休克患者　　D. 支气管哮喘患者

E. 急性肺水肿患者

8. 胎膜早破的孕妇宜取（　　）。

A. 去枕平卧位　　B. 头高足低位

C. 头低足高位　　D. 屈膝仰卧位

E. 中凹卧位

9. 颅内压增高的患者宜采取的卧位是（　　）。

A. 头高足低位　　B. 端坐位

C. 仰卧位　　D. 半坐卧位

E. 头低足高位

A2 题型

1. 患者王青，女性，55 岁，患高血压、心脏病 4 年，因疑诊直肠癌，拟行直肠指检。护士应协助患者采用的体位是（　　）。

A. 半坐卧位　　B. 膝胸卧位　　C. 截石位

D. 侧卧位　　E. 俯卧位

2. 患者李某，女性，67 岁，胃癌，现为胃大部切除术后的第三天。护士为患者取半坐卧位，并解释该卧位的主要作用是（　　）。

A. 减轻肺部淤血　　B. 减少静脉回心血量

C. 减少腹部伤口出血　　D. 减轻伤口缝合处的张力

E. 减少腹腔渗出液

3. 患者王茉，女性，28 岁，妊娠 27 周，胎儿臀位，拟采用膝胸卧位给予纠正。护士讲解要点后，观察孕妇操作，护士需要重复要点的动作是（　　）。

A. 跪卧，胸部贴床面
B. 两腿稍分开，大腿与床面呈 45°
C. 腹部悬空，臀部抬起
D. 两臂屈肘，放于头的两侧
E. 头偏向一侧

4. 患者，女性，35 岁，支气管扩张，右侧支气管有炎性分泌物需要引流。护士为患者采取的正确卧位是（　　）。

A. 半坐卧位
B. 右侧头高足低位
C. 左侧头高足低位
D. 右侧头低足高位
E. 左侧头低足高位

A3 题型

（1～3 题共用题干）

患者，女性，56 岁，腹痛急诊，拟在硬膜外麻醉下行胆囊切除。

1. 术后患者回病室，护士应为其采取的体位是（　　）。

A. 中凹位 6 h
B. 右侧卧位 6 h
C. 左侧卧位 6 h
D. 去枕仰卧位 6 h
E. 屈膝仰卧位 6 h

2. 术后第二天，护士应协助患者采取的卧位是（　　）。

A. 端坐卧位
B. 右侧卧位
C. 左侧卧位
D. 抬高床头 30°～50°，膝下 15°
E. 仰卧位

3. 当患者难以接受此卧位时，护士向其解释该卧位的目的是（　　）。

A. 此卧位可减少回心血量，减少心脏负担
B. 此卧位可减少局部出血
C. 此卧位可防止炎症扩散
D. 此卧位利于胸腔容量扩大，利于呼吸
E. 此卧位可减轻腹部切口缝合处的张力，避免疼痛，利于伤口愈合

任务五　生命体征测量技术

一、学习目标

1. 能解释稽留热、弛张热、间歇热、间歇脉、脉搏短绌、潮式呼吸、间断呼吸、呼吸困难、高血压、低血压的概念。

2. 能描述体温、脉搏、呼吸、血压的正常范围及注意事项。

3. 能正确测量体温、脉搏、呼吸、血压。

4. 能进行高热病人和呼吸困难病人的护理。

5. 能与病人及其家属进行有效的沟通。

二、任务描述

病人李某，发热 5 天，体温持续在 39.1 ℃至 40.5 ℃之间，以“发热待查”于上午 9 时入院。查体：体温 40.1 ℃，脉搏 114 次/分，呼吸 28 次/分，血压 140/95 mmHg，神志清楚，面色潮红，口唇干裂，食欲差。请判断该患者出现了什么情况？应如何护理该病人？

要求：（1）患者/家属能够知晓护士告知的事项，对服务满意。

（2）操作过程规范、准确。

三、学习准备

请参考《护理学基础》教材第十二章、《生理学》、《55 项临床护理技术操作标准》等学习资料，并回答以下问题。

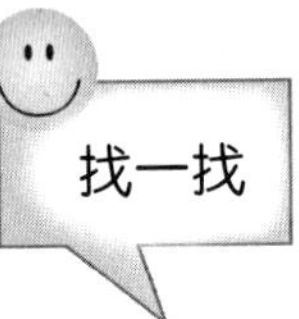

1. 写出体温、脉搏、呼吸、血压的正常范围。

____

2. 写出体温、脉搏、呼吸、血压的生理性变化。

____

看一看
说一说

观看“生命体征测量技术”的操作视频。

3. 体温异常有两种，一是体温过高，二是体温过低。请解释这两个概念。

（1）体温过高：____

（2）体温过低：____

4. 体温过高的临床分级（以口腔温度为例）分为四度，即低热________℃，中度热________℃，高热________℃，超高热________℃。

5. 体温过低的临床分级（以口腔温度为例）分为四度，即轻度________℃，中度________℃，重度________℃，致死温度________℃。

6. 完成表 1－5 的填写。

表 1－5　发热情况

发热的过程分期	特点	表现	方式
体温上升期			
高热持续期			
退热期			

7. 热型是指________________。临床中常见的热型有四类，请根据下面的图形，在下画线上写出相应热型的名称及特点。

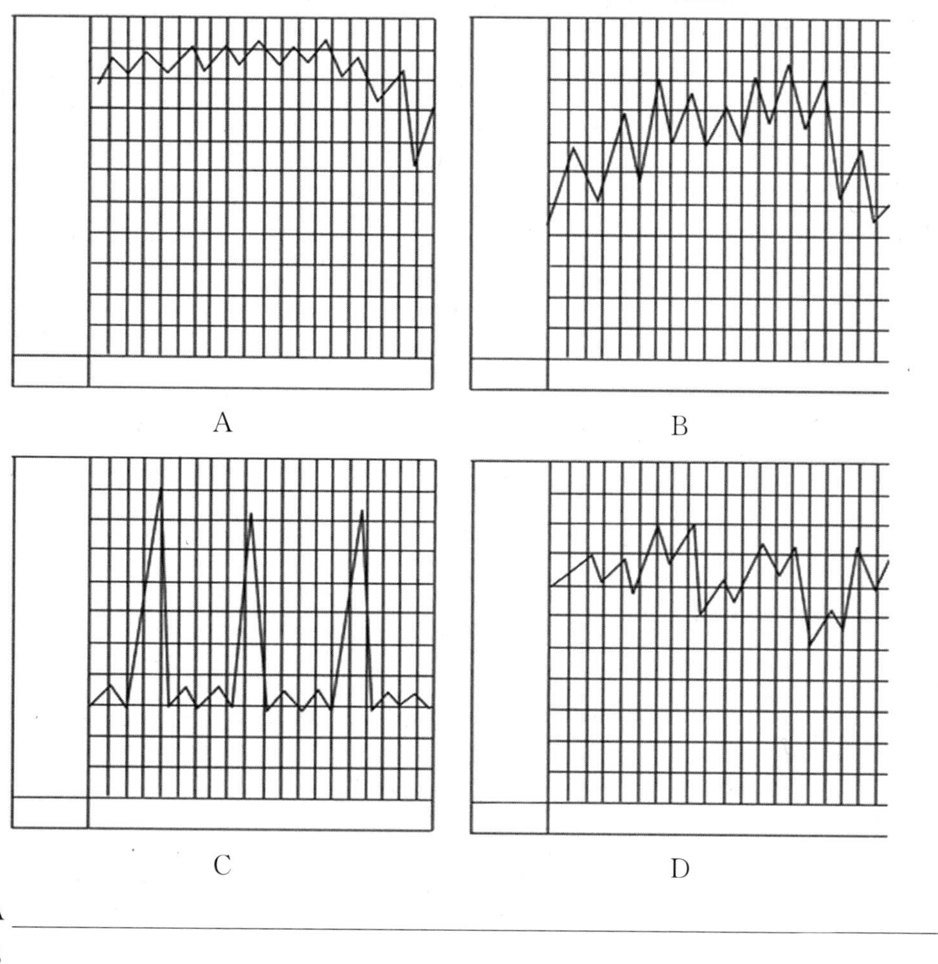

A ________________

B ________________

C ________________

D ________________

8. 完成表 1-6 的填写。

表 1-6　异常脉搏情况

异常脉搏	分类	特点	常见的病症
脉率异常	速脉		
	缓脉		
节律异常	间歇脉		
	二联律		
	三联律		
	绌脉		

续表

异常脉搏	分类	特点	常见的病症
强弱异常	洪脉		
	丝脉		
	交替脉		
	奇脉		
	水冲脉		
动脉壁异常	动脉硬化		

9. 请解释以下异常的呼吸情况，并完成表 1－7。

表 1－7　异常呼吸情况

异常呼吸	分类	特点	常见的病症
频率异常	呼吸过速		
	呼吸过缓		
深浅度异常	深度呼吸		
	浅快呼吸		
节律异常	潮式呼吸		
	间断呼吸		
声音异常	蝉鸣样呼吸		
	鼾声呼吸		

10. 呼吸困难是指________、________和________的异常。临床上可分为：________、________、________。

11. 解释异常血压的变化。

(1) 高血压：________________________________

(2) 低血压：________________________________

(3) 脉压差增大：________________________________

(4) 脉压差减小：________________________________

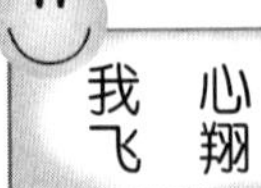

12. 如何给绌脉患者数脉搏？

____

四、情境演练

1. 请结合本任务的案例，以角色扮演的方式尝试练习，并回答问题。

（1）在任务的案例中，护士需要准备哪些用物？

（2）护士应进行哪些操作步骤？

（3）护士应如何指导病人？

2. 模拟练习。

（1）认识以下各种用物（在实训室用物准备间进行）。

①各种体温计。

②汞柱式血压计、电子血压计、立式血压计。

③听诊器、记录本等。

（2）根据每小组讨论制订的护理方案，实施并进行情境演练。在演练过程中思考并解决以下问题：为病人进行测量生命体征时应注意什么？

3. 想一想，并回答以下问题。

（1）什么病人不能用口温、肛温、腋温来测量体温？

（2）测口温时，如病人不慎咬破体温计，应如何处理？

（3）如何帮脉搏短绌的病人测量脉搏？怎样记录？

（4）吸气性呼吸困难与呼气性呼吸困难的区别是什么？

（5）需长期观察血压的病人应做到哪“四定”？

（6）为偏瘫、肢体外伤或手术后的病人测血压时应选择哪侧肢体测量？

（7）测血压时，袖带过宽或过紧会导致测得血压值偏低；袖带过窄或过松测得的血压值偏高。为什么？

（8）测血压时，发现血压异常或听不清，怎么办？

（9）体温计的消毒与检测方法是什么？

五、学习效果评价

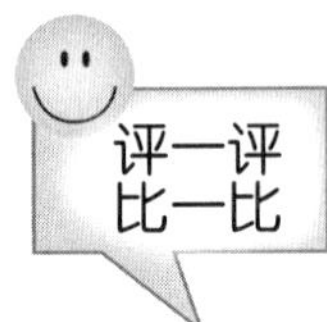

按表 1-8 的要求对本组的学习成果进行评价。

表 1-8 生命体征测量技术情境学习成果评价表

（评价标准：A 为 90～100 分，B 为 80～89 分，C 为 70～79 分，D 为 70 分以下）

项目 \ 评价标准 \ 人员	小组自评				小组间互评				教师评价			
	A	B	C	D	A	B	C	D	A	B	C	D
流程合理、规范												
表格填写正确												
介绍完整												
健康指导有效												
沟通恰当												
关爱病人												
团队协作												
病人满意												
改进和建议												

六、目标检测

A1 题型

1. 高热是指口腔温度在（　　）。
   A. 37.3～38.0 ℃　　B. 38.1～39.0 ℃
   C. 37.0 ℃以上　　D. 39.1～41.0 ℃
   E. 41 ℃以上
2. 体温上升期的特点是（　　）。
   A. 散热大于产热　　B. 产热大于散热
   C. 散热增加而产热趋于正常　　D. 产热和散热均趋于平衡
   E. 散热和产热在较高水平上平衡
3. 脉压增大可见的疾病是（　　）。
   A. 缩窄性心肌炎　　B. 心包积液

C. 甲状腺功能亢进　　D. 心力衰竭
E. 心肌梗死

4. 脉压减小可导致的疾病是（　　）。
A. 主动脉瓣关闭不全　　B. 风湿性心脏病
C. 主动脉硬化　　D. 高血压
E. 主动脉瓣狭窄

5. 水冲脉的特点是（　　）。
A. 脉搏节律不规则　　B. 平静吸气时脉率低于 60 次/分
C. 脉搏一强一弱，交替出现　　D. 脉搏骤起、骤落
E. 脉搏细弱若无

6. 护士在临床工作中为患者测量脉搏，首选的动脉是（　　）。
A. 股动脉　　B. 肱动脉
C. 颈动脉　　D. 桡动脉
E. 足背动脉

7. 呼吸呈深大、稍快特征的是（　　）。
A. 呼吸急促　　B. 潮式呼吸
C. 正常呼吸　　D. 库斯莫呼吸
E. 毕奥呼吸

8. 不属于吸气性呼吸困难的情况是（　　）。
A. 支气管哮喘　　B. 气管管腔狭窄
C. 喉癌　　D. 气管异物
E. 气管痉挛

9. 取坐位测量血压时，应使肱动脉（　　）。
A. 平腋前线，与心脏在同一水平上
B. 平腋后线，与心脏在同一水平上
C. 平第 2 肋软骨，与心脏在同一水平上
D. 平第 3 肋软骨，与心脏在同一水平上
E. 平第 4 肋软骨，与心脏在同一水平上

10. 护士为住院患者测量血压，下列操作不正确的是（　　）。
A. 测量前嘱患者休息 20～30 min　　B. 血压计零点、肱动脉平第 3 肋间
C. 袖带平整缠于患者上臂　　D. 袖带下缘距肘窝 2～3 cm
E. 以 4 mmHg/s 速度放气

A2 题型

1. 患者，男性，55 岁，气促、心前区不适 2 年，确诊为风湿性心脏病入院。入院听诊心律，呈绝对不规则，第一心音强弱不一，脉搏亦快慢不均、强弱不等，心率 108 次/分，脉率 88 次/分。该病人的脉搏为（　　）。
A. 水冲脉　　B. 室早二联律

C. 成对期前收缩　　D. 交替脉

E. 脉搏短绌

2. 患者，女性，36 岁，发热 6 d，每日体温波动在 37.7～40 ℃，其体温热型为（　　）。

A. 不规律热　　B. 弛张热

C. 间歇热　　D. 回归热

E. 稽留热

3. 患者，男性，65 岁，慢性充血性心力衰竭，行强心治疗。服药期间患者出现恶心、头痛、头晕、黄视。查体：心率 47 次/分，三联律。护士应考虑该患者发生的情况是（　　）。

A. 阿托品中毒　　B. 硝普钠中毒

C. 酚妥拉明中毒　　D. 洋地黄中毒

E. 氨茶碱中毒

4. 患者，男性，65 岁，下班后心悸来诊。护士测量脉搏时，发现每隔 2 个正常的搏动后出现 1 次过早的搏动，据此可推断出此脉搏为（　　）。

A. 心律失常　　B. 三联律

C. 交替脉　　D. 间歇脉

E. 绌脉

5. 患者，女性，55 岁，心率 123 次/分，心音强弱不等，心律不规则，测脉搏时脉细弱，66 次/分且极不规则。为准确观察，护士应（　　）。

A. 先测心率，后测脉率

B. 同时测脉率和心率

C. 2 人同时分别测心率和脉率

D. 3 人中一人测心率，一人测脉率，一人计时

E. 1 人同时测心率和脉率

6. 患者，女性，67 岁，脑出血，入院时意识不清，左侧肢体偏瘫。护士为其测量血压、体温，正确的操作是（　　）。

A. 测口温，测上肢血压　　B. 测直肠温，测右上肢血压

C. 测腋下温，测右上肢血压　　D. 测腋下温，测左下肢血压

E. 测直肠温，测左上肢血压

7. 患者，女性，63 岁，呼吸由浅慢逐渐加快、加深，后又逐渐变浅、变慢，以至暂停，数秒后又重复上述呼吸状态。该患者的呼吸为（　　）。

A. 间断呼吸　　B. 深呼吸

C. 叹息样呼吸　　D. 潮式呼吸

E. 波动性呼吸

8. 患者，男性，70 岁，肺癌晚期，全身衰竭，生命体征微弱。护士为其测量呼吸宜采取的观察方法是（　　）。

A. 手背置于患者鼻孔前，以感觉气流

B. 耳头贴近患者口鼻处，听其呼吸声响

C. 置少许棉花于患者鼻孔前，观察飘动次数

D. 测脉率除以 3，为呼吸次数

E. 眼睛平视患者胸、腹部，观察起伏次数

9. 患者，男性，55 岁，糖尿病酮症酸中毒。患者的呼吸气味可能为（　　）。

A. 烂苹果味　　B. 大蒜味　　C. 芳香味

D. 氨臭味　　E. 肝腥味

任务六　医疗文件的书写

一、学习目标

1. 能说出各种医疗文件书写的内容。

2. 能简述各种医疗文件书写的注意事项。

3. 能正确填写体温单、医嘱转抄单、护理记录单、病人转运记录单、手术清点记录单。

4. 养成科学、严谨、实事求是的工作作风。

二、任务描述

病人李某，男性，50 岁，因外伤引起多发性骨折，伴创伤性休克，于 2012 年 5 月 8 日上午 9 时 45 分收入外科 2 号病室 6 号床住院，住院号 6358，入院体温 38.5 ℃（腋温），体重 56 kg，血压 110/70 mmHg，病人有青霉素过敏史。在住院期间，病人进行了手术治疗并将转送上级医院。在此期间，护士如何正确填写体温单、医嘱转抄单、护理记录单、病人转运记录单、手术清点记录单？

要求：（1）用物准备正确。

（2）书写规范、准确。

三、学习准备

请参考《护理学基础》教材、《55 项临床护理技术操作标准》等学习资料。

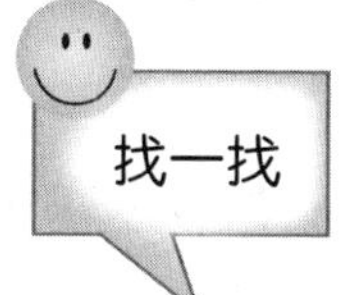

（一）体温单

体温单记录了病人的生命体征和其他情况，通过体温单可以了解疾病的变化与转归，为迅速掌握病情提供重要依据。因此，病人在住院期间，体温单排列在住院病历的首页，以协助医生做出正确的诊断。

体温单的填写方法包括：眉栏，40～42 ℃之间，体温、脉搏、呼吸曲线，底栏四个部分。请观察下图所示的体温单，找出绘制体温单的方法。

体温单

姓名		年龄		性别		科别		床号		入院日期		住院病历号	

日期	2010-03-26	27	28	29	30	31	04-01
住院天数	1	2	3	4	5	6	7
手术后天数							
时间	2 6 10 14 18 22	2 6 10 14 18 22	2 6 10 14 18 22	2 6 10 14 18 22	2 6 10 14 18 22	2 6 10 14 18 22	2 6 10 14 18 22
脉搏（次/分）/ 体温（℃）	入院——十时四十分						
呼吸（次/分）	18 18 20	18 20 18 18	18 20 18 18	18 20 18 18	18	20	18
血压（mmHg）	130/80	135/85	130/75	125/75	140/90	130/85	125/80
入量（ml）	2000	1900	0	2600	2200	2200	2000
出量（ml）	1000	1000	1200	1100	1300	1400	1400
大便（次/日）	1	0	0	1	0	1	1
体重（kg）	68	卧床					
身高（cm）	170						

脉搏（次/分）：180　160　140　120　100　80　60　40
体温（℃）：42　41　40　39　38　37　36　35

1. 眉栏。

（1）用______笔填写患者的姓名、科别、病室、床号、入院日期和住院号等项目。

（2）“入院日期”栏：用______笔填写，每页第 1 天填写____________，其余 6 天只填____________。如在 6 天中遇有新的月份或年度开始时，则应填写____________或____________。

（3）“住院天数”栏：____________________________________。

（4）“手术后天数”栏：用________笔填写手术或分娩后日期，以手术（或分娩）的 为术后（或分娩后）第 1 天，用阿拉伯数字依次填写至第 14 天为止。

2. 40～42 ℃之间。

（1）填写内容：用______笔在相应时间栏内填写______、______、______、______和______的时间。

（2）填写方法：____________填写，破折号占____________。

（3）手术不写具体手术名称。

3. 体温、脉搏、呼吸曲线。

（1）体温曲线。

①每一大格为______℃，每一小格为______℃，在 37 ℃处用红色横线作明显标识。

②用________绘制，腋温符号为“________”，相邻两次符号之间用蓝线相连。

③物理或药物降温 30 min 后所测温度，用____________表示，绘在降温前体温符号的同一纵格内，并以红色虚线与降温前温度相连，下次所测体温符号与降温前的体温符号以蓝线相连。

④在相应的时间内体温不升，在 35 ℃用蓝笔纵行填写“不升”。

（2）脉搏曲线。

①每一大格为______次/分，每一小格为______次/分。

②用______绘制，脉率符号为红实点“______”，相邻的脉率或心率用红线相连。

③绌脉时相邻心率用红线相连，在脉率和心率之间用红笔画线填满。如体温和脉搏在同一点上，应先绘制蓝色体温符号，外画红圈以表示脉搏。

（3）呼吸曲线。

①每一大格为______次/分，每一小格为__________次/分，用__________笔绘制，符号为“__________”，相邻的呼吸符号用蓝线相连。

4. 底栏。

（1）底栏只需填写阿拉伯数字，不用注明计量单位。

（2）入量：用________笔记录________ 24 h 的摄入总量。

（3）大便次数：每日记录______次，用______笔记录______日的大便次数，未排大便记“______”，以“＊”表示________，灌肠以“E”表示，“1/E”表示________。

（4）尿量：用________笔记录____________的总量，导尿（持续导尿）后的尿量以“______”表示，如“2000/C”表示________________。

（5）血压：用________笔以________记录于体温单的血压栏内。

（6）体重：按千克（kg）计算，用________笔填写。

（7）药物过敏：用蓝笔填写皮内过敏试验阳性药物或发生过敏反应药物的名称，用红笔在括号中标注阳性反应“（阳性）”，并于每次添加体温单时转抄过来。

（二）医嘱单

医嘱单是医护人员共同实施治疗和护理的重要依据，也是护士执行医嘱、完成治疗的核查依据，分为长期医嘱单和临时医嘱单。请观察下面的长期医嘱单和临时医嘱单，写出长期医嘱单和临时医嘱单的内容。

长期医嘱单

姓名　　　　　　科别　　　　　　床号　　　　　住院病历号　　　　　　　　　　第　　页

开　始					停　止			
日期	时间	医　嘱	医师签名	护士签名	日期	时间	医师签名	护士签名

临时医嘱单

姓名　　　　　　科别　　　　　床号　　　　　　　住院病历号

日期	时间	医　　嘱	医师签名	执行护士签名	执行时间

第　　页

1. 长期医嘱单的内容有哪些？

2. 临时医嘱单的内容有哪些？

3. 简述医嘱的处理原则和注意事项。

（三）护理记录单

护理记录单是病人住院期间，护士对病人实施整体护理全过程的真实记录。

护理记录单

姓名　　　　科别　　　　床号　　　　住院病历号

日期/时间	意识	体温	脉搏	呼吸	血压	血氧饱和度	吸氧	入量		出量			皮肤情况	管路护理			病情观察及措施	护士签名
		℃	次/分	次/分	mmHg	%	L/min	名称	ml	名称	ml	颜色性状						

第　　页

（本护理记录单为参考样本，各医院应当根据本院各专科特点设定记录项目）

护理记录单的内容包括哪些？

（四）手术清点记录单

手术清点记录单是按手术的时间顺序及手术进程，在术前、术中、关体腔前、关体腔后将手术中使用的各类器械进行清点，使手术得以顺利进行。

手术清点记录单

科别________　姓名________　性别______　年龄______　住院病历号________

手术日期______年____月____日　手术名称________________________________

输血：血型______　血液成分名称__________　血量__________ ml

器械名称	术前清点	术中加数	关体腔前	关体腔后	器械名称	术前清点	术中加数	关体腔前	关体腔后
卵圆钳					咬骨钳				
巾钳					骨刀、凿				
持针钳					拉钩				
组织钳					刮匙				
大弯血管钳					脊柱牵开器				
弯血管钳					腹腔牵开器				
直血管钳					胸腔牵开器				
蚊式钳					有齿镊				
直角钳					无齿镊				
扁桃腺钳					刀柄				
柯克钳					手术剪				
胃钳					吸引头				
肠钳					电烧（头）				
取石钳									
胆石刮									
胆道探子					大纱垫				
肾蒂钳					小纱垫				
输尿管钳					纱布				
沙式钳					纱条				
持瓣钳					棉片				
阻断钳					棉签				
肺叶钳					阻断带				
心房钳					花生米				
心耳钳					缝针				
哈巴狗					注射器				
气管钳					针头				
剥离子					棉球				
髓核钳									

手术器械护士签名：　　　　　　　　　　巡回护士签名：

体内植入物条形码粘贴处：

填表说明：

1. 表格内的清点数必须用数字说明，不得用“√”表示。

2. 空格处可以填写其他手术物品。

3. 表格内的清点数目必须清晰，不得采用刮、粘、涂等方法涂改。

本手术清点记录单为参考样本，由于不能涵盖所有手术器械，建议各医院根据实际设定器械名称编制该表。

1. 手术清点记录单包括哪些内容？

____

2. 手术清点记录单在什么时候执行？

____

3. 在清点过程中应注意什么问题？

____

____

（五）危重患者转运记录单

急诊室危重病患者因住院或辅助检查的需要而进行院内转运，由于患者病情复杂，变化迅速，在转运过程中，因受时间、人力的限制，护理人员承担着比较大的风险。为了保证护理工作规范化，将危重患者院内转运前的准备工作、病情观察、用物处理等护理记录表格化，可避免工作上的风险。

以下是一份已完成的危重患者转运记录单。请你说一说危重患者转运记录单的内容包括哪些？转出科室与转入科室的护士应如何转接病人。

____

____

危重患者转运记录单

科别　内科　　床号 5　　住院号 1003　　姓名　王某　　诊断　失血性休克

	准备项目	转运前确认
转运前准备	通知收治病房、辅助检查科室，准备急救设备，通知抵达时间、患者病情	☑完成
	气管导管　经口　23 cm　经鼻　cm　气管切开	☑完成
	氧袋面罩，性能检查	☑完成
	氧气瓶检查存量充足，氧量　4 L/min　气枕　个，充气足	☑完成
	转运用呼吸器功能正常	☑完成
	监护仪功能正常	☑完成
	管路通畅	☑完成
	出发前胸腔闭式引流管、脑室引流管夹管	☑完成
	微泵电量充足	☑完成
	静脉输液足够（含 IV、IPN、血制品等）	☑完成
	药物注射有标签且速度正常 微泵 1：药物<u>　多巴胺　</u>　总量<u>　50 ml　</u>　走速<u>　3　</u>ml/h 微泵 2：药物______　总量______ ml　走速______ ml/h	☐完成
	床栏功能正常并拉上	☑完成
	辅助检查医疗文件： ☑病历 ☑护理记录单 ☑X 光片（3）张 ☑CT（2）张 ☐MRI（ ）张 其他	☑完成

续表

转运途中记录	Time	HR 次/分	NBP/ABP（mmHg）	RR 次/分	SPO_2	病情及处理
	9:30	110	115/68	22	96	

转送过程中发生的问题（请于转送完成后填写）：

☑无　☐有。请继续勾选以下项目，并提出通报：

☐呼吸停止　☐心跳停止　☐跌倒　☐气管插管滑脱　☐其他管路滑脱　☐其他

患者病情

1. 生命体征：T：38 ℃　P：110 次/分　R：19 次/分　BP：115/62 mmHg　SPO_2：90%
2. 意识状态：☐清醒　☐躁动　☑嗜睡　☐朦胧　☐昏迷瞳孔：左（3）mm 右（3）mm

对光反射：☑灵敏　☐迟钝　☐消失

3. 皮肤情况：☑完整　☐有破损　部位____面积____其他____
4. 吸氧方式：☐鼻导管　☐普通面罩　☐氧袋面罩　☐可控式面罩　☑呼吸皮囊
5. 人工气道：☐无　☑有　经口23cm　经鼻____ cm　气管切开

转出科室　×××　护士签名　×××　/　×××　日期/时间　××

转入科室　×××　护士签名　×××　/　×××　日期/时间　××

备注：(1) 由转送科室护士填写后，转送患者时一同携带并与转入科室护士交接签名。
(2) 完成患者转运后，此表由转出科室存档保存 2 年备案。

（六）危重、手术病人转科交接记录单

危重、手术病人转科交接记录单

病人姓名　　　　性别　　　　年龄　　　　诊断　　　　住院号

科室：　　　　　　　床号：
核对患者姓名：　　　　　腕带：无☐　有☐ 手术名称： 手术部位： 生命体征：T：______℃　P：______次/分 R：______次/分、BP：___/___mmHg 神志：清醒☐　未清醒☐　模糊☐　嗜睡☐　朦胧昏睡☐　浅昏迷☐　深昏迷☐ 压疮：无☐　有☐ 尿管：无☐　有☐　通畅☐ 胃管：无☐　有☐　通畅☐ 氧管：无☐　有☐　通畅☐ 引流管：无☐　有☐　通畅☐ 其他： 静脉置管部位：________　时间：__________ 带入液体名称： 用血情况：血库配血无☐　有☐　________ ml 带血：无☐　有☐ 血型______　品种________　剂量________ 影像资料（X、CT、MRI）共______张 病历： 备注：   转送者：　　　　　　接管者： 转送时间：20　　年　　月　　日　　时　　分

备注：选择项目请在☐内打“√”，“______”“：”请填具体内容。

根据以上的“危重、手术病人转科交接记录单”，说一说如何做好转科交接记录。

____

四、情境演练

1. 根据以下材料，绘制一份体温单，绘制一周体温单记录的情况。

病人：张宏，男，28 岁，内科 8 号病室，10 号床，住院号 1098

入院时间：2012 年 4 月 29 日上午 10 时 15 分

入院时 T（腋）38.6 ℃　P86 次/分　R24 次/分，BP110/70 mmHg　体重 60 kg

29/4　4 PM：T（腋）38.6 ℃　P90 次/分　R20 次/分，大便 0 次，小便 2 次

30/4　8 AM：T（腋）38.4 ℃　P86 次/分　R24 次/分

10 AM：转外科

4 PM：T（腋）39.8 ℃　物理降温后 T 38.4 ℃，P98 次/分　R25 次/分

8 PM：T（腋）38 ℃　P88 次/分　R24 次/分

12 M：T（腋）37.8 ℃　P80 次/分　R23 次/分

1/5　4 AM：T（腋）37.4 ℃　P78 次/分　R18 次/分

8 AM：T（腋）37.5 ℃　P84 次/分　R21 次/分

12 N：T（腋）38 ℃　P90 次/分　R24 次/分

4 PM：T37.2 ℃　P84 次/分　R20 次/分

AM：BP118/70 mmHg

PM：BP120/76 mmHg　大便 1 次，小便 2 次

2/5　4 AM：T（腋）38.6 ℃　P92 次/分　R24 次/分

8 AM：T（腋）38.8 ℃　P82 次/分　R21 次/分

10 AM：行阑尾切除术

4 PM：T（腋）38 ℃，P80 次/分，R20 次/分

8 PM：T（腋）38.5 ℃　P92 次/分　R22 次/分

12M：T（腋）38.3 ℃　P88 次/分　R21 次/分，大便 0 次，导尿留置引出小便 2 500 ml，输入液量 3 000 ml

3/5　4 AM：T 不升

8 AM：T（腋）35.7 ℃　P92 次/分　R19 次/分

12 N：T（腋）36.6 ℃　P90 次/分　R22 次/分

4 PM：T（腋）38.8 ℃　P96 次/分　R22 次/分

8 PM：T（腋）38.5 ℃　P90 次/分　R20 次/分

12 M：T（腋）38.8 ℃　P64 次/分　R22 次/分

4/5　4 AM：T（腋）38.9 ℃　P92 次/分　R21 次/分

8 AM：T（腋）38.4 ℃　P90 次/分　R19 次/分

4 PM：T（腋）38.2 ℃　P88 次/分　R18 次/分

5/5　8 AM：T（腋）37.6 ℃　P84 次/分　R18 次/分

12 N：T（腋）37.2 ℃　P76 次/分　R17 次/分

4 PM：出院

2. 每二人为单位演练危、重患者转运，危重、手术病人转科交接。

3. 在教师指导下，如何转抄“长期医嘱单”的医嘱？

4. 在教师指导下，如何转抄“临时医嘱单”的医嘱？

五、学习效果评价

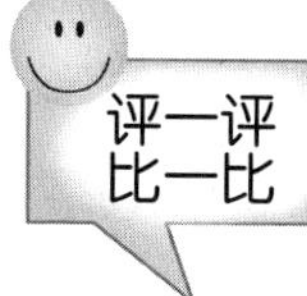

1. 组内选出一份较好的体温单在全班展示。
2. 教师评价。
3. 在小组内评分，看谁做得又快又好。

超链接：问题探究

计算机医嘱的处理程序、书写要求及查对方法

1. 计算机医嘱的处理程序。

（1）医生通过医生工作站直接录入医嘱，下达护士工作站。

（2）处理医嘱的护士录入工作代码及个人密码，进入护士工作站系统后提取录入医嘱。

（3）处理医嘱前首先要查对医嘱，如医嘱类别、内容及执行时间等。药物治疗性医嘱需查对药名、剂量、浓度、方法、时间、医嘱类别等是否正确、完整，确定无误后方可存盘执行。对有疑问的医嘱及时向医师查询，严防盲目执行医嘱。

（4）处理医嘱时应根据医嘱类别，遵循先急后缓、先临时后长期的原则，合理处理医嘱。

（5）录入医嘱存盘后，处理医嘱的护士直接打印当天各种药物治疗单，包括注射、口服、输液等长期医嘱治疗单。长期或临时药物治疗性医嘱还应打印各类执行单，如静脉输液医嘱执行单（包括输液药物瓶签）、注射、口服药等执行单，并和执行治疗的护士（责任护士）共同核对医嘱无误后，在长期医嘱单上签名，并注明处理医嘱时间。

（6）执行护士按医嘱要求准确执行，然后在医嘱执行单的“执行栏”内注明执行时间并签名。

（7）各类通知性医嘱（如 B 超、心电图、饮食等医嘱），将其申请单送发到相应科室预约时间后，由通知患者的护士签名，通知患者的时间即为执行时间。

（8）对过敏性药物的医嘱，在未做皮试前不予执行。皮试如为阴性，则由医师录入此项医嘱。执行护士在医嘱执行单上填写皮试执行时间、皮试结果及签名。

（9）从中心药站领药后，将医嘱执行单与所领取的药物认真核对，如有误差，应及

时与计算机医嘱核查。

（10）各班护士下班前必须查看医嘱是否全部处理完毕。

（11）停止医嘱时，由医师在长期医嘱单上直接填写停止日期与时间，护士应及时撤销与其相关的各类治疗单，执行后在相应签名栏中签名。

（12）当患者出院、转院或死亡时，由医师在临时医嘱单上录入医嘱，护士应及时撤销各治疗单（卡），执行后在相应栏内记录执行时间、签名，并以该医嘱为界，以示全部医嘱自动停止。

2. 长期医嘱执行单的书写要求。

（1）长期医嘱执行单设计内容要完整，眉栏包括姓名、科室、床号、住院病历号（或病案号），内容包括医嘱内容、用药剂量、给药方法、执行时间及执行人签名。

（2）长期医嘱执行单（卡）是用于静脉输液、静脉注射、肌内注射及皮下注射等药物治疗性医嘱的执行记录。护士执行医嘱后，应及时在执行单上注明执行时间并签名。

（3）长期医嘱执行完毕，将执行单（卡）按照日期先后顺序粘贴在执行单的粘贴纸上存单，保存 1 个月，如有特殊情况可保存 3 个月。

3. 计算机医嘱的查对方法。

（1）医嘱应做到每班查对，每日总查对，护士长每日查对，每周组织大查对。查对内容包括医嘱单、执行卡、各种标识（饮食、护理级别、隔离）等，并设医嘱查对记录本。

（2）医嘱查对方法有以下几种。

①分类查对。根据长期、临时医嘱分类，检查有无分类错误，如将病危医嘱单误放在临时医嘱单上。

②单项查对。查对医嘱格式，查对每一条医嘱的种类、内容、执行时间等。

③项目查对。查对医嘱内容、执行时间及与医嘱内容相关资料是否一致。如将医嘱用药剂量与药房供药剂量相对照，核实用药剂量；将医嘱内容与相关收费项目对照，查对收费是否准确等。

④查对护理级别、饮食等是否执行正确无误。

⑤查对全部患者医嘱后再查对各种医嘱执行单。单击“医嘱”菜单，如输液、服药、膳食单等，查对各类执行单有无归类混乱、有无执行缺陷等。

医嘱查对后应在医嘱查对记录本上记录医嘱核实情况，注明查对时间，查对者要签名。

分级护理

分级护理是根据对病人病情的轻、重、缓、急及病人自理能力的评估，给予不同级别的护理，可分为以下四级。

一、特级护理

1. 特级护理的适用标准。

具备以下情况之一的患者，可以确定为特级护理。

（1）病情危重，随时可能发生病情变化需要进行抢救的患者。

(2) 重症监护患者。

(3) 病情复杂或者进行大手术后的患者。

(4) 严重创伤或大面积烧伤的患者。

(5) 使用呼吸机辅助呼吸，并需要严密监护病情的患者。

(6) 实施连续性肾脏替代治疗（CRRT），并需要严密监护生命体征的患者。

(7) 其他有生命危险，需要严密监护生命体征的患者。

2. 护理要求。

(1) 专人24小时护理，严密观察患者的病情变化，监测生命体征。

(2) 根据医嘱，正确实施治疗、给药措施。

(3) 根据医嘱，准确测量出入量。

(4) 根据患者病情，正确实施基础护理和专科护理，如口腔护理、压疮护理、气道护理及管路护理等，实施安全措施。

(5) 保持患者的舒适和功能体位。

(6) 实施床旁交接班。

二、一级护理

1. 一级护理的适用标准。

具备以下情况之一的患者，可以确定为一级护理。

(1) 病情趋向稳定的重症患者。

(2) 手术后或者治疗期间需要严格卧床的患者。

(3) 生活完全不能自理且病情不稳定的患者。

(4) 生活能部分自理，病情随时可能发生变化的患者。

2. 护理要求。

(1) 每小时巡视患者，观察患者的病情变化。

(2) 根据患者病情，测量生命体征。

(3) 根据医嘱，正确实施治疗、给药措施。

(4) 根据患者病情，正确实施基础护理和专科护理，如口腔护理、压疮护理、气道护理及管路护理等，实施安全措施。

三、二级护理

1. 二级护理的适用标准。

具备以下情况之一的患者，可以确定为二级护理。

(1) 病情稳定，仍需卧床的患者。

(2) 生活能部分自理的患者。

2. 护理要求。

(1) 每2小时巡视患者，观察患者病情变化。

(2) 根据患者病情，测量生命体征。

(3) 根据医嘱，正确实施治疗、给药措施。

(4) 根据患者病情，正确实施护理措施和安全措施。

(5) 提供与护理相关的健康指导。

四、三级护理

1. 三级护理的适用标准。

具备以下情况之一的患者，可以确定为三级护理。

(1) 生活完全自理且病情稳定的患者。

(2) 生活完全自理且处于康复期的患者。

2. 护理要求。

(1) 每3小时巡视患者，观察患者病情变化。

(2) 根据患者病情，测量生命体征。

(3) 根据医嘱，正确实施治疗、给药措施。

(4) 提供与护理相关的健康指导。

交　班

交班内容包括护士值班期间病室情况及病人病情动态、治疗和护理情况等。

1. 交班顺序。

(1) 先交离开病室的病人，即出院、转出、死亡者。

(2) 再交进入病室的新病人，即新入院或转入的病人。

(3) 最后交病室内重点护理病人，即手术、分娩、危重及有异常情况的病人。

2. 交班内容。

(1) 出院、转出、死亡病人。

出院病人应说明离去时间；转出病人应注明转往何院、何科；死亡病人应注明抢救过程及死亡时间。

(2) 新入院或转入的病人。

应报告入科时间和状态，病人的主诉和主要症状、体征，给予的治疗、护理措施和效果，需要重点观察的项目及应注意事项等。

(3) 危重病人。

应报告病人的生命体征、瞳孔、神志、病情动态、特殊的抢救治疗、护理措施和效果以及应注意事项等，对危重病人的病情变化要详细记录。

(4) 手术后病人。

应报告实施何种麻醉、何种手术、手术经过、清醒时间、回病室的情况，如生命体征，切口敷料有无渗血，是否已排气、排尿，各种引流管是否通畅，输液、输血情况和镇痛药的应用，需要重点观察的项目及应注意事项等。

(5) 准备手术、检查和行特殊治疗的病人。

应报告将要进行的治疗或检查项目，术前用药和准备情况及应注意事项等。

(6) 产妇。

产前应报告胎次、胎心、宫缩及破水情况；产后应报告产式、产程、分娩时间、婴儿情况、出血量、会阴切口、有无排尿和恶露情况等。

(7) 老年人、小儿和生活不能自理的病人。

应报告生活护理情况，如口腔护理、压疮护理及饮食护理等。

(8) 病情突然有变化的病人。

应详细报告病情变化情况，已采取的治疗和护理措施，需要连续观察和处理的事项。

病案管理要求

病案是医院和病人的重要档案资料，也是教学、科研、管理以及法律上的重要资料。病案记录了病人疾病的发生、发展、诊断、治疗、康复或死亡的全过程，其中的部分内容是由护士负责记录。为了保证临床资料的原始性、正确性和完整性，护士应明确记录的重要意义，认真做好各种护理相关文件的记录与管理工作。

1. 各种医疗与护理文件应按规定放置，记录和使用后必须及时放回原处。

2. 严禁任何人涂改、伪造、隐匿、销毁、抢夺、窃取医疗护理文件。

3. 必须保持各种医疗与护理文件的清洁、完整，防止污染、破损、拆散和丢失。

4. 病人及其家属未经医护人员同意不得翻阅各种医疗与护理文件，也不能擅自将这些文件携带出病区。

5. 因科研、教学需要查阅病历的，需经相关部门同意，阅后应当立即归还，且不得泄露病人隐私。

6. 需要查阅、复印病历资料的病人及其家属或其他机构的有关人员，应根据证明材料提出申请，由病区指定专门人员在申请人在场的情况下负责复印或者复制，并经申请人核对无误后，医疗机构加盖证明印记。

7. 病人出院或死亡后的病案，整理后交病案室，体温单、医嘱单、特别护理记录单随病历放病案室长期保存，医嘱本保存 2 年，以备查阅。

六、目标检测

A1 题型

1. 医嘱本保存的时间要求是（　　）。

A. 3 个月　　B. 6 个月　　C. 1 年　　D. 2 年　　E. 5 年

2. 体温记录单 40～42 ℃栏内填写的内容不包括（　　）。

A. 转入时间　　B. 手术时间

C. 分娩时间　　D. 患病的时间

E. 死亡时间

3. 医嘱处理时，应首先执行的医嘱是（　　）。

A. 长期医嘱　　B. 即刻医嘱

C. 临时备用医嘱　　D. 长期备用医嘱

E. 停止医嘱

4. 以下医嘱应最先执行的是（　　）。

A. pm　　B. sos　　C. st　　D. Qh　　E. bid

5. “阿普唑仑 0.4 mg，qn”，此医嘱是（　　）。

A. 长期医嘱
B. 停止医嘱
C. 长期备用医嘱
D. 临时备用医嘱
E. 即刻医嘱

6. “地西泮 2.5 mg，po，sos”，此医嘱属于（　　）。
A. 长期医嘱
B. 临时医嘱
C. 长期备用医嘱
D. 临时备用医嘱
E. 口头医嘱

7. “杜冷丁 50 mg，im，st”，此医嘱是（　　）。
A. 长期医嘱
B. 停止医嘱
C. 长期备用医嘱
D. 临时备用医嘱
E. 即刻医嘱

8. “地西泮 5 mg，PC，prn”，此医嘱属于（　　）。
A. 长期医嘱
B. 临时医嘱
C. 长期备用医嘱
D. 停止医嘱
E. 临时备用医嘱

9. 医嘱中“美林 8 ml，q6h，prn”，q6h、prn 的意思是（　　）。
A. 长期备用，每次间隔不少于 6 小时
B. 临时备用，每次间隔不少于 6 小时
C. 长期备用，每 6 小时 1 次
D. 临时备用，每 6 小时 1 次
E. 每次间隔不少于 6 小时

10. 下列有关医嘱的说法，不正确的是（　　）。
A. 医嘱是护士对患者实施治疗的依据
B. 执行医嘱时必须仔细核对
C. 执行医嘱后须签名
D. 抢救患者时，应立即执行口头医嘱
E. 护士发现医嘱有明显错误时，须告知相关医生

11. 护士在抢救患者时，下列操作中不正确的是（　　）。
A. 口头医嘱必须向医生复诵一次，双方确认无误方可执行
B. 用完的空安瓿应及时处理
C. 抢救后应及时请医生补写医嘱
D. 输液瓶、输血袋等用后要统一放置
E. 医生未到时可先建立静脉通道

12. 护士对医嘱的执行，下列操作中不正确的是（　　）。
A. 根据需要自行调整医嘱
B. 凡需要下一班执行的临时医嘱需要加班
C. 有疑问时重新核对医嘱

D. 医嘱执行者须在医嘱单上签全名

E. 抢救时执行医生的口头医嘱

13. prn 医嘱的执行方法，下列各选项中不正确的是（　　）。

A. 转抄在长期医嘱记录上，有效时间 24 h 以上

B. 护士应准备执行单

C. 执行时间必须符合医嘱要求的时间

D. 每次执行后，必须在临时医嘱记录单上记录

E. 医嘱长期未用，可自动停止

14. 关于医嘱的处理，下列表述中不正确的是（　　）。

A. 临时医嘱一般只执行一次

B. 长期医嘱有效时间在 24 h 以上

C. 临时备用医嘱有效时间在 24 h 以内

D. 长期备用医嘱须由医生注明停止时间

E. 口头医嘱时，护士复述一遍，医护双方确认无误后方可执行

15. 口头医嘱执行后，补写书面医嘱的时间应是（　　）。

A. 抢救结束后 2 h 内　　B. 抢救结束后 4 h 内

C. 抢救结束后 6 h 内　　D. 抢救结束后 12 h 内

E. 抢救结束后 24 h 内

16. 体温单大便次数记录栏中“※”表示的意义是（　　）。

A. 未解便　　B. 便秘

C. 便失禁　　D. 腹泻

E. 排便不规律

17. 护士在书写病室交班报告时，应先书写（　　）。

A. 死亡病人　　B. 转出病人

C. 手术病人　　D. 出院病人

E. 新入院病人

任务七　情境练习——病人入院护理

一、学习目标

1. 能完整地展示病人的入院护理。

2. 学会与病人及其家属进行有效的沟通。

二、任务描述

病人王某，男，65 岁，原患有高血压，此次感觉头痛、头晕来门诊就医，经医生检查后，嘱病人到检验室进行化验。检查结果出来后，医生开出住院证要病人到内科住院观察。如果你是病区护士，接到病人后，如何对病人进行入院的护理？（将以上六个任务的学习内容结合起来）

学习要求：

1. 全体人员参加，平时练习按形成性评价表加分。

2. 考核标准。按表 1－9 入院护理情境评价表进行评价。

表 1－9　入院护理情境学习成果评价表

（评价标准：A 为 90～100 分，B 为 80～89 分，C 为 70～79 分，D 为 70 分以下）

人员 / 评价标准 / 项目	小组自评				小组间互评				教师评价			
	A	B	C	D	A	B	C	D	A	B	C	D
流程合理、规范												
表格填写正确												
介绍完整												
健康指导有效												
沟通恰当												
关爱病人												
团队协作												
病人满意												
改进和建议												

附：慢性阻塞性肺病病人的入院护理（片段）

任务描述：呼吸内科住院病房，一病人拿着入院通知单，不时咳嗽，很着急的样子。通知单上写着：王丽，女，65 岁，退休工人。入院诊断：慢支急性期，慢性阻塞性肺气肿。如你是内科护士，如何做好该病人的入院护理？

护理情境模拟：

护士接到门诊的电话获知有一病人即将来内科住院，立即将备用床改为暂空床。病人持入院通知单来到内科病房。

护士：您好！是王丽，王大妈吗？

病人：是的。

护士：王大妈，请您跟我来，我是您的责任护士小李。我们已为您把床铺准备好了，我现在带您过去。

病人：好的，谢谢！

护士：您先躺下休息，我帮您把床头抬高点，医生马上就过来。

（护士回去准备测生命体征的用物）

护士：我先给您做一些检查（熟练测量生命体征，包括体温、脉搏、呼吸、血压）。

护士：好啦！您的体温、脉搏、呼吸、血压均正常。大妈，能告诉我您主要有哪些不舒服吗？

病人：我咳得很厉害，而且喘。

护士：有多长时间了？

病人：有七八年了。

护士：有痰吗？什么颜色？注意过吗？白色或黄色还是……

病人：好像有时黄色有时白色。

护士：让我听听您的肺部好吗？好，深呼吸，很好。

病人：好的。

护士：原来用过什么药吗？

病人：用过一些抗生素，好点了。但总复发。

护士：那您吸烟吗？或者家里有人吸烟吗？

病人：我不吸，但老伴吸烟。

护士：我已经基本了解了您的病情，会报告给医生的。医生马上过来给您做详细的检查和治疗，请别担心。

病人：护士，我这要住多久啊？

护士：您别急，现在刚入院，我们医护人员要根据您的病情和您恢复的情况才能决定什么时候能出院。王大妈，您好像有什么心事，您家里还有什么人？有人照顾您吗？

病人：我和我老伴已经退休在家，老伴患糖尿病，平时我俩相互照顾，有一个女儿，可工作太忙。我这一住院，也不知住多久，老伴也没人照顾，还把女儿的工作耽误了。

护士：王大妈，您患的是慢性病，我们会给您慢慢讲解有关这个疾病的知识，只要您配合治疗，病情就会好转，您看这病房有好几个与您病情相似的病人，他们现在都好转了。另外，我们也会与您女儿谈谈，相信她会把事情安排好的。您要有一个良好的心态，病才能好得快，所以您一定要配合好我们的治疗和护理工作。

病人：好，我一定好好配合你们的工作。

护士：谢谢您的配合。

情境二　治疗护理

【学习总目标】

1. 能够掌握医院所使用物品的清洁、消毒、灭菌的概念。

2. 能够正确判断医院所使用物品的性质。

3. 能根据医院所使用物品的性质，正确选择消毒与灭菌方法，并知道其注意事项。

4. 知道高压蒸汽灭菌法使用时的压力、温度、时间等参数及其注意事项。

5. 能正确使用无菌物品。

6. 能正确理解医院的隔离种类及各个隔离种类适应的病种。

7. 能够正确穿、脱隔离衣并知道其注意事项。

8. 了解医院隔离单位的划分条件，知道医院传染病区的清洁区、半污染区、污染区的区别。

9. 能对患者正确解释用药的注意事宜。

10. 能正确处理医嘱。

11. 能正确给患者提供雾化吸入操作护理。

12. 知道皮内注射的部位，掌握进针角度、深度、消毒液选择及拔针后处理；知道卡介苗的注射部位；掌握正确抽吸不同包装方法的药物技术；能根据医嘱单正确理解药敏要求。

13. 能正确判断皮试结果，并掌握过敏抢救护理技术。

14. 能根据操作步骤正确完成密闭式静脉输液法；能说出输液的注意事项。

15. 知道输液过程的观察内容，出现输液反应、输液故障等状况能正确处理。

16. 熟悉输血前的准备工作。

17. 能列出间接输血法的操作步骤，掌握输血反应的预防及处理方法。

18. 能说出各种冷热疗技术的注意事项。

【获取专业信息的渠道】

1. 《护理学基础》(教材)。

2. 国家卫生部《常用临床护理技术服务规范》(文件)。

3. 广西卫生厅《55项临床护理技术操作标准》(文件)。

4. 广西卫生厅《55项临床护理技术操作标准》(光盘)。

5. 图书馆及网络资料。

6. 其他相关学习材料。

任务一　清洁、消毒与灭菌技术

一、学习目标

1. 能够掌握医院所使用物品的清洁、消毒、灭菌的概念。
2. 理解物理消毒和化学消毒的区别。
3. 能够正确判断医院所使用物品的性质。
4. 能根据医院所使用物品的性质正确选择消毒与灭菌方法，并知道其注意事项。
5. 能正确掌握医院常用化学消毒剂的使用。
6. 掌握消毒与灭菌的正确操作方法。
7. 知道使用高压蒸汽灭菌器的注意事项及其灭菌参数（压力、温度、时间）。
8. 掌握医院无菌物品的检测方法。

二、任务描述

医院可重复使用物品（如手术使用的止血钳）的清洁步骤、消毒方法的选择及其注意事项；医院常用灭菌方法的种类及其注意事项，灭菌效果的检测方法。

要求：1. 能够正确理解无菌技术的注意事项及要求。

2. 操作过程规范、准确。

三、学习准备

请通过查阅《护理学基础》教材第十章“医院感染的预防与控制”中第二节“清洁、消毒、灭菌”的学习内容，回答下列问题。

1. 什么叫做清洁、消毒、灭菌？

____

2. 请简单描述清洁过程（30秒内完成）。

____

3. 哪些属于热力消毒灭菌法？

____

4. 燃烧法适用于哪些方面？哪些情况下禁用燃烧法处理？

____

5. 煮沸消毒法多长时间可达到消毒效果？可否提高沸点？有什么方法？哪些物品用煮沸法消毒时有什么讲究？什么物品禁止使用煮沸法消毒？

____

6. 干烤灭菌法需要注意什么？

____

7. 高压蒸汽灭菌法的灭菌时间、压力、温度等参数分别是多少？它是目前医院最常用的灭菌方法吗？

____

8. 光照消毒法有哪些？

______

9. 日光下暴晒多长时间能达到消毒效果？比如被褥，如何才能达到消毒效果？

______

10. 紫外线灯管消毒可用在哪几个方面？它们的灯距、照射时间各是多少？

______

11. 如何保养紫外线灯管？

______

12. 电离辐射灭菌也叫什么？

______

13. 医院的哪些地方可以使用生化净化法消毒灭菌？

______

14. 使用化学消毒剂的注意事项是什么？

______

15. 哪些化学消毒剂属于长效消毒剂？哪些化学消毒剂属于中效消毒剂？哪些化学消毒剂属于低效消毒剂？它们各自有哪些特点？

______

四、情境演练

1. 根据教材内容，各小组讨论后在 30 分钟内完成表 2－1、表 2－2 的填空。

表 2－1　热力消毒灭菌法

名称	消毒方法	注意事项	特点	备注
燃烧法				
干烤灭菌法				
煮沸消毒法				
高压蒸汽灭菌法				

表 2－2　光照消毒法

名称	消毒方法	注意事项	特点	备注
日光暴晒法				
紫外线灯管消毒法				
臭氧灭菌灯消毒法				

2. 燃烧法：搪瓷碗的消毒。

用物准备：95%酒精、搪瓷碗、打火机、长镊子等。

要求：(1) 备齐用物，摆放合理、安全。

(2) 操作过程规范、准确。

3. 煮沸消毒法。

用物准备：橡胶类（管腔）、玻璃类、打火机、止血钳、镊子、方盘等。

要求：(1) 备齐用物，用物的摆放要合理、安全。

(2) 操作过程规范、准确。

4. 想一想，日常生活中有没有类似的例子与清洁、消毒有关联？

五、学习效果评价

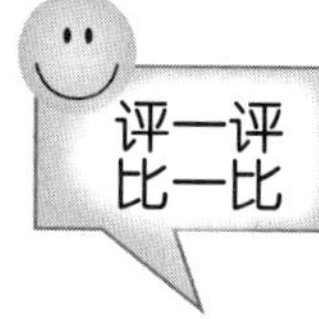

评价操作是否正确，对各小组的练习结果进行评价（包括团队意识、服务态度、责任心），并填写表 2－3。

表 2－3　消毒、灭菌方法情境学习成果评价表

评价项目	评价标准		评分		
	正确	错误	自评分	互评分	教师评分
燃烧法					
煮沸法					
高压蒸汽灭菌法					

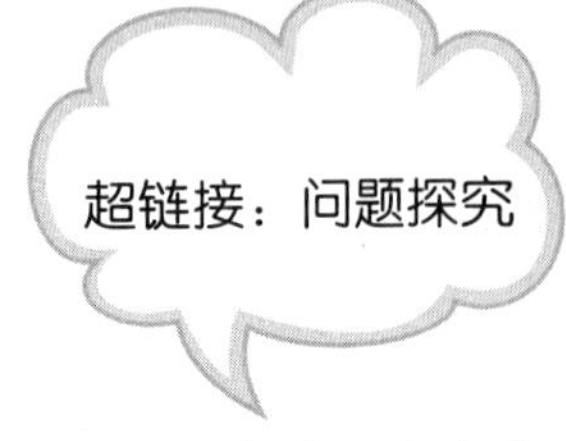

《医疗机构消毒技术规范》（2012 年版）部分内容

（中华人民共和国卫生部　2012－04－05 发布　2012－08－01 正式实施）

5. 消毒、灭菌基本原则

5.1 基本要求

5.1.1 重复作用的诊疗器械、器具和物品，使用后应先进行清洁，再进行消毒灭菌。

5.1.2 被朊病毒、气性坏疽及突发不明原因的传染病病原体污染的诊疗器械、器具和物品，应执行本规范第 11 章的规定。

5.1.3 耐热、耐湿的手术器械，应首选压力蒸汽灭菌，不应采用化学消毒剂浸泡灭菌。

5.1.4 环境与物体表面，一般情况下先清洁，再消毒；当受到患者的血液、体液等污染时，先去除污染物，再清洁与消毒。

5.1.5 医疗机构消毒工作中使用的消毒产品应经卫生行政部门批准或符合相应标准技术规范，并应遵循批准使用的范围、方法和注意事项。

5.2 消毒、灭菌方法的选择原则

5.2.1 根据物品被污染后导致感染的风险高低选择相应的消毒或灭菌的方法：

a）高度危险性物品，应采用灭菌方法处理；

b）中度危险性物品，应采用达到中水平以上消毒效果的消毒方法；

c）低度危险性物品，宜采用低水平消毒方法，或做清洁处理；遇有病原微生物污染时，应针对所污染病原微生物的种类选择有效的消毒方法。

5.2.2 根据物品上污染微生物的种类、数量选择消毒或灭菌方法：

a）对受到致病菌芽孢、真菌孢子、分枝杆菌和经血传播病原体（乙型肝炎病毒、丙型肝炎病毒、艾滋病病毒等）污染的物品，应采用高水平消毒或灭菌。

b）对受到真菌、亲水病毒、螺旋体、支原体、衣原体等病原微生物污染的物品，应采用中水平以上的消毒方法。

c）对受到一般细菌和亲脂病毒等污染的物品，应采用达到中水平或低水平的消毒方法。

d）杀灭被有机物保护的微生物时，应加大消毒药剂的使用剂量和（或）延长消毒时间。

e）消毒物品上微生物污染特别严重时，应加大消毒药剂的使用剂量和（或）延长消毒时间。

5.2.3 根据消毒物品的性质选择消毒或灭菌方法：

a）耐热、耐湿的诊疗器械、器具和物品，应首选压力蒸汽灭菌；耐热的油剂类和干粉类等应采用干热灭菌。

b）不耐热、不耐湿的物品，宜采用低温灭菌方法如环氧乙烷灭菌、过氧化氢低温等离子体灭菌或低温甲醛蒸汽灭菌等。

c）物体表面消毒，应考虑表面性质，光滑表面宜选择合适的消毒剂擦拭或紫外线消毒器近距离照射；多孔材料表面宜采用浸泡或喷雾消毒法。

六、目标检测

A1/A2 题型

1. 热力消毒灭菌法的原理是（　　）。
   A. 干扰细菌酶的活性　　B. 破坏细菌膜的结构
   C. 使菌体蛋白发生光解变性　　D. 抑制细菌的代谢和生长
   E. 使菌体蛋白及酶变性凝固
2. 煮沸消毒时为提高沸点，可加入（　　）。
   A. 氯化铵　　B. 亚硝酸钠
   C. 碳酸钠　　D. 碳酸氢钠
   E. 碳酸铵
3. 用煮沸法消毒物品，下列选项中正确的是（　　）。
   A. 水沸后放橡胶管　　B. 剪刀应在水沸后放入
   C. 水沸后放入玻璃物品　　D. 大小相同的治疗碗可重叠
   E. 煮沸中途加入物品应从加入开始计时
4. 为检验高压蒸汽灭菌效果，目前常用的方法是（　　）。
   A. 温度计检测　　B. 灭菌包中试纸变色
   C. 灭菌包中明矾熔化　　D. 术后病人是否有切口感染
   E. 灭菌后物品细菌培养
5. 用紫外线灯管消毒，应从灯亮后几分钟开始计时？（　　）
   A. 1～3 分钟　　B. 3～5 分钟
   C. 5～7 分钟　　D. 7～9 分钟
   E. 9～11 分钟
6. 下列不属于物理消毒灭菌法的是（　　）。
   A. 燃烧法　　B. 臭氧灭菌灯消毒法
   C. 微波消毒灭菌法　　D. 浸泡法
   E. 生物净化法
7. 使用化学消毒剂的注意事项中，下列错误的是（　　）。
   A. 严格掌握消毒剂的有效时间和浓度
   B. 浸泡前要打开器械的轴节
   C. 物品应全部浸没在消毒液中
   D. 盛放消毒液的容器要盖严
   E. 使用前用 3%盐水冲净，以免刺激组织
8. 用于浸泡金属器械的高效类消毒剂是（　　）。
   A. 0.5%过氧乙酸　　B. 2%戊二醛
   C. 0.1%苯扎溴铵　　D. 3%漂白粉澄清液
   E. 75%乙醇

9. 消毒肝炎病人用过的票证最好的方法是（　　）。

A. 氯胺喷雾　　B. 紫外线照射

C. 高压蒸汽灭菌　　D. 等离子灭菌器

E. 过氧乙酸浸泡

10. 过氧乙酸不宜用于（　　）。

A. 手的消毒　　B. 空气消毒

C. 浸泡金属器械　　D. 擦拭家具

E. 浸泡搪瓷类物品

11. 浸泡纤维胃镜的消毒液宜用（　　）。

A. 0.1%苯扎溴铵　　B. 0.2%过氧乙酸

C. 75%乙醇　　D. 2%戊二醛

E. 碘伏

12. 能够对纱布有吸附性而致药效降低的消毒剂为（　　）。

A. 乙醇　　B. 苯扎溴铵（新洁尔灭）

C. 消毒灵　　D. 戊二醛

E. 碘伏

13. 煮沸消毒时，为增强杀菌可在水中加入（　　）。

A. 5%～10%硫代硫酸钠　　B. 3%～4%对氨基水杨酸钠

C. 4.5%～5.0%亚硝酸钠　　D. 1%～2%碳酸氢钠

E. 0.10%～0.25%苯妥英钠

14. 使用手提式高压蒸汽灭菌器，下述哪项是错误的？（　　）

A. 隔层器内加水 2 000 ml　　B. 布类物品放在搪瓷物品下面

C. 物品之间要有间隙　　D. 要驱除灭菌器内的冷空气

E. 灭菌必须待压力降至“0”再开盖

15. 用紫外线灯管消毒物品，下列哪项是错误的？（　　）

A. 照射前应清扫尘埃　　B. 物品距灯管 50～60 cm

C. 灯管用无水乙醇纱布擦拭　　D. 灯亮开始计时

E. 关灯后冷却 3～4 分钟再开

16. 江某，右下肢外伤后，未得到正确处理而导致破伤风。护士为其伤口换药后污染敷料的处理方法是（　　）。

A. 过氧乙酸浸泡后清洗　　B. 高压灭菌后再清洗

C. 丢入污物桶再集中处理　　D. 日光下暴晒后再清洗

E. 双层封装，按医疗废物处理

17. 护士为上例中的江某伤口换药，更换下来的敷料最有效的灭菌方法是（　　）。

A. 压力蒸汽灭菌法　　B. 煮沸法

C. 燃烧法　　D. 消毒液浸泡法

E. 日光暴晒法

18. 使用过氧乙酸消毒时正确的是（　　）。
   A. 消毒物品需悬挂或抖散　　B. 放于阴凉处
   C. 浸泡金属类物品浓度为 0.02%　　D. 2%过氧乙酸溶液用于手的消毒
   E. 不能用于体温表的消毒

19. 用于浸泡肝炎病人使用过的餐具的消毒液是（　　）。
   A. 含有效氯 0.02%的消毒液　　B. 含有效氯 0.05%的消毒液
   C. 含有效氯 0.2%的消毒液　　D. 含有效氯 0.5%的消毒液
   E. 含有效氯 2%的消毒液

任务二　无菌技术

一、学习目标

1. 能正确使用无菌用物为病人进行无菌技术操作。

2. 能在护理工作中灵活应用所学到的知识，正确熟练地进行无菌技术操作，防止医源性感染。

二、任务描述

病人李某，男，20 岁，三天前因手臂被刀割伤来医院缝针，今日遵医嘱回医院换药。你如何为医生准备替病人换药所需的一切无菌用物？

要求：（1）无菌观念强，用物摆放合理。

（2）全过程动作熟练、规范，符合无菌操作原则。

三、学习准备

阅读《护理学基础》教材中“医院感染的预防和控制——无菌技术”的内容，并回答以下问题。

1. 什么是无菌操作？

____

2. 无菌操作环境要求是：

①______________________________

②______________________________

③______________________________

3. 治疗车上下层各能放置什么？

____

4. 六步洗手法和七步洗手法区别在哪里？请说出七步洗手法的步骤。

____

5. 什么样的无菌包不能使用？

____

6. 化学指示胶带和化学指示卡分别放在哪里？

____

7. 打开无菌包后，哪些地方不能碰？手臂能从打开的无菌用品上方跨越吗？

8. 若未取完无菌包内的物品，应如何处理？

9. 打开过的无菌包若已污染应如何处理？若无污染能保留多久？例如，若是2011年12月1日14:30开过的无菌包，什么时候不能使用？请写出具体时间。

10. 铺无菌盘时打开无菌巾，哪一面是污染面？扇形折叠时，最上层是无菌面还是污染面？

11. 铺好的无菌盘能使用多久？如何知道无菌盘是什么时候铺的？例如，若是2011年12月1日9:30铺的盘，什么时候不能使用？请写出具体时间。

12. 什么物品可以放入无菌盘内？

13. 如何确保无菌持物筒在使用过程中保持无菌？

14. 何时需闭合持物钳的开口处？

15. 拿持物钳是要拿哪个位置？可以拿到消毒剂浸泡水平面以下的位置吗？拿持物钳时钳的开口处朝上还是朝下？

16. 将持物钳放入无菌容器后，持物钳的前端是打开的还是关闭的？

17. 无菌持物钳不能钳什么东西？能用持物钳夹棉球消毒皮肤吗？

18. 无菌容器有哪些？在使用无菌容器前应检查什么？

19. 无菌容器的哪些位置不能碰？

20. 什么样的无菌溶液可以使用？用剩的无菌溶液能用吗？如果能用，可在什么范围内使用？

21. 无菌溶液在使用过程中如何保持无菌状态？

22. 什么样的无菌手套可以使用？

23. 如何确保无菌手套在穿戴使用中不被污染？

---

24. 无菌手套破了怎么办？

四、学习效果评价

按表 2－4 的要求对小组的学习成果进行评价。

表 2－4　无菌技术情境学习成果评价标准

（评价标准：A 为 90～100 分，B 为 80～89 分，C 为 70～79 分，D 为 70 分以下）

项目	小组内评	小组间互评	师　评
流程规范			
表格填写正确			
改进和建议			

任务三　隔离技术

一、学习目标

1. 能够正确了解传染病病区的设置。
2. 知道隔离单位的划分，了解传染病病区的清洁区、半污染区、污染区的区别。
3. 理解医院的一般消毒隔离和终末消毒的区分。
4. 能正确掌握医院的隔离种类及各隔离种类适应的病种。
5. 能正确使用医用口罩和帽子。
6. 能正确掌握手的消毒方法，并理解其注意事项。
7. 能够正确穿、脱隔离衣，并理解其注意事项。

二、任务描述

知道出入医院传染科病区的必备条件；知道各种隔离种类的选择及其适合病种和注意事项；进入病区时能正确掌握穿、脱隔离衣，戴口罩、帽子的方法并了解注意事项。

要求：（1）能口述传染科病区污染区、半污染区、清洁区的区别。

（2）能正确实施隔离技术操作（戴摘口罩帽子、穿脱隔离衣、戴摘防护目镜或防护面罩、消毒手），全过程要规范。

（3）掌握标准预防的措施。

三、学习准备

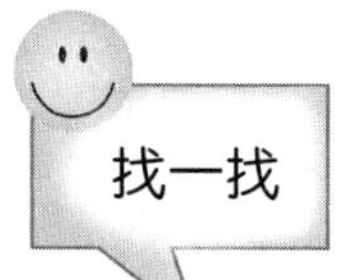

查阅《护理学基础》教材中第十章“医院感染的预防与控制”第四节“隔离技术”的学习内容及相关学习材料，并回答下列问题。

1. 什么叫做隔离？

---

2. 请简单描述哪些情况下需要隔离。

---

3. 哪些属于隔离单位的划分？

4. 哪些地方属于清洁区？哪些地方属于污染区？哪些地方属于半污染区？

5. 医院的一般消毒隔离需要做哪些工作？终末消毒隔离需要做哪些工作？

6. 隔离种类有几种？请描述出来，并解说它的特点。

7. 进入传染病病区后口罩、帽子要如何戴？

8. 接触传染病人后，手的消毒方法有几种？请举例其中的一种。

9. 隔离衣最清洁的地方是哪里？穿隔离衣到哪一步骤手就被污染了？

10. 穿好隔离衣后能随意进入其他地方吗？

11. 当隔离衣清洁面朝外时，可放在哪个区（地方）？朝内时可放在什么地方？

12. 手如何拿避污纸？

13. 请描述刷手消毒法的步骤。

四、情境演练

1. 全班分3个学习小组，以抽签形式决定，讨论后完成下列内容。

（1）以口述方式回答下列关于隔离种类的问题，并填写表2-5。

表2-5　隔离种类

名称	适用范围	备注	名称	适用范围	备注
严密隔离			血液、体液隔离		
呼吸隔离			昆虫隔离		
肠道隔离			保护性隔离		
接触隔离					

（2）以抢答方式回答下列关于病区划分的问题，并填写表 2-6。

表 2-6　病区划分

名称	界定概念	属区	备注
污染区			
半污染区			
清洁区			

（3）请 2 个同学分别扮演护士演示戴摘口罩帽子、穿脱隔离衣、戴摘防护目镜或防护面罩、手消毒方法以及在不同的区域穿、脱防护用品应遵循的程序，其余 2 个小组进行评价。

相关知识：穿脱防护用品应遵循的程序

1. 穿戴防护用品应遵循的程序。

（1）清洁区进入潜在污染区：洗手→戴帽子→戴医用防护口罩→穿工作衣裤→换工作鞋→进入潜在污染区。手部皮肤有破损的应戴乳胶手套。

（2）潜在污染区进入污染区：穿隔离衣或防护服→戴护目镜/防护面罩→戴手套→穿鞋套→进入污染区。

（3）为患者进行吸痰、气管切开、气管插管等操作，可能会被患者的分泌物及体内物质喷溅，因此在诊疗、护理工作前，应戴防护面罩或全面型呼吸防护器。

2. 脱防护用品应遵循的程序。

（1）医务人员离开污染区进入潜在污染区前：摘手套、消毒双手→摘护目镜/防护面罩→脱隔离衣或防护服→脱鞋套→洗手和/或手消毒→进入潜在污染区，洗手或手消毒。用后物品分别放置于专用污物容器内。

（2）从潜在污染区进入清洁区前：洗手和/或手消毒→脱工作服→摘医用防护口罩→摘帽子→洗手和/或手消毒后，进入清洁区。

（3）离开清洁区：沐浴、更衣→离开清洁区。

2. 模拟练习。

对患乙肝住院的病人，医嘱：静脉输液。进入病房为病人进行输液前，应做何准备工作？

____

____

3. 想一想：在你的日常生活中有隔离的例子吗？

____

____

五、学习效果评价

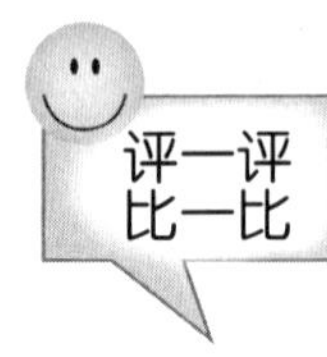

评价操作是否正确，对各小组的练习结果进行评价（包括团队意识、服务态度、责任心），并填写表 2－7。

表 2－7　隔离技术情境学习成果评价表

评价项目	评价标准		评分		
	正确	错误	自评分	小组间互评	教师评分
手消毒法					
穿、脱隔离衣					
戴、摘口罩帽子					

六、目标检测

A1/A2 题型

1. 在传染病病区使用口罩，下列符合要求的是（　　）。
   A. 口罩应遮住口部　　B. 污染的手只能触摸口罩外面
   C. 取下口罩后外面向外折叠　　D. 口罩潮湿应晾干再用
   E. 脱下口罩后勿挂在胸前
2. 穿、脱隔离衣时应避免污染的部位是（　　）。
   A. 腰带以下　　B. 腰带
   C. 衣领　　D. 袖子后面
   E. 胸前、背后
3. 执行隔离操作，下列步骤错误的是（　　）。
   A. 取下口罩，将污染面向内折叠　　B. 从指甲至前臂顺序刷手
   C. 隔离衣挂在走廊里，清洁面在外　　D. 从页面抓取避污纸
   E. 隔离衣应每天更换消毒
4. 使用手提式压力蒸汽灭菌器，下述哪项是错误的？（　　）
   A. 隔层器内加水 2 000 ml　　B. 布类物品放在搪瓷物品下面
   C. 物品之间要有间隙　　D. 要驱除灭菌器内的冷空气
   E. 灭菌必须待压力降至“0”再开盖
5. 用紫外线灯管消毒物品，下列哪项是错误的？（　　）
   A. 照射前应清扫尘埃　　B. 物品距灯管 50～60 cm
   C. 灯管用无水乙醇纱布擦拭　　D. 灯亮开始计时
   E. 关灯后冷却 3～4 分钟后再开
6. 关于无菌物品的保管，下列操作中不正确的是（　　）。
   A. 无菌物品和非无菌物品分别放置
   B. 无菌物品须存放于无菌包或无菌容器内

C. 无菌包外应注明物品名称和灭菌日期

D. 在未污染的情况下，无菌物品可保存 2～3 周

E. 过期或潮湿应重新灭菌

7. 用煮沸法消毒时，为增强杀菌效果可在水中加入（　　）。

A. 5%～10%硫代硫酸钠　　B. 3%～4%对氨基水杨酸钠

C. 4.5%～5%亚硝酸钠　　D. 1%～2%碳酸氢钠

E. 0.1%～0.25%苯妥英钠

8. 下列哪组疾病需采用昆虫隔离？（　　）

A. 严重烧伤、血液病　　B. 出血热、斑疹伤寒

C. 传染性肝炎、伤寒　　D. 流感、百日咳

E. 破伤风、炭疽

9. 李某，40 岁，不慎被烧伤，Ⅱ度烧伤面积达 45%。入院后应采用（　　）。

A. 严密隔离　　B. 接触隔离

C. 呼吸道隔离　　D. 消化道隔离

E. 保护性隔离

10. 患者王某，患乙型脑炎入院。乙型脑炎的传播媒介是（　　）。

A. 虱　　B. 蚊　　C. 蚤　　D. 鼠　　E. 螨

11. 患者刘某，胸痛、咳嗽，低烧 20 余天，诊断为肺结核并住进传染病病区，对其应执行（　　）。

A. 呼吸道隔离　　B. 消化道隔离

C. 接触隔离　　D. 昆虫隔离

E. 保护性隔离

12. 李女士，30 岁，高热，腹泻，诊断为细菌性痢疾，对其应采取（　　）。

A. 严密隔离　　B. 消化道隔离

C. 昆虫隔离　　D. 接触隔离

E. 保护性隔离

A3/A4 题型

（1～2 题共用题干）

患者，女性，10 天前下田时大脚趾不慎被玻璃划伤，近两天发热、厌食、说话受限、咬嚼困难、苦笑面容，急诊入院。

1. 对该患者应给予的隔离方式是（　　）。

A. 严密隔离　　B. 呼吸道隔离

C. 消化道隔离　　D. 接触性隔离

E. 保护性隔离

2. 护士为她的伤口换药，更换下来的敷料，最有效的灭菌方法是（　　）。

A. 高压蒸汽灭菌法　　B. 煮沸法

C. 燃烧法　　D. 消毒液浸泡法

E. 日光暴晒法

强化习题（A1/A2 型题）

1. 传染病病区内属半污染区的是（　　）。

A. 库房　　B. 病区内走廊
C. 病区外走廊　　D. 配餐室
E. 患者卫生间

2. 接触传染病病人后刷洗双手，正确的顺序是（　　）。

A. 前臂→腕部→手背→手掌→手指→指缝→指甲
B. 手指→指甲→指缝→手背→手掌→腕部→前臂
C. 前臂→腕部→指甲→指缝→手指→手背→手掌
D. 手掌→腕部→手指→前臂→指甲→指缝→手背
E. 腕部→前臂→手掌→手背→手指→指甲→指缝

3. 使用避污纸正确的方法是（　　）。

A. 戴手套后拿取　　B. 用镊子夹取
C. 从页面上抓取　　D. 经他人传递
E. 掀开抓取

4. 下列违反隔离原则做法的是（　　）。

A. 隔离单位要有醒目的标记　　B. 脚垫要用消毒液浸湿
C. 穿隔离衣后不得进入治疗室　　D. 使用过的物品冲洗后立即消毒
E. 病人用过的物品不得放于清洁区

任务四　给药护理

一、学习目标

1. 知道药品存放、使用、管理的相应规范。

2. 知道评估和观察患者的要点，制订给药护理计划。

3. 了解各类药物的相关知识，能对患者或家属进行安全用药知识的宣教及出院后的用药指导。

4. 能严格执行查对制度，准确、安全给药。

5. 掌握正确的用药护理技术，能注意患者的个体差异，知道观察患者用药后反应的内容。

6. 能正确书写护理文件。

二、任务描述

病例分析：某患者，女，68 岁，近 3 天咳嗽、胸痛加重来我院就诊，医生初步诊断为肺炎。体征检查：T 为 38.5 ℃，P 为 86 次/分，R 为 20 次/分，BP 为 128/98 mmHg，咽红＋＋＋，痰色黄，黏稠，两肺湿啰音。医嘱：头孢拉定 0.5 g Tid，甘草止咳糖浆 10 ml Tid。超声雾化吸入给药，药物：0.9％的生理盐水 20 ml、庆大霉素 2 ml、糜蛋白酶 1 支、地塞米松 1 ml、舒喘灵 0.5 mg。

1. 请你把该患者一天的口服药物列出来。

2. 为该患者进行超声雾化配药并正确操作。

要求：(1) 患者/家属能够知晓护士告知的事项，对服务满意。

(2) 操作过程规范、准确。

三、学习准备

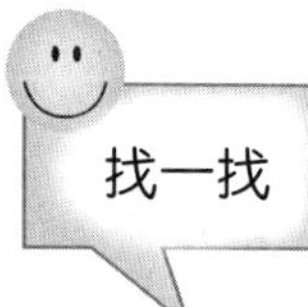

查阅《护理学基础》教材中“给药护理”的学习内容及其他学习材料，并回答下列问题。

1. 药柜放置在哪个地方最合适？

____

2. 毒、麻药品及个人专用药物应如何保管？

____

3. 不同的药瓶标签边框颜色的含义是什么？

____

4. 疫苗、胰岛素、血液制品等应如何保存？

____

5. 易挥发、易风化的药物有哪些？如何保管（举 2 个例子）？

____

6. 维生素 C、氨茶碱、肾上腺素等应如何保管？

____

7. 乙醇、乙醚、环氧乙烷等保存时应注意什么？

____

8. 在发药时怎样才能保证不给错药？

____

9. “三查”“七对（八对）”“一注意”各指什么？

____

10. 药物吸收速度哪种最快，哪种最慢？

____

11. 哪些药品需要饭前服？哪些需要饭后服？为什么？

____

12. 哪些药物服用需要多喝水？哪些药物服后不需要马上喝水？哪些药物服前要测量心率？哪些药物对牙齿有染色效果？如何避免？

____

13. 备药（摆药）时，固体药物、水剂、油剂等如何取放？

____

14. 氧气雾化吸入法药液稀释量至多少？氧流量调至多少？

____

15. 手压式雾化吸入给药法，喷药前药液如何处理？喷药后应指导病人怎样做？

16. 超声波雾化吸入法常用药物有哪些？它们的作用是什么？

17. 超声波雾化水槽内加什么水？温度是多少？水槽内切忌什么？

18. 超声波雾化器的口含嘴、雾化罐、螺纹管如何消毒？

19. 说一说超声波雾化器的使用方法。

四、情境演练

1. 每2人互相扮演角色（护士和患者），告知患者关于药物（磺胺类、含铁剂、助消化及对胃刺激性大的药物）口服的注意事项并练习与患者的沟通技巧。

2. 各小组自行分为正、反两方设疑考量对方，并填写表2-8。

表2-8 医院常用外文缩写与中文译意

外文缩写	中文译意	备注	外文缩写	中文译意	备注
qd				饭后	
	每天4次		12 n		
tid			12 mn		
bid				临睡前	
	每小时1次			口服	
qod			prn		
	每2小时1次			右眼	
qm			St		
qn				双耳	
	饭前			洗剂	

3. 8～12人为一小组，按照老师提供的病例的给药医嘱，进行拣药并根据给药时间摆好顺序，以便发药组的同学核对并准确发药。

4. 超声波雾化的操作练习。

要求：(1) 用物准备正确，操作过程规范、准确。

（2）遵医嘱及药品使用说明书告知患者口服给药的方法、配合要点、服用特殊要求及注意事项。患者家属能够知晓护士告知的内容，对服务满意。

（3）知道观察服药后不良反应要点内容。

5. 想一想。

（1）如果你去医院看病，医生开的几种药：①1 天 3 次，每次 1 片；②1 天 2 次，每次 10 mg，每片含 20 mg；③1 天 1 次，每次 10 mg，睡前服用。你会服用吗？请口述回答。

（2）请找 1 份药物说明书，根据说明书理解药物的服用方法。（把说明书提供给老师验证）

五、学习效果评价

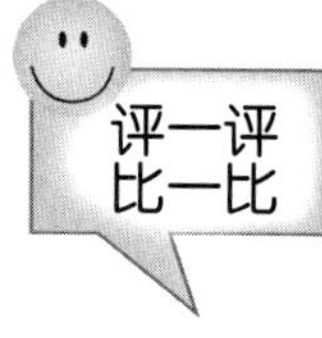

评价病人病情是否减轻或痊愈，对各小组的练习结果进行评价（包括小组团队意识、服务态度、责任心），并填写表 2－9。

表 2－9　给药护理情境学习成果评价表

评价项目	评价标准		评分		
	正确	错误	自评分	互评分	教师评分
备药（摆药）					
超声波雾化器操作					
超声波雾化器的口含嘴、雾化罐、螺纹管的消毒					

超链接：问题探究

（1）毒、麻类药物的保管原则是：＿＿＿＿＿＿＿＿＿＿。

（2）药物剂量的计算方法是：＿＿＿＿＿＿＿＿＿＿。

六、目标检测

A1/A2 题型

1. 下列外文缩写的中文译意错误的是（　　）。

A. qod：隔日 1 次　　　　B. od：每日 1 次

C. hs：每晚 1 次　　D. qid：每日 4 次

E. biw：每周 2 次

2. 下列不符合取药操作要求的是（　　）。

A. 取固体药用药匙　　B. 取水剂药液前将药液摇匀

C. 药液量不足 1 ml，用滴管吸取　　D. 油剂药液滴入杯内后加入适量冷开水

E. 患者个人专用药不可相互借用

3. 发口服药时，下列操作中不符合要求的是（　　）。

A. 根据医嘱给药　　B. 做好心理护理

C. 鼻饲患者暂缓发药　　D. 患者提出疑问须重新核对

E. 危重患者要喂服

4. 下列哪类药物服用后须多饮水？（　　）

A. 铁剂　　B. 止咳糖浆

C. 助消化药　　D. 健胃药

E. 磺胺类药

5. 指导病人服药错误的方法是（　　）。

A. 服铁剂忌饮茶　　B. 服酸类药物需用吸水管吸入

C. 服止咳糖浆后不宜饮水　　D. 助消化药饭前服

E. 对胃有刺激的药物饭后服

6. 为病员稀释痰液作雾化吸入，药物首选（　　）。

A. 卡那霉素　　B. 地塞米松

C. a-糜蛋白酶　　D. 氨茶碱

E. 沙丁胺醇（舒喘灵）

7. 超声波雾化吸入的正确操作步骤是（　　）。

A. 水槽内加温水　　B. 药液用温水稀释后放入雾化罐

C. 先开雾化开关，再开电源开关　　D. 添加药液不必关机

E. 停用时先关电源开关

8. 超声波雾化治疗结束后，先关雾化开关再关电源开关，是防止损坏（　　）。

A. 电晶片　　B. 透声膜

C. 电子管　　D. 雾化罐

E. 晶体管

9. 下述步骤哪项不妥？（　　）

A. 病人吸入前漱口　　B. 药物用蒸馏水稀释在 5 ml 以内

C. 湿化瓶内不能放水　　D. 嘱病人吸气时松开出气口

E. 氧流量用 6～10 L/min

10. 封某，患糖尿病，医嘱皮下注射胰岛素 8 U，ac 30 分，ac 的执行时间是（　　）。

A. 早上 8:00　　B. 晚上 8:00

C. 临睡前　　D. 饭前

E. 必要时

11. 下列有关超声波雾化吸入的目的不正确的叙述是（　　）。

A. 预防感染　　B. 解除痉挛

C. 消除炎症　　D. 稀释痰液

E. 缓解缺氧

12. 超声波雾化吸入后，下列哪项物品不需消毒？（　　）

A. 雾化罐　　B. 口含嘴

C. 面罩　　D. 水槽

E. 螺纹管

13. 正确指导患者服止咳糖浆的方法是（　　）。

A. 饭前服，服后少饮水　　B. 饭后服，服后多饮水

C. 睡前服，服后少饮水　　D. 在服下其他药后才服，服后不饮水

E. 咳嗽即服，服后多饮水

14. 应用饮水管吸取的口服药液是（　　）。

A. 稀盐酸　　B. 止咳糖浆

C. 磺胺合剂　　D. 颠茄合剂

E. 胃蛋白酶合剂

任务五　注射技术

一、学习目标

1. 能够通过观察病情及理解医嘱内容，正确遵循注射原则。

2. 能根据图片和实训过程理解注射器的构造，并知道其使用时操作者能接触的部位。

3. 掌握正确抽吸不同包装方法的药物的技术。

4. 掌握皮内注射的部位、进针角度、深度、消毒液选择及拔针后处理；知道卡介苗的注射部位。

5. 掌握皮下注射的部位、进针角度和深度以及注意事项。

6. 掌握肌肉注射部位的定位和种类，进针角度和深度，注意事项以及注射的最佳体位。

7. 掌握静脉注射部位、进针角度和深度以及注意事项。

二、任务描述

病例分析 1：

某患儿，女，8 岁，近 3 天咳嗽加重来我院就诊，医生初步诊断为咽炎。体征检查：T 为 38.8 ℃，P 为 86 次/分，R 为 20 次/分，咽红为＋＋＋。医嘱：青霉素 80 万 Bid IM AST ()。

问题：

1. 请问该医嘱需要试针吗？你知道试针叫什么注射吗？你了解试针的部位、角度、深度及注意事项吗？应用何种消毒液进行局部皮肤消毒？

2. 如果试针是阴性的，请你用叙述的方式告知你的同伴，然后由你的同伴按照你的方法进行操作。你可否在旁指导？

3. 当你和同伴遇到以上医嘱处理不能进行下去的时候，你首先会选择怎样的帮助？

病例分析 2：

某患者，男性，48 岁，因交通事故失血过多，来医院进行大量输血后出现皮肤瘙痒，手足抽搐。医生开出医嘱为：盐酸肾上腺素，0.5 ml H st！10%葡萄糖酸钙 10 ml iv st！

问题：

1. 请问你能看懂医嘱的意思吗？能向你小组的同伴表述它的用法吗？

2. 你能否告诉你的同伴此操作的部位、角度及其注意事项？

3. 当你和你的同伴遇到以上医嘱处理不能进行下去的时候，你首先会选择怎样的帮助？

要求：(1) 患者/家属能够知晓护士告知的事项，对服务满意。

(2) 操作过程规范、准确。

(3) 能正确理解医嘱。

三、学习准备

(一) 通过查阅《护理学基础》教材和相关学习材料，了解注射给药法中的 ID IM 的内容，并回答下列问题。

1. 注射时要注意什么原则？

____

2. 无菌操作时手不能触及注射器的哪个部位？

____

3. 不同药物的包装其抽吸的方法也不同，你如何区别它们？

____

4. ID 如为药物过敏试验应详细询问什么？它的注射部位、消毒液、进针角度、深度、注射的量及拔针要求是什么？如为预防接种，它的部位在哪？请举例。

____

5. IM 肌肉注射部位定位和种类，进针角度和深度，注意事项，注射的最佳体位是什么？

____

6. 在进行臀大肌注射法时，如何定位“十字法”的注射区？

____

7. 在进行臀大肌注射法时，如何定位“连线法”的注射区？

____

8. 在进行臀中、小肌注射法时，注射区应如何定位？

9. 在进行 IM 肌肉注射时，病人采取何种体位可以减轻疼痛和不适？

10. 2 岁以内的幼儿在进行 IM 肌肉注射时，最好选择哪个部位作为注射区？

（二）通过查阅《护理学基础》教材和相关学习材料，了解“注射给药法中的 H IV 的内容”的知识，并回答下列问题。

1. 请问前面病例中医嘱药液的名称是什么？注射方法、角度、深度是什么？

2. 请问胰岛素应采用什么方法注射？它的注射部位、时间、深度、角度如何？

3. 注射不足 1 ml 的药液时，应选用多大的注射器？

4. H 进针角度最好不要超过多少度？

5. IV 不能一针见血时，常见的原因有哪些？应如何处理？

6. 当进行静脉注射的是刺激性药物时，为避免不能一针见血，应如何操作？

观看“ID、H”的视频录像，并回答下列问题。

7. ID 和 H 有哪些相同之处和不同之处？

8. 为什么进行皮内注射消毒时，不能用含碘消毒剂？

9. IM 的定位有几种？

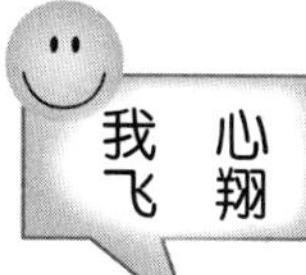

10. 口述 ID 皮试结果的判断。

四、情境演练

1. 各小组进行讨论后，填写表 2 - 10。

表 2-10 医院常用外文缩写与中文译意

名称	部位	角度	深度	消毒液	注意事项
ID					
IM					
H					
IV					

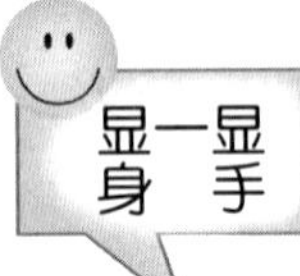

2. 请结合前面任务中的案例，以角色扮演的方式进行练习，并回答问题。

(1) 需要准备哪些用物？

(2) 有哪些操作步骤？

(3) 如何指导病人及其家属？

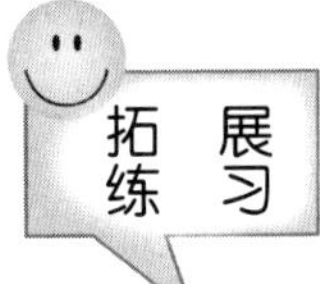

3. 模拟练习。

一女婴，出生后 3 小时，胎龄 28 周，遵医嘱进行乙肝疫苗注射。请按照护理程序执行医嘱。

要求：(1) 用物准备正确。

(2) 家属能够知晓护士告知的事项，对服务满意。

(3) 操作过程规范、准确。

4. 想一想，然后口述肌肉注射的几个定位方法分别是什么。

五、学习效果评价

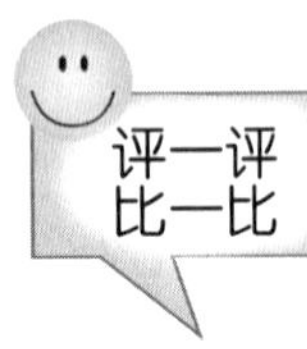

评价病人病情是否减轻或痊愈，对各小组的练习结果进行评价（包括小组团队意识、服务态度、责任心），并填写表 2-11。

表 2-11 评价表

评价项目	评价标准		评分		
	正确	错误	自评分	互评分	教师评分
ID					
H					
IM					
IV					

六、目标检测

A1/A2 题型

1. 关于皮下注射，下述错误的是（　　）。
   A. 药液量少于 1 ml，须用 1 ml 注射器抽吸
   B. 注射部位要常规消毒
   C. 持针时，右手食指固定针栓
   D. 针头和皮肤呈 50°角刺入
   E. 进针长度为针梗的 2/3 长
2. 注射部位定位，下列叙述中错误的是（　　）。
   A. 皮下注射：上臂三角肌下缘
   B. 臂大肌注射：髂脊和尾骨联线外 1/3 处
   C. 臀中、臀小肌注射：髂前上棘外侧三横指处
   D. 股静脉注射：髂前上棘和耻骨结节联线中点内侧 0.5 cm
   E. 药物敏感试验：前臂掌侧下段
3. 下列操作中，不需用碘酊消毒皮肤的是（　　）。
   A. 皮下注射　　B. 股静脉注射
   C. 颈外静脉输液　　D. 肌内注射
   E. 皮内注射
4. 肌内注射时，下列姿势中能使臀部肌肉放松的是（　　）。
   A. 侧卧位，下腿伸直，上腿弯曲　　B. 俯卧位，足尖相对，足跟分开
   C. 俯卧位，足尖分，足跟相对　　D. 坐位，腰背前倾
   E. 站立位，身体侧重在注射侧
5. 关于接种卡介苗，下述操作正确的是（　　）。
   A. 用 2 ml 注射器，5 号针头抽吸药液　　B. 注射部位：三角肌下缘
   C. 皮肤常规消毒（碘酊、酒精）　　D. 进针时针头与皮肤呈 30°角
   E. 针头刺入 2/3 长
6. 静脉注射时，止血带结扎在穿刺部位上方约（　　）。
   A. 2 cm　　B. 4 cm　　C. 6 cm
   D. 8 cm　　E. 10 cm
7. 有关注射部位的选择，下列叙述中不正确的是（　　）。
   A. 皮下注射：大腿外侧中段　　B. 皮内注射：前臂掌侧下段
   C. 肌内注射：臀中小肌　　D. 头皮静脉注射：头静脉
   E. 四肢静脉注射：手背静脉网
8. 为长期进行肌内注射的病人进行注射时，护士应特别注意（　　）。
   A. 评估病人局部组织状态　　B. 针梗不可全部刺入
   C. 询问病人有无过敏史　　D. 认真消毒病人局部皮肤
   E. 病人体位的舒适

9. 为患者进行臀大肌注射时，患者侧卧的正确姿势是（　　）。

A. 两腿弯曲　　B. 双膝向腹部弯曲

C. 两腿伸直　　D. 上腿伸直，下腿稍弯曲

E. 下腿伸直，上腿稍弯曲

10. 下列有关臀大肌注射时体表定位连线法的描述中，正确的是（　　）。

A. 髂嵴和尾骨连线的外上 1/3 处

B. 髂嵴和尾骨连线的外下 1/3 处

C. 髂前上棘和尾骨连线的外上 1/3 处

D. 髂前上棘和尾骨连线的中 1/3 处

E. 髂前上棘和尾骨连线的内下 1/3 处

任务六　药物过敏试验

一、学习目标

1. 能通过观察患者病情，及时收集资料，对患者进行正确的评估，并制订护理计划。
2. 掌握药物过敏试验操作要点、指导配合要点及注意事项。
3. 能对患者进行操作前的评估和解释配合的要求。
4. 能对患者的皮试部位进行正确评估。
5. 能正确判断皮试结果，并掌握其过敏抢救技术。
6. 能对患者及其家属解释皮试后的注意事项。

二、任务描述

病例分析：

某患儿，女，8 岁，近 3 天咳嗽加重来我院就诊，医生初步诊断为咽炎。体格检查：T 为 38.8 ℃，P 为 86 次/分，R 为 20 次/分，咽红＋＋＋。医嘱：青霉素 80 万 Bid IM AST ()。

问题：

1. 请问该医嘱需要试针吗？试针前需要询问什么？青霉素皮试液应如何配制？

2. 如何判断试针是阴性还是阳性？请你用叙述的方式告知你的同伴，然后由你的同伴按照你的方法进行操作。你可否在旁指导？

3. 当你和同伴遇到以上医嘱不能处理下去的时候，你会寻求怎样的帮助呢？

要求：(1) 患者/家属能够知晓护士告知的事项，对服务满意。

(2) 操作过程规范、准确。

三、学习准备

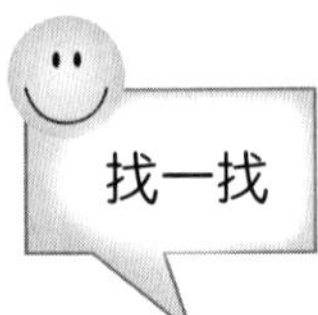

通过查阅《护理学基础》教材及其他学习材料，了解关于“药物过敏试验”的相关知识，并回答下列问题。

1. 使用青霉素前需要做皮试吗？

2. 如果已经知道患者对青霉素过敏，能做过敏试验吗？

3. 曾经用过青霉素，如果停药已经超过 3 天，是否需要重新做皮试？

4. 药物过敏试验前，应向患者详细询问什么？皮试的部位、消毒液、进针角度、深度、注射的量及拔针有何要求？预防接种的部位在哪？请举例。

5. 青霉素过敏性休克的首选抢救药物是什么？

6. 青霉素过敏皮试液与头孢菌素皮试液的配制方法有何不同？

7. 根据录像和同伴进行讨论，你能否配制 TAT 皮试液？如果皮试结果是阳性，应如何处理？

8. 碘过敏试验有几种？请举例说明。

9. 观看“皮试（ID）”操作视频，口述皮试结果的判断。

四、情境演练

1. 请结合任务六中的案例，以角色扮演的方式进行药物过敏试验的练习。

（1）药物过敏试验需要准备哪些用物？

（2）药物过敏试验有哪些操作步骤？

（3）进行药物过敏试验时，如何指导病人及其家属？

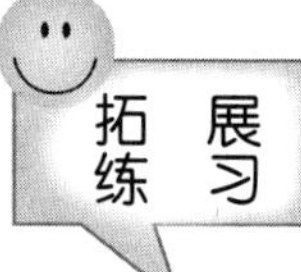

2. 模拟练习。

某女患者，咽喉炎 2 天就诊。遵医嘱进行青霉素皮试，请按照护理程序执行医嘱。

要求：（1）用物准备正确。

（2）病人/家属能够知晓护士告知的事项，对服务满意。

（3）操作过程规范、准确。

3. 想一想。

(1) 根据教材内容，各小组进行讨论，并填写表 2-12。

表 2-12　药物过敏试验

名称		加等渗盐水	含量	要求	注意事项	备注
青霉素						
先锋Ⅳ						
TAT						
碘过敏	口服					
	ID					
	IV					
普鲁卡因						
细胞色素 C						
链霉素						

(2) 各小组 2 人为 1 组，分别演示以青霉素为例的过敏试验的操作流程。

五、学习效果评价

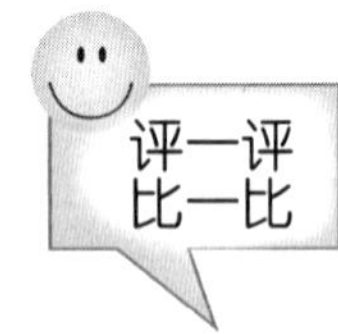

评价病人病情是否减轻或痊愈，对各小组的练习结果进行评价(包括小组团队意识、服务态度、责任心)，并填写表 2-13。

表 2-13　药物过敏知识掌握评价表

评价项目		评价标准		评分		
		正确	错误	自评分	小组间互评	教师评分
青霉素						
先锋Ⅳ						
TAT						
碘过敏试验	口服					
	ID					
	IV					

超链接：问题探究

1. 先锋Ⅵ的皮试液是____________________。
2. 碘过敏试验有几种？请分别口述。
3. TAT 皮试液为____________________。
4. 细胞色素 C 的皮试液是____________________。

六、目标检测

A1/A2 题型

1. 进行药物过敏试验前，最重要的准备工作是（　　）。
   A. 环境要清洁、宽敞　　B. 备好 70%乙醇及无菌棉签
   C. 抽药剂量要准确　　D. 询问病人有无过敏史
   E. 选择合适的注射部位
2. 对已接受青霉素治疗的病人，停药（　　）天后，必须重新进行过敏试验。
   A. 1 天　　B. 2 天　　C. 3 天　　D. 4 天　　E. 5 天
3. 对青霉素过敏的病人，其发生过敏反应的机制是由于青霉素进入人体，刺激机体产生哪种抗体，使再次接触青霉素后发生过敏反应？（　　）
   A. IgA　　B. IgE　　C. IgM　　D. IgG　　E. IgD
4. 配制青霉素快速过敏试验液时应选用（　　）。
   A. 0.9%氯化钠溶液　　B. 注射用水
   C. 5%葡萄糖注射液　　D. 苯甲醇溶液
   E. 5%复方氯化钠溶液
5. 下列药物使用前无须做过敏试验的是（　　）。
   A. 普鲁卡因　　B. 细胞色素 C
   C. 链霉素　　D. 破伤风抗毒素
   E. 呋塞米
6. 青霉素过敏致血清病型反应，一般出现在用药后（　　）。
   A. 2～3 天　　B. 3～5 天　　C. 5～6 天
   D. 7～12 天　　E. 12～15 天
7. 抢救链霉素过敏反应时，为了减轻链霉素的毒性可以静脉注射（　　）。
   A. 氯丙嗪　　B. 氯苯那敏　　C. 乳酸钙
   D. 氯化钙　　E. 异丙肾上腺素
8. 细胞色素 C 过敏试验皮内注射剂量为（　　）。
   A. 0.075 mg　　B. 0.75 mg　　C. 7.5 mg
   D. 75 mg　　E. 0.75 μg
9. 注射进针的角度，下列操作中错误的是（　　）。
   A. 皮内——呈 5°角　　B. 皮下——呈 50°角
   C. 肌肉——呈 90°角　　D. 静脉——呈 20°角
   E. 股静脉——呈 90°或 45°角

10. 刘某，肺炎，需用青霉素治疗，在皮试时突然发生青霉素过敏性休克，其原因可能是（　　）。

A. 从未使用过青霉素　　B. 体内已有特异性抗体
C. 青霉素剂量过大　　D. 病人抵抗力差
E. 致病菌对青霉素敏感

11. 下列皮试液 1 ml 含量错误的是（　　）。

A. 青霉素：500 U　　B. 链霉素：2500 U
C. 破伤风抗毒素：150 U　　D. 细胞色素 C：7.5 mg
E. 普鲁卡因：2.5 mg

12. 下列有关青霉素快速过敏试验法中，错误的是（　　）。

A. 每毫升试验液含 500 U 青霉素　　B. 试验液滴在电极板负极柱头上
C. 试验部位皮肤用注射用水擦净　　D. 计时开关开 5 分钟
E. 试验部位皮肤出现白斑，也属阳性反应

13. 发生青霉素过敏性休克时，病人最早出现的症状是（　　）。

A. 意识丧失　　B. 血压下降
C. 面色苍白　　D. 喉头水肿、气促
E. 幻觉、谵妄

14. 不符合破伤风抗毒素皮试结果为阳性的表现是（　　）。

A. 局部皮丘红肿扩大　　B. 硬结直径为 1 cm
C. 红晕大于 4 cm　　D. 皮丘周围有伪足、痒感
E. 病人出现气促、发绀、荨麻疹

15. 破伤风抗毒素脱敏注射时出现轻微反应的处理是（　　）。

A. 立即停止脱敏注射　　B. 立即皮下注射盐酸肾上腺素
C. 待反应消退后减量增次注射　　D. 待反应消退后按原量注射
E. 待反应消退后一次注射

16. 用皮内注射法做药物过敏试验，下列操作中不正确的是（　　）。

A. 详细询问有无过敏史，有过敏史者不能做
B. 前臂掌侧下段皮肤用 2%碘酊消毒后，70% 乙醇脱碘后待干
C. 针头斜面向上穿刺进皮内
D. 推注药液 0.1 ml，局部形成圆形皮丘
E. 拔出针头，切勿按揉

17. 链霉素过敏试验液 0.1 ml 含链霉素（　　）。

A. 200 U　　B. 250 U　　C. 300 U　　D. 400 U　　E. 500 U

18. 患者李某，注射青霉素过程中觉头晕、胸闷、面色苍白，查体脉细弱，血压下降。应立即注射的药物是（　　）。

A. 盐酸肾上腺素　　B. 氢化可的松　　C. 异丙嗪
D. 去甲肾上腺素　　E. 尼可刹米

任务七　静脉输液

一、学习目标

1. 掌握评估和观察患者要点、静脉输液操作及指导要点。

2. 能简述输液目的、常用溶液及作用。

3. 能在老师的指导下，根据操作步骤正确完成密闭式静脉输液法的全过程。

4. 能列出留置针输液法、输液泵及微量泵使用的操作步骤。

5. 能说出输液的注意事项。

6. 知道输液过程的观察内容，一旦出现输液并发症、输液故障等状况，能准确判断并进行处理。

7. 能严格执行无菌操作，动作要轻稳，体现爱心。

二、任务描述

病人因疾病影响需要输液，请遵医嘱并按操作规范完成静脉输液。在输液过程能进行恰当的观察，发现异常情况能准确判断并进行正确的处理。

李斯，男，1岁，因腹泻入院治疗，现遵医嘱予0.9%生理盐水，250 ml，10%氯化钾10 ml，witC 1g，ivgtt 每分钟30滴。请按照护理程序执行医嘱。

要求：(1) 患者/家属能够知晓护士告知的事项，对服务满意。

(2) 操作过程规范、准确。

三、学习准备

阅读《护理学基础》教材中“静脉输液与输血法——静脉输液法”的内容，并回答以下问题。

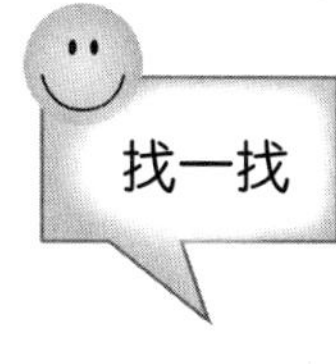

1. 各种不同的药液有其不同的作用，输入能达到不同的目的，满足病人不同的需要。学习、了解相关知识后，填写表2-14、表2-15。

表2-14　晶体溶液

溶液名称	常用溶液	输入目的

表 2－15　胶体溶液

溶液名称	常用溶液	输入目的

2. 病人如需要输液，医生将根据病情开出医嘱，护士则应对病人进行评估，根据医嘱和评估结果进行操作前的准备，并选择合适的操作方法（密闭式静脉输液）正确进行静脉输液。为保证输液的顺利进行应遵守以下注意事项。

(1) 密闭式静脉输液的操作前准备。

护士准备：

评估病人（病人准备）：

用物准备：

操作步骤（流程）：

(2) 密闭式静脉输液的注意事项：

____

____

____

____

____

3. 小儿头皮动、静脉的区别。

根据小儿头皮动、静脉不同的特点进行区别，并填写表 2－16。

表 2－16　小儿头皮动、静脉区别

项目	动脉	静脉
外观		
搏动		
管壁		
滑动度		
血流方向		

4. 输液速度与时间的计算。

案例 1：某病人，输液 2 000 毫升，8 AM 开始，50 滴/分（点滴系数为 15），什么时候能输完？

案例 2：某病人，医嘱要求 3 小时内输完 1 000 毫升液体（点滴系数为 20），每分钟应调多少滴？

5. 病人输液的过程中，护士观察发现溶液不滴，应根据不同的情况进行不同的处理。填写表 2-17。

表 2-17　输液过程中溶液不滴的处理

原因	表现	处理

6. 输液过程应加强巡视，发现问题，及时处理。

(1) 输液过程应耐心听取病人的______，严密观察输液部位的皮肤有无______，针头有无______、______、______，输液管有无______、______，输液滴速是否______，并及时处理__________。

(2) 常见的输液并发症有__________、__________、__________、__________。

(3) 列出输液反应的原因、症状、预防、处理措施。

____

看一看 说一说

观看“静脉输液”操作视频。

7. 小组讨论：请找出视频与课本的操作程序有哪些不同。

____

8. 写出静脉输液的操作程序。

____

9. 根据《55 项临床护理技术操作标准》中的“静脉输液法的操作流程”要求，写出护士与病人的对话。

____

我心飞翔

10. 若输液泵的流速单位是 ml/h，三瓶 250 ml 的液体分别需要 0.5 h、1 h、2 h 滴完，请问这三瓶液体的流速分别是多少？

____

11. 如何护理颈外静脉插管的穿刺部位皮肤？

____

12. 什么是输液微粒污染？

____

13. 输液微粒污染有什么危害？如何预防？

____

四、情境演练

1. 请结合任务的案例，以角色扮演的方式尝试练习。

（1）输液需要准备哪些用物？

____

（2）输液有哪些操作步骤？

____

（3）如何指导病人及其家属？

____

2. 模拟练习。

王五，男，75 岁，因发烧入院治疗，现遵医嘱予 0.9% ns，250 ml/ivgtt，2 h 滴完。请按照护理程序执行医嘱。

要求：（1）用物准备正确。

（2）滴速调节正确。

（3）病人/家属能够知晓护士告知的事项，对服务满意。

（4）操作过程规范、准确。

3. 想一想，为什么老年人和小孩输液速度要慢。

____

五、学习效果评价

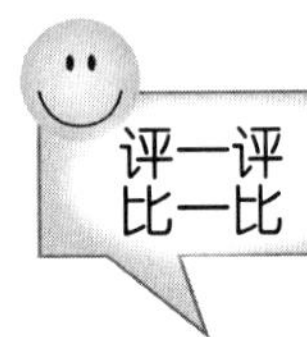

按表 2－18 的要求对本组的学习成果进行评价。

表 2－18　静脉输液情境学习成果评价表

（评价标准：A 为 90～100 分，B 为 80～89 分，C 为 70～79 分，D 为 70 分以下）

评价方式 / 项目 / 达标等级	小组自评				小组间互评				教师评价			
	A	B	C	D	A	B	C	D	A	B	C	D
流程合理、规范												
表格填写正确												
介绍完整												
健康指导有效												
沟通恰当												

续表

评价方式 / 项目 / 达标等级	小组自评				小组间互评				教师评价			
	A	B	C	D	A	B	C	D	A	B	C	D
关爱病人												
团队协作												
病人满意												
改进和建议												

超链接：问题探究

静脉输液

静脉输液是利用大气压和液体静压的物理原理，将一定量的无菌溶液或药液直接滴入静脉的方法。

一、静脉输液的目的

1. 补充水分及电解质，维持酸碱平衡。
2. 补充营养，供给热能，促进组织修复。
3. 输入药物，治疗疾病。
4. 补充血容量，维持血压，改善微循环。

二、常用溶液及作用

1. 晶体溶液。

晶体溶液的分子小，在血管内存留时间短，对维持细胞内外水分的相对平衡起重要作用，对纠正体内电解质失调效果显著。

类型	名称	作用
葡萄糖溶液	5%葡萄糖溶液 10%葡萄糖溶液	用于补充水分和热量
等渗电解质溶液	0.9 %氯化钠溶液 5 %葡萄糖氯化钠 复方氯化钠溶液	用于补充水和电解质，维持体液容量和渗透压平衡
高渗溶液	20 %甘露醇 25 %山梨醇 25 %葡萄糖溶液 50%葡萄糖溶液	用于利尿脱水、提高血浆渗透压和消除水肿
碱性溶液	5 %碳酸氢钠溶液 1.4 %碳酸氢钠溶液 11.2 %乳酸钠溶液 1.84 %乳酸钠溶液	用于纠正酸中毒，调节酸碱平衡

2. 胶体溶液。

胶体溶液的分子大，在血管内存留时间长，对维持血浆胶体渗透压，增加血容量，改善微循环，提升血压效果显著。

类型	名称	作用
右旋糖酐	中分子右旋糖酐	可提高血浆胶体渗透压，补充血容量
	低分子右旋糖酐	可降低血液黏稠度，改善微循环及抗血栓形成
代血浆	常用羟乙基淀粉、氧化聚明胶、聚乙烯吡咯酮等	能增加循环血量和心输出量，在急性大出血时可与全血共用
白蛋白	5%白蛋白 血浆蛋白	可补充蛋白质和抗体，有助于组织修复和增加机体免疫力；能维持血浆胶体渗透压，减轻组织水肿

3. 高营养液。

高营养液可供给病人热能，维持正氮平衡，补充各种维生素和矿物质，如氨基酸、脂肪乳。

三、输液速度与输液时间的计算

1. 已知输入液体总量与计划所用输液时间，计算每分钟滴数。

$$每分钟滴数=\frac{液体总量（ml）\times 点滴系数}{输液时间（min）}$$

2. 已知每分钟滴数与输液总量，计算输液所需用的时间。

$$输液时间（h）=\frac{液体总量（ml）\times 点滴系数}{每分钟滴数\times 60（min）}$$

点滴系数是指每毫升溶液的滴数。目前常用的静脉输液器的点滴系数有10、15、20等多种型号。

四、输液故障排除技术

1. 溶液不滴。

（1）针头斜面紧贴血管壁。调整针头方向或适当变换肢体位置。

（2）针头滑出血管外。应更换针头，另选血管重新穿刺。

（3）针头阻塞。应更换针头，另选血管重新穿刺。

（4）压力过低。适当抬高输液瓶位置或降低肢体位置。

（5）静脉痉挛。在肢体穿刺部位上方实施热敷。

（6）输液管扭曲受压。排除扭曲、受压因素，保持输液管通畅。

2. 茂菲氏滴管内液面过高。

3. 茂菲氏滴管内液面过低。夹紧茂菲氏滴管下端的输液管，用手挤压滴管，使液体下流至滴管内，当液面升至所需高度时，停止挤压，松开滴管下端输液管即可。

4. 茂菲氏滴管内液面自行下降。若茂菲氏滴管内液面自行下降，应检查上端输液管与茂菲氏滴管的衔接是否紧密，有无漏气或裂隙，必要时应更换输液管。

五、常见输液并发症与护理

1. 发热反应。

[原因] 输入致热物质。

[评估] 症状多发生在输液后数分钟至1小时内。轻者发冷发热，T 38 ℃左右，停输数小时内体温恢复正常；重者—寒战高热，T＞40 ℃，伴恶心、呕吐、头痛、脉速等。

[护理措施]

(1) 预防：防止致热源进入体内。

(2) 处理。

①减慢或停止输液并通知医生。

②测生命体征。

③对症处理。如果出现寒战、发冷，则采取保暖措施；如果出现高热，则采取物理降温。

④按医嘱给药：抗过敏药、激素。

⑤保留余液和输液器送检。

2. 循环负荷过重（肺水肿）。

[原因] 输液速度过快，输入液量过多。

[评估] 症状发生在输液过程中，病人突然出现呼吸困难、气促、咳嗽、咳粉红色泡沫痰，严重时痰液从口鼻涌出，两肺可闻及湿啰音。

[护理措施]

(1) 预防：严格控制输液速度和量。

(2) 处理。

①立即停止输液并通知医生，配合抢救。

②病人端坐，两腿下垂。

③加压给氧，乙醇湿化。

④按医嘱镇静、强心、扩血管。

⑤保持呼吸道通畅。

⑥必要时四肢轮扎，5～10 分钟轮放一侧肢体。

3. 静脉炎。

[原因] 长期输入高浓度、刺激性较强的药物；输液导管长时间留置；无菌操作不严。

[评估] 症状：沿静脉走向出现条索状红线，局部红、肿、热、痛。全身畏寒、发热。

[护理措施]

(1) 预防。

①有刺激性的药物稀释后用，防溢出血管外，有计划地更换注射部位。

②严格无菌操作。

(2) 处理。

①抬高患肢并制动。

②局部湿热敷：95%乙醇或 50%硫酸镁。

③理疗：超短波、红外线等。

④按医嘱给抗生素治疗。

4. 空气栓塞。

[原因] 大量空气进入血循环。

[评估] 症状发生在输液过程中，病人突感心前区异常不适，呼吸困难，严重紫绀，后背痛伴窒息感。听诊心前区，可闻及响亮、持续的“水泡声”。

[护理措施]

(1) 预防：输液前排尽空气，输液中及时换瓶；加压输液有专人看守；拔静脉导管时严密封闭。

(2) 处理。

①立即停输，通知医生，配合抢救。

②立即取左侧卧位和头低足高位。

③给予高流量氧气吸入。

④严密观察病情变化：神志、生命体征，15 分钟/次至平稳。

六、目标检测

1. 下列哪一项不是输液的目的？(　　)

A. 纠正水电解质失调　　B. 增加血容量

C. 输入药物　　D. 供给各种凝血因子

E. 利尿消肿

2. 为了改善病人的微循环，应选用的溶液是(　　)。

A. 5%葡萄糖溶液　　B. 0.9%氯化钠溶液

C. 低分子右旋糖酐　　D. 10%葡萄糖溶液

E. 5%碳酸氢钠

3. 输液时，如何处理因静脉痉挛导致滴注不畅？(　　)

A. 减小滴液速度　　B. 加压输液

C. 局部热敷　　D. 适当更换肢体位置

E. 降低输液瓶位置

4. 让空气栓塞病人取左侧卧位，是为了避免气栓阻塞在(　　)。

A. 主动脉入口　　B. 肺静脉入口

C. 肺动脉入口　　D. 上腔静脉入口

E. 下腔静脉入口

5. 以下有关输液的叙述中，不正确的是(　　)。

A. 需长期输液者，一般从远端静脉开始

B. 需大量输液时，一般选用较大静脉

C. 连续 24 小时输液时，应每 12 小时更换输液管

D. 输入多巴胺应调节至较慢的速度

E. 颈外静脉穿刺拔管后在穿刺点加压数分钟，避免空气进入

6. 输液引起肺水肿的典型症状是（　　）。

A. 发绀、胸闷　　B. 心悸、烦躁不安
C. 胸闷、咳嗽　　D. 呼吸困难、咳粉红色痰
E. 面色苍白、血压下降

7. 护士巡视病房，发现病人静脉输液的溶液不滴，挤压时感觉输液管有阻力，松手时无回血。此种情况的原因是（　　）。

A. 输液压力过低　　B. 针头滑出血管外
C. 静脉痉挛　　D. 针头斜面紧贴血管壁
E. 针头阻塞

8. 输入 11.2%乳酸钠的主要目的是（　　）。

A. 补充电解质　　B. 供给热量
C. 利尿脱水　　D. 纠正碱中毒
E. 纠正酸中毒

9. 输入 50%葡萄糖的主要目的是（　　）。

A. 补充电解质　　B. 供给热量
C. 利尿脱水　　D. 纠正碱中毒
E. 纠正酸中毒

10. 颈外静脉穿刺点应选在（　　）。

A. 下颌角和锁骨下缘中点连线的下 1/3 处
B. 下颌角和锁骨下缘中点连线的上 1/3 处
C. 下颌角和锁骨上缘中点连线的上 1/3 处
D. 下颌角和锁骨上缘中点连线的下 1/3 处
E. 下颌角和锁骨上缘内侧 1/3 处连线的中点处

11. 颈外静脉穿刺的病人应取（　　）。

A. 健侧卧位　　B. 去枕仰卧位
C. 屈膝仰卧位　　D. 头高脚低位
E. 头低脚高位

12. 开放式输液的特点不包括（　　）。

A. 灵活变换输入液体　　B. 便于随时加药
C. 操作简便，不易污染　　D. 利于抢救病人
E. 适用于大手术病人

13. 造成滴管内液面自行下降的原因可能是（　　）。

A. 液面压力过大　　B. 输液管管径过粗
C. 针头处漏水　　D. 滴管有裂隙
E. 输液器连接不紧

14. 发生急性肺水肿，用酒精湿化吸氧的目的是（　　）。

A. 湿润呼吸道
B. 稀释痰液
C. 使肺泡内压力增加
D. 降低肺泡内泡沫的表面张力
E. 预防肺部感染

15. 发生急性肺水肿，湿化瓶内酒精的浓度是（　　）。
A. 10%～20%
B. 20%～30%
C. 30%～50%
D. 50%～70%
E. 70%～90%

16. 静脉留置针一般保留（　　）。
A. 1～2天
B. 3～5天
C. 5～7天
D. 7～10天
E. 1～2周

任务八　静脉输血

一、学习目标

1. 能根据血液制品的种类说出静脉输血的目的。
2. 能熟练进行输血前的准备。
3. 能列出间接输血法的操作步骤并正确完成间接输血法的操作。
4. 掌握输血与输液核对方法的区别，按相关规定进行双人核对输血信息。
5. 掌握领出血液（或血制品）后到开始输注及完成输注的时间要求。
6. 掌握输血过程中调节滴速、观察患者及填写输血记录单的要求。
7. 能说出输血注意事项。
8. 能对输血反应进行预防，出现输血反应知道如何处理。
9. 严格执行无菌原则，动作要轻稳、体现爱心。

二、学习任务描述

当病人因抢救、治疗需要输血时，请遵医嘱做好输血前的准备，正确进行间接输血，在输血过程能进行观察和对异常情况进行处理。

要求：（1）患者/家属能够知晓护士告知的事项，对服务满意。

（2）操作过程规范、准确。

三、学习准备

阅读《护理学基础》教材中“静脉输液与输血法——静脉输血法”的内容，并回答以下问题。

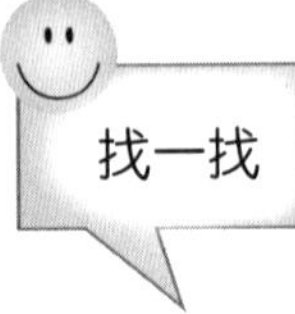

各种不同的血液制品有其不同的作用，输入能达到不同的目的，满足病人不同的需要。

1. 请填写表2-19。

表 2－19　各种血液制品的作用

血液制品名称	输入目的	适用范围

2. 定义。

全血：________________。

血浆：________________。

红细胞：________________。

3. 各种血液制品的保存有不同的要求。请填写表 2－20。

表 2－20　各种血液制品的保存要求

名称	保存温度	保存时间
新鲜血		
库血		
冰冻血浆		
白细胞浓缩悬液		
血小板浓缩悬液		

4. 大量输入库血易引起__________、__________。

病人需要输血，医生根据病情开出医嘱、输血申请单，护士则应对病人进行评估，根据医嘱和评估结果进行输血前准备。当将血液取回病区后，护士应选择合适的静脉输血术（间接输血法），进行操作前的准备，正确进行静脉输血，为保证输血的顺利进行应遵守相关的注意事项。

5. 输血前准备。

（1）备血：________________

（2）取血：________________

（3）防止血液变质及病人不适：________________

（4）输血前的核对：________________

6. 操作前准备。

护士准备：________________

病人准备：________________

用物准备（间接输血法）：________________

环境准备：________________

7. 操作流程：________________

8. 注意事项：________________

9. 用物准备（直接输血法）：________________

10. 操作步骤（直接输血法）：______________________________

血液是异体蛋白，在输血的过程中，病人除有可能出现输液所发生的反应之外，还有可能出现输血所特有的反应，而且一旦出现，会给病人带来严重的后果。因此，知道输血可能发生哪些反应，以及什么原因导致反应的发生是预防输血反应的前提。观察发现病人出现输血反应是给予及时处理的关键。一旦出现输血反应，正确的处理是减轻病人痛苦、挽救病人生命的保证。

11. 输血反应有______、______、______、______、______，其中最严重的反应是__________。

12. 输血反应的原因及预防。

（1）发热反应。

原因：______________________________

预防：______________________________

（2）过敏反应。

原因：______________________________

预防：______________________________

（3）溶血反应。

原因：______________________________

预防：______________________________

（4）大量输血后反应。

①急性肺水肿。

原因：______________________________

预防：______________________________

②出血倾向。

原因：______________________________

预防：______________________________

③枸橼酸钠中毒。

原因：______________________________

预防：______________________________

④空气栓塞。

原因：______________________________

预防：______________________________

⑤细菌污染。

原因：______________________________

预防：______________________________

⑥输血传染病。

原因：______________________________

预防：______________________________

13. 输血反应的症状及护理措施。

（1）发热反应。

症状：______

护理措施：______

（2）过敏反应。

症状：______

护理措施：______

（3）溶血反应。

症状：______

护理措施：______

（4）大量输血后反应。

①急性肺水肿。

症状：______

护理措施：______

②出血倾向。

症状：______

护理措施：______

③枸橼酸钠中毒。

症状：______

护理措施：______

④空气栓塞。

症状：______

护理措施：______

⑤细菌污染。

症状：______

护理措施：______

⑥输血传染病。

症状：______

护理措施：______

看一看
说一说

14. 观看“静脉输血法”操作视频并回答问题。

（1）小组讨论：请找出视频与课本的操作程序有哪些不同。

______

（2）请写出静脉输血法的操作程序。

______

15. 什么样的血液不能输给病人？

16. 直接输血法中所用输血的 50 ml 注射器内应先抽入何种药液、抽多少毫升后方可抽血？

17. 何为自体输血？有何好处？

四、情境演练

1. 请结合任务中的案例，以角色扮演的方式尝试练习，并回答以下问题。

(1) 需要准备哪些用物？

(2) 有哪些操作步骤？

(3) 如何指导病人及其家属？

2. 模拟练习。

一女婴，出生后 1 天，胎龄 28 周，车祸。血型为 RHB，遵医嘱进行输血 400 ml。请按照护理程序执行医嘱。

要求：(1) 用物准备正确。

(2) 滴速调节正确。

(3) 患者/家属能够知晓护士告知的事项，对服务满意。

(4) 操作过程规范、准确。

3. 想一想，输血前后均需注入多少毫升 0.9%ns？为什么？

五、学习效果评价

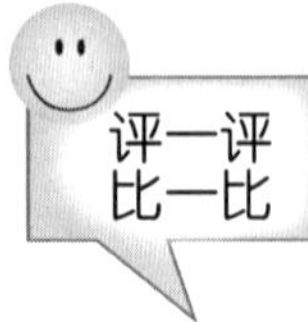

按表 2－21 的要求对本组的学习成果进行评价。

表 2-21　静脉输血情境学习成果评价表

（评价标准：A 为 90～100 分，B 为 80～89 分，C 为 70～79 分，D 为 70 分以下）

评价方式 / 项目 / 达标等级	小组自评				小组间互评				教师评价			
	A	B	C	D	A	B	C	D	A	B	C	D
流程合理、规范												
表格填写正确												
介绍完整												
健康指导有效												
沟通恰当												
关爱病人												
团队协作												
病人满意												
改进和建议												

静脉输血

静脉输血是将全血或成分血通过静脉输入人体内的方法，是急救和治疗疾病的重要措施之一。

一、静脉输血的目的

1. 补充血容量：常用于血容量减少或休克的病人。

2. 补充血红蛋白：常用于严重贫血的病人。

3. 补充血小板和凝血因子：常用于凝血功能障碍的病人。

4. 补充血浆蛋白：常用于低蛋白血症的病人。

5. 补充抗体、补体：常用于严重感染、免疫力低下的病人。

二、血液制品的种类

1. 全血。

全血是将采集的血液不经任何加工而存入保养液血袋中的血液。全血分为新鲜血和库存血两种。

（1）新鲜血：指在 4 ℃的冰箱内保存 1 周内的血。

（2）库存血：指在 4 ℃冰箱内保存 2～3 周内的血。

2. 成分血。

成分血是将血液成分进行分离，加工成各种高浓度、高纯度的血液制品，根据病情需要输入相关的成分。

(1) 血浆：全血分离后的液体部分主要成分为血浆蛋白，不含血细胞，无凝集原，血浆分为新鲜血浆、冰冻血浆、干燥血浆。

(2) 红细胞：经沉淀、离心洗涤等方法分离血浆后提取制剂，有浓缩红细胞、红细胞悬液、洗涤红细胞。

(3) 白细胞浓缩悬液：是由新鲜全血经离心后分离而成的白细胞，在 4 ℃的温度下保存，有效期为 48 h。

(4) 血小板浓缩悬液：是全血离心后所得，在 22 ℃的温度下保存，有效期为 24 h。

3. 其他血液制品。

(1) 白蛋白液：从血浆中提纯而得，能提高机体血浆蛋白和胶体渗透压，适用于低蛋白血症的病人。

(2) 凝血制剂：如凝血酶原复合物抗血友病因子浓缩Ⅷ、Ⅺ因子，用于各种凝血因子缺乏的病人。

(3) 免疫球蛋白和转移因子：含多种抗体，可增加机体免疫力。

三、输血并发症及护理

1. 发热反应。

[原因]

(1) 血液保养液、输血用具、血制品被污染。

(2) 多次输血产生抗体致免疫反应。

[评估]

症状常出现在输血过程中或输血后 1～2 h 内，病人畏寒、寒战，T>39 ℃，伴头痛、恶心、呕吐等。

[护理措施]

(1) 预防。

①严格执行无菌操作。

②严格管理，有效除热源。

(2) 处理。

①暂停输血，输生理盐水。

②密切观察生命体征。

③对症处理：保暖、降温。

④遵医嘱给药：退热、激素、抗过敏。

2. 过敏反应。

[原因]

(1) 输入血中含致敏物质。

(2) 多次输血产生过敏性抗体。

(3) 输入变态反应性抗体。

［评估］

症状多发生在输血后期或即将结束时。轻者皮肤瘙痒，荨麻疹，眼睑、口唇水肿；重者喉头水肿，支气管痉挛，呼吸困难，过敏性休克。

［护理措施］

（1）预防。

①勿选有过敏史的献血者。

②献血前4小时禁食高蛋白、高脂肪的食物。

（2）处理。

①减慢或停止输血。

②遵医嘱用药：肾上腺素、抗过敏药、激素等。

③对症：呼吸困难—吸氧，喉头水肿—气管切开，过敏性休克—抗休克。

④保留余血送检。

3. 溶血反应（最严重）。

［原因］

（1）输入异型血，输入10～15 ml出现症状。

（2）输前红细胞已变质溶解，其原因为：①血液贮存过久；②保存温度不当；③过度震荡；④加药；⑤细菌污染。

（3）RH因子所致溶血—99%阳性，1%阴性。

［评估］

常见于输入异型血10～20 ml（约5分钟）后出现以下症状。

（1）开始阶段（小血管阻塞症状）：头胀痛，四肢麻木，腰背部剧痛，心前区有压迫感等。

（2）中间阶段（红细胞溶解症状）：黄疸、血红蛋白尿，伴寒战、高热、呼吸急促、血压下降等。

（3）最后阶段（肾小管阻塞症状）：少尿、无尿，尿毒症→死亡。

（4）伴出血倾向。

［护理措施］

（1）预防。

①严防输入异型血：血型鉴定试验、交叉配血试验；严格查对。

②防血液变质，已变质血禁用。

（2）处理。

①立即停输，维持静滴，通知医生。

②保留余血，重做血型鉴定试验、交叉配血试验。

③保护肾脏，双侧腰封并热敷。

④碱化尿液，5%碳酸氢钠 iv gtt。

⑤密切观察病情变化：血压、尿量，少尿、无尿—按急性肾功衰护理，休克—抗休克。

4. 大量输血后反应。

大量输血一般指在24小时内紧急输血量大于或相当于病人总血容量。

［原因］

(1) 循环负荷过重。

(2) 出血倾向：长期、反复输入库血或短时间内大量输入库血。

［评估］

表现为皮肤、黏膜出现淤点、淤斑；穿刺部位出现淤血斑；手术伤口渗血。

［护理措施］

(1) 密切观察：意识、血压、脉搏，有无出血。

(2) 按医嘱输新鲜血或血小板悬液。

5. 枸橼酸钠中毒反应。

［原因］

大量输血，肝功能不全。

［评估］

表现：手足搐搦，有出血倾向，血压下降，心率缓慢，心跳骤停。

［护理措施］

(1) 严密观察病人反应。

(2) 输库血>1 000 ml，iv 10%葡萄糖酸钙 10 ml（氯化钙）。

6. 其他细菌污染反应以及输血传染的疾病。

预防：严把采血、贮血、输血操作的各个环节。

《医疗机构临床用血管理办法》

自2012年8月1日起施行

总　则

第一条

为加强医疗机构临床用血管理，推进临床科学合理用血，保护血液资源，保障临床用血安全和医疗质量，根据《中华人民共和国献血法》，制定本办法。

第二条

卫生部负责全国医疗机构临床用血的监督管理。县级以上地方人民政府卫生行政部门负责本行政区域医疗机构临床用血的监督管理。

第三条

医疗机构应当加强临床用血管理，将其作为医疗质量管理的重要内容，完善组织建设，建立健全岗位责任制，制定并落实相关规章制度和技术操作规程。

第四条

本办法适用于各级各类医疗机构的临床用血管理工作。

组织职责

第五条

卫生部成立临床用血专家委员会，其主要职责是：

（一）协助制订国家临床用血相关制度、技术规范和标准；

（二）协助指导全国临床用血管理和质量评价工作，促进提高临床合理用血水平；

（三）协助临床用血重大安全事件的调查分析，提出处理意见；

（四）承担卫生部交办的有关临床用血管理的其他任务。

卫生部建立协调机制，做好临床用血管理工作，提高临床合理用血水平，保证输血治疗质量。

第六条

各省、自治区、直辖市人民政府卫生行政部门成立省级临床用血质量控制中心，负责辖区内医疗机构临床用血管理的指导、评价和培训等工作。

第七条

医疗机构应当加强组织管理，明确岗位职责，健全管理制度。

医疗机构法定代表人为临床用血管理第一责任人。

第八条

二级以上医院和妇幼保健院应当设立临床用血管理委员会，负责本机构临床合理用血管理工作。主任委员由院长或者分管医疗的副院长担任，成员由医务部门、输血科、麻醉科、开展输血治疗的主要临床科室、护理部门、手术室等部门负责人组成。医务、输血部门共同负责临床合理用血日常管理工作。

其他医疗机构应当设立临床用血管理工作组，并指定专（兼）职人员负责日常管理工作。

第九条

临床用血管理委员会或者临床用血管理工作组应当履行以下职责：

（一）认真贯彻临床用血管理相关法律、法规、规章、技术规范和标准，制订本机构临床用血管理的规章制度并监督实施；

（二）评估确定临床用血的重点科室、关键环节和流程；

（三）定期监测、分析和评估临床用血情况，开展临床用血质量评价工作，提高临床合理用血水平；

（四）分析临床用血不良事件，提出处理和改进措施；

（五）指导并推动开展自体输血等血液保护及输血新技术；

（六）承担医疗机构交办的有关临床用血的其他任务。

第十条

医疗机构应当根据有关规定和临床用血需求设置输血科或者血库，并根据自身功能、任务、规模，配备与输血工作相适应的专业技术人员、设施、设备。

不具备条件设置输血科或者血库的医疗机构，应当安排专（兼）职人员负责临床用血工作。

第十一条

输血科及血库的主要职责是：

（一）建立临床用血质量管理体系，推动临床合理用血；

（二）负责制订临床用血储备计划，根据血站供血的预警信息和医院的血液库存情况协调临床用血；

（三）负责血液预订、入库、储存、发放工作；

（四）负责输血相关免疫血液学检测；

（五）参与推动自体输血等血液保护及输血新技术；

（六）参与特殊输血治疗病例的会诊，为临床合理用血提供咨询；

（七）参与临床用血不良事件的调查；

（八）根据临床治疗需要，参与开展血液治疗相关技术；

（九）承担医疗机构交办的有关临床用血的其他任务。

六、目标检测

A1/A2 题型

1. 因输血致溶血反应的处理中，下列操作错误的是（　　）。

A. 立即停止输血　　B. 维持静脉通路以备给药

C. 热水袋敷双侧肾区　　D. 酸化尿液

E. 密切观察生命体征及尿量

2. 输血前准备工作，下列哪项是错误的？（　　）

A. 检查库存血质量，血浆呈红色的不能使用

B. 血液从血库取出后，在室温内放置 15 分钟再输入

C. 先给病人静脉滴注 0.9%氯化钠溶液

D. 两人核对供、受血者的姓名、血型和交叉配血

E. 在血中加入异丙嗪 25 mg，以防过敏反应

3. 大量输注库存血后要防止发生（　　）。

A. 碱中毒和低血钾　　B. 碱中毒和高血钾

C. 酸中毒和低血钾　　D. 酸中毒和高血钾

E. 低血钾和低血钠

4. 溶血反应发生时，护士首先应（　　）。

A. 立即停止输血　　B. 通知医生

C. 静脉滴注 4%碳酸氢钠　　D. 测量血压及尿量

E. 皮下注射肾上腺素

5. 患者因输液左上肢出现索条状红线，红肿热痛，伴畏寒，发热。下述处理中错误的是（　　）。

A. 用抗生素　　B. 95%乙醇湿敷

C. 超短波理疗　　D. 抬高患肢

E. 增加患肢活动

6. 王某，患十二指肠溃疡，突然呕血，面色苍白，脉搏 120 次/分，血压 60/45 mmHg。医嘱：输血 400 ml。给患者输血的目的是补充（　　）。

A. 凝血因子　B. 血红蛋白　C. 血小板　D. 抗体
E. 血容量

7. 以下有关血浆的叙述中不正确的是（　　）。
A. 血浆内不含凝集原
B. 输入血浆不需做交叉配血
C. 输入血浆不需做血型鉴定
D. 冰冻干浆可用 200 ml 生理盐水溶解后输入
E. 冰冻干浆可用适量 0.1%枸橼酸钠溶液溶解

8. 库存血取出后，一般应几小时内输完？（　　）
A. 48 小时　B. 24 小时　C. 12 小时　D. 4 小时
E. 2 小时

9. 输血引起过敏反应的表现是（　　）。
A. 手足抽搐，心率和血压下降　B. 四肢麻木，腰背酸痛
C. 皮肤潮红，呼吸困难　D. 喉头水肿，出现荨麻疹
E. 皮肤淤斑，脉速，脸色苍白

10. 大量输入库存血时，可静脉推注（　　）。
A. 肝素　B. 枸橼酸钠　C. 枸橼酸钙　D. 碳酸氢钠
E. 氯化钙

11. 下列有关成分血的特点中叙述不正确的是（　　）。
A. 纯度高，体积小　B. 一血多用
C. 治疗效果好　D. 不良反应少
E. 不便于保存

12. 以下有关溶血反应的处理中错误的是（　　）。
A. 停止输血，保留余血送检　B. 高流量吸氧
C. 多饮水，注意观察尿色　D. 双侧腰部热敷
E. 重做血型鉴定和交叉配血

13. 以下与过敏反应的发生无关的是（　　）。
A. 多次输血　B. 库存血保存时间过久
C. 病人曾有过敏史　D. 献血者曾有过敏史
E. 献血员在采血前服用可致敏的药物

14. 最严重的输血反应是（　　）。
A. 空气栓塞　B. 过敏反应
C. 溶血反应　D. 循环负荷过重
E. 枸橼酸钠中毒

任务九 冷热疗法

一、学习目标

1. 能根据病情正确选择冷热疗方式。
2. 能正确完成常用冷热疗法。
3. 知道冷热疗的作用、影响因素、继发效应、禁忌症及注意事项。
4. 能运用沟通技巧正确指导患者。

二、任务描述

病人王某，男，30 岁，因一天前车祸致左前臂骨折，双踝关节扭伤，右踝有一 3 cm×2 cm 皮肤撕裂伤，头部硬膜外血肿，发烧体温 39.5 ℃而入院治疗。48 小时内应为病人做哪些处理？48 小时后又做哪些处理？

要求：（1）患者/家属能够知晓护士告知的事项，对服务满意。

（2）操作过程规范、准确。

三、学习准备

阅读《护理学基础》教材中“冷热疗技术”的内容，回答以下问题。

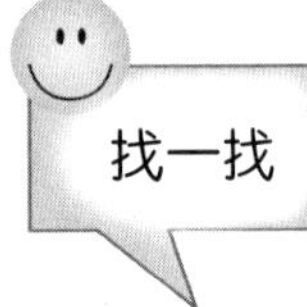

1. 冷热疗的禁忌症：________________

____

2. 填写表 2－22。

表 2－22 冷热疗技术

	如何减轻出血部位的出血量	如何控制炎症	减轻疼痛的机制	如何调节体温
冷疗				
热疗				

观看“冷热疗技术”操作视频。

3. 小组讨论，请找出视频与课本的操作程序有哪些不同。

____

4. 写出病例中应用到的相关冷热疗技术的目的及注意事项。

____

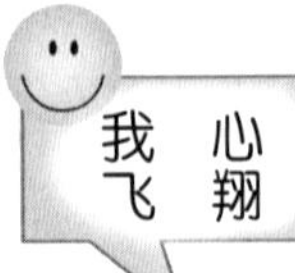

5. 查阅网络资料后，结合所学知识写出半导体降温帽和医用冰毯全身降温仪的使用方法。

____

四、情境演练

1. 请结合任务的案例，以角色扮演的方式尝试练习，并回答以下问题。

（1）冷热疗需要准备哪些用物？

____

（2）冷热疗有哪些操作步骤？

____

（3）如何指导病人及其家属？

____

2. 模拟练习。

王五，男，60 岁，3 天前因行肛门外痔切除术住院治疗，3 天后突发急性扁桃体炎。病人表现：颜面潮红，皮肤灼热，体温 40 ℃，脉搏 102 次/分，呼吸 24 次/分，意识清醒。请问病人住院期间应如何根据病情对该病人进行护理。

要求：（1）用物准备正确。

（2）病人/家属能够知晓护士告知的事项，对服务满意。

（3）操作过程规范、准确。

3. 想一想，根据患者年龄的不同而选择不同擦浴方式有哪些理由。

五、学习效果评价

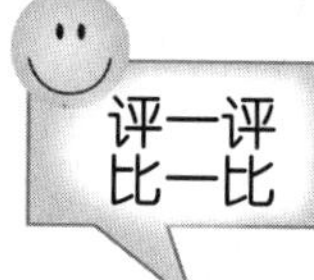

按表 2－23 的要求对本组的学习成果进行评价。

表 2－23　冷热疗技术情境学习成果评价表

（评价标准：A 为 90～100 分，B 为 80～89 分，C 为 70～79 分，D 为 70 分以下）

评价方式 项目 达标等级	小组自评				小组间互评				教师评价			
	A	B	C	D	A	B	C	D	A	B	C	D
流程合理、规范												
表格填写正确												
介绍完整												
健康指导有效												
沟通恰当												
关爱病人												
团队协作												
病人满意												
改进和建议												

超链接：问题探究

冷热疗法

一、定义

冷热疗法是利用低于或高于人体温度的物质作用于人体表面，通过神经传导引起皮肤和内脏器官血管的收缩和舒张，以改变机体各系统的体液循环和新陈代谢，达到治疗的目的。

二、冷疗技术

1. 冷疗的作用。

（1）控制炎症扩散。

（2）减轻局部充血或出血。

（3）减轻疼痛。

（4）降温。

2. 影响冷疗的因素。

3. 冷疗法禁忌证。

（1）血液循环明显不良。

（2）慢性炎症或深部化脓病灶。

（3）组织损伤、破裂。

（4）对冷过敏者。

（5）禁忌冷疗的部位：枕后、耳郭、阴囊处、心前区、腹部、足底。

三、热疗技术

1. 热疗的作用。

（1）促进炎症消散和局限。

（2）减轻深部组织充血。

（3）减轻疼痛。

（4）保暖。

2. 影响热疗的因素。

3. 热疗法禁忌证。

（1）急腹症未明确诊断前。

（2）面部危险三角区感染时。

（3）软组织损伤或扭伤早期。

（4）各种脏器内出血时。

（5）其他：心、肝、肾功能不全者及皮肤湿疹、急性炎症、孕妇、热疗部位有金属移植物、恶性肿瘤、麻痹、感觉异常者慎用。

六、目标检测

A1/A2 题型

1. 热水坐浴的禁忌证是（　　）。

A. 肛门部充血　　B. 外阴部炎症

C. 痔疮手术后　　D. 肛门周围感染

E. 妊娠后期痔疮疼痛

2. 属热疗适应证的是（　　）。

A. 急性阑尾炎　　B. 鼻翼旁疖肿

C. 牙痛　　D. 急性乳腺炎

E. 软组织挫伤 10 小时内

3. 为患者保暖解痉最简便的方法是（　　）。

A. 热水袋　　B. 热坐浴

C. 热湿敷　　D. 温水浴

E. 红外线照射

4. 冷疗的目的不包括（　　）。

A. 促进炎症消散　　B. 减轻出血

C. 减轻疼痛　　D. 降低体温

E. 减轻局部充血

5. 不可用冷疗的病情是（　　）。

A. 鼻出血　　B. 头皮下血肿的早期

C. 中暑　　D. 压疮

E. 牙痛

6. 酒精擦浴时，禁擦的部位是（　　）。

A. 侧颈、上肢　　B. 腋窝、腹股沟

C. 前胸、腹部　　D. 臀部、下肢

E. 背部、肘窝

7. 学生刘某，男，18 岁，篮球比赛时不慎踝部扭伤，应立即给予（　　）。

A. 局部按摩　　B. 红外线照射

C. 松节油涂擦　　D. 局部冷湿敷

E. 放置热水袋

8. 下列患者使用热水袋时，水温可以应控制在 60～70 ℃的是（　　）。

A. 昏迷患者　　B. 瘫痪患者

C. 婴幼儿　　D. 老年患者

E. 神志清醒的青年人

9. 刘先生，40 岁，左前臂Ⅱ度烧伤 5 天，局部创面湿润、疼痛，可在局部进行的处理是（　　）。

A. 红外线照射，每次 20～30 分钟　　B. 湿热敷，水温 40%～60%

C. 冷湿敷，促进炎症吸收　　D. 放置热水袋，水温 60～70 ℃

E. 放置冰袋，减轻疼痛

10. 为患者进行冷热疗时，下列说法中正确的是（　　）。

A. 温水擦浴时水温应为 32～34 ℃

B. 麻醉未清醒者用热水袋温度为 50～60 ℃

C. 温水坐浴时水温为 50～60 ℃

D. 温热敷时水温为 60～70 ℃

E. 局部浸泡时水温应为 50 ℃

11. 产妇张某，分娩时会阴部撕伤，局部红、肿、热痛，给予湿热敷。操作时应特别注意（　　）。

A. 床单上铺橡胶中单

B. 每 5 分钟更换敷布 1 次

C. 水温调节适度

D. 执行无菌操作

E. 伤口周围涂凡士林

情境三　标本采集

【学习总目标】

1. 能叙述痰标本采集、咽拭子标本采集、呕吐物标本采集、血标本采集、尿标本采集、粪便标本采集等技术的操作步骤。

2. 能复述痰标本采集、咽拭子标本采集、呕吐物标本采集、血标本采集、尿标本采集、粪便标本采集等技术的注意事项。

3. 能运用各种标本采集的知识，在教师指导下规范、安全地完成各种标本的采集操作。

4. 能根据案例正确地准备操作用物，并在工作中对病人及其家属进行有效沟通和指导。

【获取专业信息的渠道】

1. 《护理学基础》（教材）。
2. 卫生部《常用临床护理技术服务规范》（文件）。
3. 广西卫生厅《55 项临床护理技术操作标准》（文件）。
4. 广西卫生厅《55 项临床护理技术操作标准》（光盘）。
5. 图书馆及网络资料。
6. 相关学习材料。

任务一　标本采集技术

一、学习目标

1. 能正确完成血标本、尿标本、粪便标本、痰标本及咽拭子标本的采集。
2. 能概括各项标本采集法的注意事项。
3. 能说出尿标本常用防腐剂的作用及方法。
4. 能建立良好的护患关系及掌握护患之间的沟通技巧。

二、任务描述

病人王五，男，65 岁，因咳嗽，气喘，发烧 1 天，服药后病情未好转而入院治疗。既往病史：1 年前曾因急性肾小球肾炎入院治疗。入院症见：患者神志不清，呼吸急促，痰鸣音明显。检查结果：T 为 40 ℃，P 为 120 次/分，R 为 25 次/分，BP 为 185/96 mmHg。医生为其检查后开出以下医嘱：血气分析、血培养、血常规、肾功能、血沉、留取中段尿做尿培养、痰培养、大便常规检查。你应如何完成医嘱？

要求：（1）患者/家属能够知晓护士告知的事项，对服务满意。

（2）操作过程规范、准确。

三、学习准备

阅读《护理学基础》教材中“标本采集”的内容，并回答以下问题。

1. 标本采集的项目医生会写在长期医嘱里还是临时医嘱里？

2. 写出所有标本采集流程中相同的步骤。

3. 多个病人需采集同一种标本时，如何区分标本分别是哪个病人的？

4. 血标本有几种采集方法？用真空采血管和采血针采血时，采血针是先扎到真空管里还是先扎到血管里？

5. 血标本有多少种？如果需要同时采这些血标本，应如何安排采血顺序？

6. 把血液注入采血管里时，为何要让血液沿采血管的管壁注入管内？采完血后为何要轻轻摇晃采血管？

7. 写出静脉血标本和动脉血标本采集方式的不同之处。

8. 写出痰常规标本、痰 24 小时标本和痰培养标本采集方式的不同之处。

9. 咽拭子标本采集时的采集部位在哪里？酒精灯有什么作用？

10. 写出粪便常规标本、隐血标本、寄生虫及虫卵标本、培养标本采集方式的不同之处。

11. 写出尿常规、尿 12 小时和 24 小时标本、尿培养标本采集方式的不同之处。

12. 观看“痰标本采集技术、咽拭子标本采集技术、血标本采集技术、尿标本采集技术”的操作视频，并回答以下问题。

（1）小组讨论：请找出视频与课本的操作程序有哪些不同。

（2）写出以上操作的操作程序。

13. 如何为不能自行排痰的病人采集痰标本？如何连接吸痰器和集痰器？

14. 写出静脉采血针和注射器采血操作流程的不同之处。

____

15. 在没有动脉采血针的情况下需要什么器具采集动脉血？写出操作流程。

____

四、情境演练

1. 请结合任务中的案例，以角色扮演的方式尝试练习，并回答以下问题。

（1）案例里有哪几项操作？需要准备哪些用物？

______________________________。

（2）写出这些操作的操作步骤。

______________________________。

（3）如何指导病人及其家属配合你的工作？

______________________________。

2. 模拟练习。

病人王南，男，35 岁，因咽喉发炎入院治疗。入院症见：神清，咽喉红肿，咳嗽，咳痰。检查结果：T 为 40℃，P 为 112 次/分，R 为 23 次/分，BP 为 185/96 mmHg。医生为其检查后开出以下医嘱：血气分析、血培养、血常规、留取中段尿做尿培养、痰培养、咽拭子标本采集、大便常规检查。你应如何完成医嘱？

要求：（1）用物准备正确。

（2）病人/家属能够知晓护士告知的事项，对服务满意。

（3）操作过程规范、准确。

3. 想一想。

（1）两个病例中护士进行护理操作时沟通的对象是否都是病人？

（2）两个病例中是否所有标本采集的方法都一样？不同之处在哪里？

五、学习效果评价

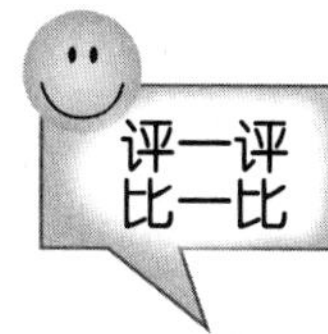

按表 3－1 的要求对本组的学习成果进行评价。

表3-1　标本采集情境学习成果评价表

（评价标准：A为90～100分，B为80～89分，C为70～79分，D为70分以下）

项目 ＼ 评价方式／达标等级	小组自评				小组间互评				教师评价			
	A	B	C	D	A	B	C	D	A	B	C	D
流程合理、规范												
表格填写正确												
介绍完整												
健康指导有效												
沟通恰当												
关爱病人												
团队协作												
病人满意												
改进和建议												

超链接：问题探究

标本采集的原则

1. 按医嘱采集标本。
2. 采集前做好评估工作。
3. 认真做好核对和解释工作。
4. 正确采集标本。

(1) 方法、数量和采集时间正确。

(2) 及时采集、按时送检，特殊标本还应注明采集的时间。

5. 培养标本的采集。

(1) 采集前如已使用抗生素，应注明。

(2) 严格无菌操作，标本勿混入防腐剂和消毒剂。

(3) 培养基足量，无混浊变质。

六、目标检测

A1/A2题型

1. 需采用全血标本的检验项目是（　　）。

A. 血脂　　B. 血沉

C. 乙肝两对半　D. 血钠测定

E. 肝功能

2. 同时抽取不同种类的血标本，下列注入试管内的顺序正确的是（　　）。

A. 干燥管→抗凝管→血培养瓶　B. 干燥管→血培养瓶→抗凝管

C. 抗凝管→血培养瓶→干燥管　D. 血培养瓶→干燥管→抗凝管

E. 血培养瓶→抗凝管→干燥管

3. 以下有关阿米巴原虫的标本采集方式中，正确的是（　　）。

A. 排便于清洁便盆内，取不同部位粪便送检

B. 排便于清洁便盆内，取中央部位粪便送检

C. 排便于加温的便盆内，取不同部位粪便送检

D. 排便于加温的便盆内，连同便盆送检

E. 排便于消毒便盆内，取不同部位粪便送检

4. 以下用于固定痰内癌细胞的是（　　）。

A. 40%甲苯　B. 10%甲醛

C. 40%甲醛　D. 10%甲苯

E. 75%酒精

5. 做便隐血检查前 3 天，下列食物中病人可食用的是（　　）。

A. 菠菜　B. 鱼肉

C. 猪肉　D. 豆腐

E. 鸭肝

6. 测血脂的标本应注入（　　）。

A. 清洁、干燥的试管内　B. 无菌试管内

C. 肝素抗凝管内　D. 草酸钾抗凝管内

E. 液状石蜡试管内

7. 装送检血标本的试管外应贴上标签，标签上应注明的内容不包括（　　）。

A. 床号　B. 姓名

C. 科室　D. 取血量

E. 送检目的

8. 采集痰培养标本时应用的漱口液是（　　）。

A. 生理盐水　B. 呋喃西林

C. 碳酸氢钠　D. 醋酸溶液

E. 复方硼酸溶液（朵贝尔液）

9. 血培养标本的取血量一般为（　　）。

A. 2 ml　B. 5 ml

C. 8 ml　D. 9 ml

E. 10 ml

10. 张某，女，5 岁，白血病，化疗过程中因口腔溃疡需做咽拭子培养，采集标本

的部位应选（　　）。

A. 口腔溃疡面　　B. 两侧腭弓

C. 舌根部　　D. 扁桃体

E. 颊部

11. 李某，女，13 岁，疑患亚急性细菌性心内膜炎，需采集标本做血培养时，取血量应为（　　）。

A. 1～3 ml　　B. 2～5 ml

C. 5～10 ml　　D. 10～15 ml

E. 15～18 ml

12. 林某，男，3 岁，肛周奇痒，疑为蛲虫感染，检查采集标本是否有蛲虫的正确做法是（　　）。

A. 取有黏液或脓血部分的粪便送检

B. 直接排便于清洁便盆内，取不同部位粪便送检

C. 直接排便于清洁便盆内，粪便连同便盆送检

D. 用无菌棉签插入肛门 6～7 cm，轻轻旋转取标本送检

E. 晚上睡觉前将透明胶带贴在肛门周围取标本

情境四　生活护理

【学习总目标】

1. 能对清醒的病人进行口腔卫生护理指导。
2. 能对昏迷的病人进行特殊的口腔护理。
3. 能对生活不能自理的病人进行床上梳发及床上洗发操作。
4. 能对生活不能自理的病人进行床上擦浴操作。
5. 能对长期卧床的病人进行预防压疮护理。
6. 能对已发生压疮的病人进行压疮分期的评估及护理。
7. 能对长期卧床的病人进行更换床单操作。
8. 关心体贴病人，能与病人进行有效的沟通并建立良好的护患关系。
9. 掌握患者日常生活活动能力（ADL）量表（Barthel 指数）的评估方法。
10. 掌握跌倒危险因素评估法。
11. 掌握坠床及跌倒伤害严重程度分类方法。
12. 掌握压疮危险因素评估方法（Waterlow、Norton、Braden 压疮危险因素评估法）。

【获取专业信息的渠道】

1. 《护理学基础》（教材）。
2. 卫生部《常用临床护理技术服务规范》（文件）。
3. 广西卫生厅《55 项临床护理技术操作标准》（文件）。
4. 广西卫生厅《55 项临床护理技术操作标准》（光盘）。
5. 图书馆及网络资料。
6. 相关学习材料。

任务一　口腔护理

一、学习目标

1. 能对清醒的病人进行口腔卫生指导。
2. 能根据病人的口腔情况选择合适的漱口溶液。
3. 能对昏迷的病人进行特殊的口腔护理。
4. 掌握口腔护理的注意事项。
5. 关心体贴病人，能与病人进行有效沟通。

二、任务描述

王某，男性，63 岁，因慢性支气管炎发作入院治疗。患者神志清醒，生活不能自理，对该患者如何进行口腔护理？

要求：(1) 患者/家属能够知晓护士告知的事项，对服务满意。

(2) 患者口腔卫生得到改善，黏膜、牙齿无损伤。

(3) 患者出现异常情况时，护士能处理及时。

三、学习准备

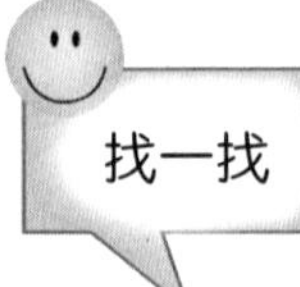

1. 口腔护理评估的内容包括哪些？

2. 口腔护理的适应证有哪些？

3. 口腔护理的目的有哪些？

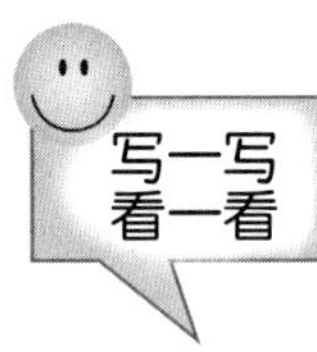

4. 观看“特殊口腔护理”的操作视频，将病人常用的漱口溶液及作用填入表 4-1。

表 4-1　常用的漱口溶液

名　称	浓　度	作　用

四、情境演练

1. 以小组为单位，结合任务的案例中的问题，以角色扮演的方式完成口腔护理技术操作。

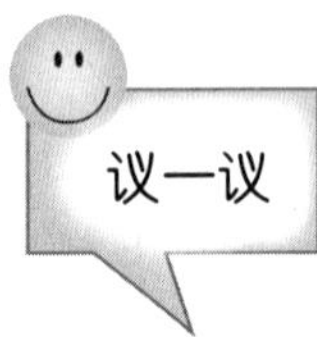

2. 分组讨论，对昏迷、生活不能自理的病人，应怎样进行特殊的口腔护理？并回答以下问题。

(1) 口腔护理时至少要准备多少个棉球？

（2）如病人不能张口，使用张口器时，应从哪里放入？

（3）进行口腔护理时，每次可以夹取多少个棉球？

五、学习效果评价

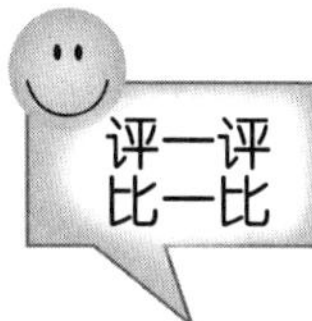

按表 4－2 的要求对本组的学习成果进行评价。

表 4－2 口腔护理情境学习成果评价表

（评价标准：A 为 90～100 分，B 为 80～89 分，C 为 70～79 分，D 为 70 分以下）

人员 / 评价标准 / 项目	小组自评				小组间互评				教师评价			
	A	B	C	D	A	B	C	D	A	B	C	D
评估完整												
用物准备齐全												
沟通恰当												
流程合理、规范												
关爱病人												
病人满意												
改进和建议												

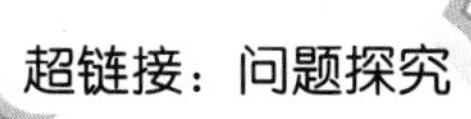

一、口腔健康的维护

1. 对病人进行口腔卫生指导。养成口腔卫生习惯；口腔清洁用具选择；指导病人正确的刷牙方法和使用牙线剔牙法。

2. 义齿（假牙）的清洁护理。义齿与真牙一样需要清洁护理，义齿刷洗干净后放于冷开水杯中，每天换水一次，不可放入乙醇或热水中。

3. 牙龈的保健按摩。用一只手的四个指尖轻敲口部四周，先顺时针敲 9 次，后逆时针敲 9 次，再用食指蘸盐按摩牙根，先上后下，从左到右，每天 3 次。

二、唾液的生理作用

1. 化学性消化。

2. 清洁和保护口腔。

3. 湿润口腔以利于吞咽与说话。

4. 溶解食物，引起味觉。

六、目标检测

A1 题型

1. 护士为昏迷的患者进行口腔护理，以下操作中不正确的是（　　）。

A. 擦拭口腔后要漱口　　B. 开口器应从臼齿放入

C. 1 次只夹 1 个棉球　　D. 棉球不可过湿，以免溶液吸入气道

E. 将活动性义齿取下

2. 为昏迷患者护理口腔，防止误吸的措施是（　　）。

A. 使用开口器时从臼齿放入

B. 从外往里擦净口腔及牙齿的各面

C. 血管钳夹紧棉球，并挤出多蘸的液体

D. 长期应用抗生素的患者，注意口腔黏膜有无真菌感染

E. 取下的活动性假牙浸泡在冷开水中

A2 题型

1. 患者，女性，66 岁，因肺炎进行抗生素治疗 1 周。今日护士查房发现患者口腔黏膜破溃，并附着白色膜状物，用棉签拭去附着物可见底部轻微出血，无疼痛。判断该患者口腔病变的原因是（　　）。

A. 缺乏维生素　　B. 铜绿假单胞菌感染

C. 真菌感染　　D. 凝血功能障碍

E. 病毒感染

2. 患者，男性，20 岁，血小板减少性紫癜。护士查体发现其唇和口腔有散在淤点，轻触牙龈出血。该护士为患者进行口腔护理时应特别注意（　　）。

A. 动作轻稳，勿损伤黏膜　　B. 夹紧棉球防止其遗留在口腔

C. 棉球不可过湿，以防呛咳　　D. 先取下义齿，避免操作中脱落

E. 擦拭勿深，以免恶心

3. 患者，男性，69 岁，肺癌晚期，放疗治疗后 3 周。护士查体发现其口腔黏膜干燥，左颊黏膜有一 0.2 cm×0.2 cm 的溃疡面，基底潮红。该护士为患者进行口腔护理时涂于溃疡面上的药物应选用（　　）。

A. 锡类散　　B. 制菌霉素

C. 液状石蜡　　D. 藿香散

E. 地塞米松软膏

4. 患者，男性，76 岁，脑出血，昏迷。护士取下患者的活动性义齿后，正确的处置方法是（　　）。

A. 浸泡于 30%乙醇中　　B. 煮沸消毒后浸泡于水中

C. 浸泡于冷开水中　　D. 浸泡于清洗消毒液中

E. 浸泡于口洁灵漱口液中

5. 患者，男性，68岁，肝硬化腹水，体质虚弱，生活不能自理。护士为患者做口腔护理时，应特别注意观察口腔有无（　　）。

A. 糜烂　　B. 烂苹果味

C. 臭鸡蛋味　　D. 肝臭味

E. 腐臭味

A3 题型

（1～3题共用题干）

患者，男性，72岁，肺性脑病，昏迷，予呼吸机辅助呼吸。近1周患者高热并发肺感染，给予大量抗生素治疗。今晨护士为其进行口腔护理时发现其口腔黏膜破溃，创面上附着白色膜状物，拭去附着物可见创面轻微出血。

1. 该患者口腔病变最可能的原因是（　　）。

A. 病毒感染　　B. 真菌感染

C. 缺乏食物刺激　　D. 凝血功能障碍

E. 埃希菌感染

2. 护士为该患者进行口腔护理时，最适宜的漱口液是（　　）。

A. 蒸馏水　　B. 0.1%醋酸

C. 双氧水　　D. 0.02%呋喃西林

E. 1%～4%碳酸氢钠

3. 护士在为该患者进行口腔护理时，以下操作中错误的是（　　）。

A. 棉球不可过湿　　B. 用止血钳夹紧棉球，每次1个

C. 从磨牙放入开口器　　D. 由内向外擦洗舌面

E. 擦洗毕，协助患者漱口

任务二　头发护理

一、学习目标

1. 能说出床上梳发及床上洗发的目的。
2. 能对生活不能自理的病人进行床上梳发及床上洗发的操作。
3. 能说出床上洗发的注意事项。
4. 关心体贴病人，能与病人进行有效的沟通。

二、任务描述

李女士，51岁，一周前因右上肢骨折入院治疗。患者神志清醒，生活不能自理。

1. 你能为该患者进行床上梳发的操作吗？
2. 如何为病人进行床上洗发的操作？

要求：（1）患者/家属能够知晓护士告知的事项，对服务满意。

（2）护理过程安全，患者出现异常情况时，护士能够及时处理。

三、学习准备

找一找

1. 请问你每周洗多少次头？

2. 床上梳发的目的有哪些？

3. 为病人进行床上洗发的方法有哪些？

4. 观看“床上梳发及床上洗发”的操作视频，回答下列问题。

（1）床上洗发的水温以多少度为宜？

（2）为病人洗发时，怎样保护病人的眼睛和耳朵？

（3）床上洗发的方法有哪几种？

（4）为病人洗发时注意事项有哪些？

四、情境演练

以小组为单位，结合任务中的案例，以角色扮演的方式完成床上洗发的操作。

五、学习效果评价

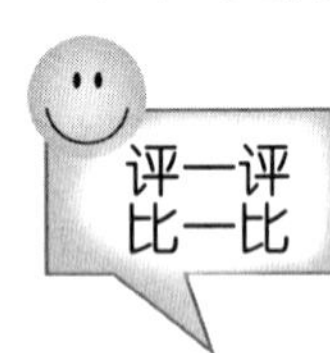

按表 4－3 的要求对本组的学习成果进行评价。

表 4－3 头发护理情境学习成果评价表

（评价标准：A 为 90～100 分，B 为 80～89 分，C 为 70～79 分，D 为 70 分以下）

人员 / 评价标准 / 项目	小组自评				小组间互评				教师评价			
	A	B	C	D	A	B	C	D	A	B	C	D
评估完整												
用物准备齐全												
沟通恰当												

续表

项目＼评价标准＼人员	小组自评				小组间互评				教师评价			
	A	B	C	D	A	B	C	D	A	B	C	D
流程合理、规范												
关爱病人												
病人满意												
改进和建议												

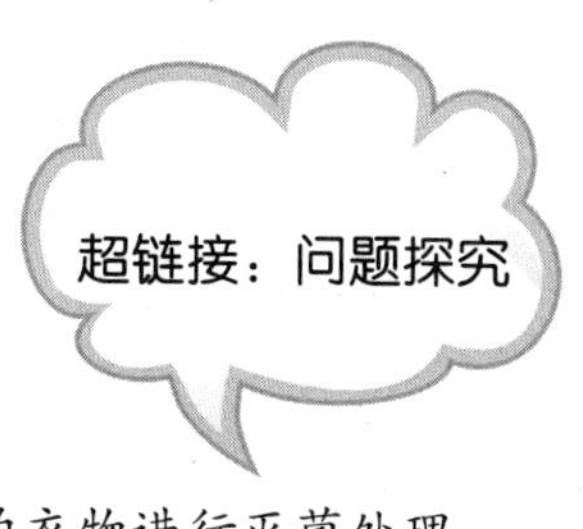

灭头虱、头虮的方法

1. 药液：30%含酸百部酊。取百部 30 g，加 50%乙醇 100 ml，再加入纯乙酸 1 ml，盖严，浸泡 48 小时即可。

2. 操作要点：剪短病人头发，蘸百部酊分层擦拭 10 分钟，戴帽包裹 24 小时，脱落头发用纸包裹焚烧；将病人的衣物进行灭菌处理。

3. 注意要点：防止药液溅入眼部，观察病人的局部和全身反应。

六、目标检测

A1 题型

1. 为一长期卧床的长发女患者进行床上梳发时，若头发已打结成团，最佳的处理方法是（　　）。

A. 由发梢逐渐梳到发根　　B. 由发根部梳到发梢

C. 用 30%乙醇湿润后，再小心梳顺　　D. 立即剪去打结的头发

E. 由头发中间向发根和发梢梳理

2. 护士为卧床患者洗发时，以下操作不正确的是（　　）。

A. 病室温度在 24 ℃左右　　B. 及时询问患者的感受

C. 用指甲揉搓患者的头发和头皮　　D. 观察患者面色及呼吸有无改变

E. 洗发时用棉球塞住患者双耳，纱布盖住双眼

3. 护士拟为头虱患者配制百部酊药液，其正确的方法是（　　）。

A. 百部 30 g＋50%乙醇 100 ml＋100%乙酸 1 ml

B. 百部 100 g＋50%乙醇 300 ml＋100%乙酸 1 ml

C. 百部 50 g＋50%乙醇 100 ml＋100%乙酸 10 ml

D. 百部 30 g＋50%乙醇 100 ml＋10%乙酸 10 ml

E. 百部 100 g＋50％乙醇 100 ml＋1％乙酸 10 ml

4. 患者，男性，30 岁，右股骨干骨折，骨牵引治疗。因活动不便，护士协助其进行床上洗发，对水温及室温的要求是（　　）。

A. 水温 30～35 ℃，室温 22 ℃左右　B. 水温 35～40 ℃，室温 24 ℃左右

C. 水温 40～45 ℃，室温 24 ℃左右　D. 水温 46～49 ℃，室温 22 ℃左右

E. 水温 50～55 ℃，室温 24 ℃左右

5. 患儿，11 岁，放羊时从山上跌下，受伤住院后发现有头虱。对该患者进行护理的重点是（　　）。

A. 床上洗发　B. 剃发、淋浴

C. 乙醇拭发　D. 清洁伤口周围的皮肤

E. 用百部酊灭虱

A2 题型

1. 患者梁某，45 岁，患支气管肺炎，处于疾病恢复期。某日患者进行淋浴，下列哪项护理是错误的？（　　）

A. 调节室温在 24 ℃左右

B. 向病员交待信号铃的使用方法

C. 交待病人不要用湿手接触电源开关

D. 交待病人出浴室后要关好门

E. 若病人入浴时间过久应予询问，以防意外发生

任务三　皮肤护理

一、学习目标

1. 能阐述床上擦浴的目的及注意事项。
2. 能为卧床病人进行床上擦浴。
3. 知道压疮的定义、发生原因、好发部位。
4. 能对长期卧床的病人进行预防压疮的护理。
5. 能对已发生压疮的病人进行压疮分期的评估。
6. 能关心体贴病人，与病人进行有效的沟通。

二、任务描述

张女士，66 岁，3 周前因脑出血导致左侧肢体瘫痪入院。患者神志清醒，大小便失禁，生活不能自理。护士晨间护理时发现其骶尾部皮肤呈紫红色，有大小不等的水泡，皮下可触及硬结。

1. 请问该患者处于压疮的哪一期？
2. 对该患者的压疮如何进行预防及护理？

要求：（1）患者/家属能够知晓压疮的危险因素，对护理措施满意。

（2）预防压疮的措施到位。

（3）促进压疮愈合。

三、学习准备

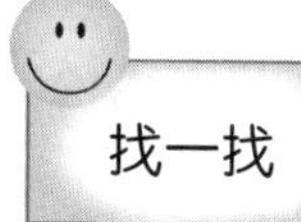

1. 皮肤有哪些功能？

2. 淋浴和盆浴各适用于哪些病人？

3. 淋浴一般在饭后多久进行？为什么？

4. 妊娠多少个月以上的孕妇禁用盆浴？为什么？

5. 床上擦浴适用于哪些病人？

6. 压疮发生的原因有哪些？

7. 压疮的分期可分为哪几期？

8. 观看“压疮的预防护理和床上擦浴”的操作视频，并回答下列问题。

（1）床上擦浴的水温是多少度？

（2）为一般病人进行床上擦浴时，穿衣服、脱衣服的顺序分别是什么？

（3）若病人肢体有外伤，在床上擦浴时，穿衣服、脱衣服的顺序分别是什么？

（4）压疮好发于身体的哪些部位？

（5）有效预防压疮的主要措施是什么？

9. 结合任务中的案例，各小组讨论后完成表 4－4 的填写。

表 4-4　压疮的分期与护理

压疮分期	表现	护理原则

10. 结合任务中的案例，回答下列问题。

（1）该病人的压疮处于哪一期？

（2）对该病人的压疮如何进行预防及护理？

四、情境演练

以小组为单位，结合任务中的案例，以角色扮演的方式完成床上擦浴的操作练习。

五、学习效果评价

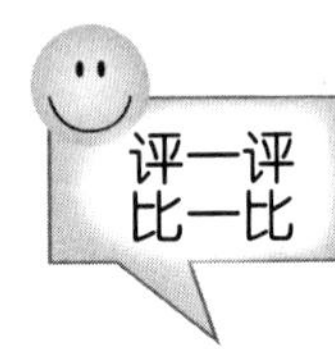

按表 4-5 的要求对本组学习成果进行评价。

表 4-5　床上擦浴情境学习成果评价表

（评价标准：A 为 90～100 分，B 为 80～89 分，C 为 70～79 分，D 为 70 分以下）

人员 / 评价标准 / 项目	小组自评				小组间互评				教师评价			
	A	B	C	D	A	B	C	D	A	B	C	D
评估完整												
用物准备齐全												
沟通恰当												
流程合理、规范												
关爱病人												
病人满意												
改进和建议												

一、协助病人翻身侧卧法

目的是协助长期卧床、颅骨牵引、脊椎术后等不能自行翻身的病人变换姿势，以增加舒适感，预防并发症，满足治疗、护理的需要。

1. 一人协助病人翻身侧卧法。适用于体重较轻的病人。操作步骤如下。

（1）核对解释。核对病人的床号、姓名，向病人及其家属解释操作目的、过程及注意事项，并说明操作要点。

（2）固定装置。固定床的脚轮，将各种导管及输液装置等安置妥当，必要时将盖被折叠至床尾或床的一侧。

（3）病人卧位。病人仰卧位，两手放于腹部，双腿屈曲。

（4）移至床沿。先将病人肩部、臀部向护士侧移动，再将病人双下肢移向靠近护士侧的床沿。

（5）翻向对侧。一手托肩，一手扶膝，轻轻将病人转向对侧，使病人背向护士。

（6）放置软枕。按侧卧位要求，在病人的背部、胸前及两膝间放置软枕，扩大支撑面，必要时使用床挡，使病人感觉安全、舒适。

（7）记录交班。记录翻身时间和皮肤状况，做好交接班。

2. 二人协助病人翻身侧卧法。适用于体重较重或病情较重的病人。操作步骤如下。

（1）核对解释。核对病人床号、姓名，向病人及家属解释操作目的、过程及注意事项，说明操作要点。

（2）固定装置。固定床的脚轮，将各种导管及输液装置等安置妥当，必要时将盖被折叠至床尾或床的一侧。

（3）病人卧位。病人仰卧位，两手放于腹部，双腿屈曲。

（4）移至床沿。两名护士站在床的同一侧，一人托住病人颈肩部和腰部，另一人托住病人臀部和腘窝部。两人同时将病人稍抬起移向近侧。

（5）转至对侧。两人分别托扶病人的肩、腰部和臀、膝部，轻轻将病人转向对侧，使病人背向护士。

（6）放置软枕。按侧卧位要求，在病人的背部、胸前及两膝间放置软枕，扩大支撑面，必要时使用床档，使病人感觉安全、舒适。

（7）记录、交班。记录翻身时间和皮肤状况，做好交接班。

3. 三人协助病人轴线翻身法。适用于颈椎损伤的病人。操作步骤如下。

（1）核对解释。核对病人床号、姓名，告知病人及其家属翻身的目的和方法，以取得病人的配合。

（2）固定装置。固定床的脚轮，将各种导管、牵引等安置妥当，移去枕头，松开床尾盖被并折叠至床的一侧。

（3）病人卧位。病人取仰卧位。

（4）移动病人。一名护士固定病人头部，纵轴向上略加牵引，另一名护士将双手分

别置于病人的肩、背部，第三名护士将双手分别置于病人的腰部、臀部，使病人头、颈、腰、髋保持在同一水平线上，移至近侧。

（5）转向对侧。保持病人脊椎平直，翻转至侧卧位，翻转角度不能超过60°。

（6）放置软枕。将一软枕放于病人背部支撑身体，另一软枕放于两膝之间并使双膝处于功能位。

（7）检查安置。检查并安置好病人，使病人肢体各关节处于功能位及其身上放置的多种导管保持通畅。

（8）记录、交班。观察背部皮肤并进行护理，记录翻身时间和皮肤状况，做好交接班。

4. 协助病人翻身侧卧法的注意事项。

（1）护士应注意节力原则。

（2）移动病人时动作应轻、稳，协调一致，不可有拖、拉等动作，以免擦伤皮肤，应将病人身体稍抬起，再行翻身。

（3）翻身时注意为病人保暖并防止坠床。

（4）根据病情及皮肤受压部位情况，确定翻身的间隔时间。

（5）若病人身上置有多种导管及输液装置时，翻身时应先将导管安置妥当；翻身后，检查各导管是否扭曲或连接处脱落，注意保持导管通畅。

（6）为手术后病人翻身时，翻身前应先检查敷料是否脱落或潮湿。

二、协助病人移向床头法

目的是协助滑向床尾而自身不能移动的病人移向床头，恢复安全而舒适的卧位。

1. 一人协助病人移向床头法。该法适用于生活能部分自理的病人，具体操作步骤如下。

（1）核对解释。核对病人的床号、姓名，并向病人及其家属解释操作目的、过程及配合事项，说明操作要点。

（2）固定装置。固定床脚轮，将各种导管安置妥当，必要时将盖被折叠至床尾或一侧。

（3）病人卧位。病人仰卧屈膝，双手握住床头栏杆。

（4）护士姿势。护士靠近床侧，两腿适当分开，一手托住病人肩背部，一手托住膝部。

（5）移向床头。在护士抬起病人的同时，病人用脚蹬床面，在臀部提供助力，使其上移。

（6）整理归位。放回枕头，按需要抬高床头，安置病人至舒适卧位，整理床单位。

2. 二人协助病人移向床头法。该法适用于生活不能自理的病人，具体操作步骤如下。

（1）核对解释。核对病人的床号、姓名，向病人及其家属解释操作目的、过程及配合事项，说明操作要点。

（2）固定装置。固定床脚轮，将各种导管及输液装置安置妥当，必要时将盖被折叠至床尾或一侧。

（3）病人卧位。病人仰卧屈膝，双手握住床头栏杆。

（4）护士姿势。一种方法是护士两人站于同侧，一人托住病人颈肩及腰部，另一人托住臀部及腘窝；另一种方法是护士两人分别站在床的两侧，两人双手相接，手指相互交叉，分别托住病人颈肩部和臀部。

（5）合力上移。两位护士同时用力，协调地将病人抬起，移向床头。

（6）整理归位。放回枕头，按需要抬高床头，安置病人至舒适卧位，整理床单位。

3. 注意事项。

（1）护士应运用人体力学原理，操作要轻和稳、节力、安全，两人的动作要应协调一致。

（2）移动病人时不可有拖、拉、推等动作，以减少病人与床之间的摩擦力，避免擦伤皮肤及关节脱位。

（3）枕横立于床头，避免撞伤病人。

三、压疮的力学因素

1. 垂直压力：是引起压疮的最主要原因。当毛细血管压超过 16 mmHg，即可阻断毛细血管对组织的灌注；当压力超过 30～35 mmHg，持续 2 h 以上即可引起压疮。

2. 摩擦力：病人长期卧床，皮肤受到床单表面的逆行阻力摩擦，如皮肤被擦伤，又受到汗液、尿液等浸渍，则易发生压疮。

3. 剪切力：由两层组织相邻表面间的滑行，产生进行性的相对移位所引起，由摩擦力和压力相加而成。与体位有关，半坐卧位时易产生剪切力。

六、目标检测

A1 题型

1. 卧床患者产生压疮最主要的原因是（　　）。

A. 局部组织持续受压　　B. 机体营养不良

C. 矫形器械的衬垫不当　　D. 老年人皮肤弹性差

E. 皮肤长期受到潮湿或排泄物等因素的刺激

2. 长期仰卧位的患者最易发生压疮的部位是（　　）。

A. 坐骨结节处　　B. 骶尾部

C. 大转子处　　D. 髋部

E. 耳郭

3. 造成压疮最主要的力学因素是（　　）。

A. 水平压力　　B. 垂直压力

C. 摩擦力　　D. 剪切力

E. 阻力

A2 题型

1. 患者，女性，52 岁，左上肢二度烧伤。病区护士为其进行擦浴，以下操作中错误的是（　　）。

A. 擦浴过程中注意保暖　　B. 先擦前胸再擦后背

C. 脱衣时，先健侧再患侧　　D. 穿衣时，先健侧再患侧

E. 保护患者自尊，注意避挡

2. 患者，男性，75岁，因脑梗塞入院。护士交接班时发现患者肩胛部及骶尾部皮肤处各有一个2.5 cm×3 cm大小的压疮，发红、触痛，判断该压疮属于（　　）。

A. 淤血红润期　　B. 淤血浸润期

C. 浅层溃疡期　　D. 深层溃疡期

E. 坏死溃疡期

3. 患者，男性，89岁，消瘦，卧床。护士巡视发现其骶尾部红、肿，有硬结，有小水疱和上皮剥落，触痛，有渗液。判断该患者的情况是（　　）。

A. 压疮淤血浸润期　　B. 压疮浸润溃疡期

C. 压疮炎性前期　　D. 压疮炎性浸润期

E. 局部皮肤感染

4. 患者，女性，60岁，高血压，脑出血，左下肢瘫痪。预防压疮最好的护理措施是（　　）。

A. 每2小时为患者翻身、按摩1次　　B. 每天请家属检查患者的皮肤是否有破损

C. 骨隆突处垫气圈　　D. 使患者保持右侧卧位

E. 帮助患者做肢体功能锻炼

A3题型

（1～3题共用题干）

患者，女性，58岁，脑血管意外，左侧肢体偏瘫。主诉骶尾部疼痛，护士仔细观察后确认是压疮的炎性浸润期。

1. 支持该护士判断的临床依据是（　　）。

A. 主诉尾骶部疼痛　　B. 局部皮肤发红、水肿

C. 尾骶部皮肤呈紫色，有皮下硬结，并出现水泡

D. 创面湿润，有脓液流出

E. 伤口周围有坏死组织

2. 针对患者情况护士拟订了护理计划，其中不妥的是（　　）。

A. 定时协助患者翻身　　B. 抽出水泡内液体

C. 轻轻剪去水泡表皮，加以包扎　　D. 增加背部及受压皮肤的护理

E. 身体空隙处垫软枕

3. 为患者进行晨晚间护理时，护士应特别注意（　　）。

A. 健康教育　　B. 心理护理

C. 床单位整理　　D. 病人体位舒适

E. 观察局部皮肤情况

任务四　晨晚间护理

一、学习目标

1. 能说出晨间护理、晚间护理的内容。
2. 了解为卧床病人更换床单的目的和注意事项。
3. 能为卧床病人进行更换床单的操作。
4. 能关心体贴病人，与病人及其家属进行有效的沟通。

二、任务描述

周女士，60岁，1周前因脑卒中导致全身瘫痪入院。患者神志不清，大小便失禁，生活不能自理。如何为该病人进行更换床单的操作?

要求：(1) 患者/家属能够知晓护士告知的事项，对服务满意。

(2) 床单位整洁，患者卧位舒适且符合病情要求。

(3) 操作过程规范、准确，患者安全。

三、学习准备

1. 晨间护理的目的有哪些?

______

2. 晨间护理的内容有哪些?

______

3. 晚间护理的内容有哪些?

______

4. 更换床单的方法有几种? 分别适用于哪种病人?

______

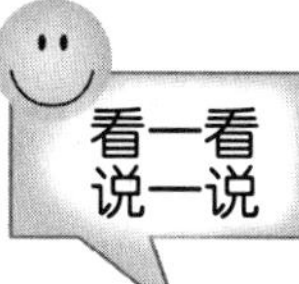

5. 观看“卧床病人更换床单”的操作视频，并回答以下问题。

(1) 为卧床病人更换床单的目的是什么?

______

(2) 为卧床病人更换床单需要准备的用物有哪些?

______

(3) 为卧床病人更换床单的注意事项有哪些?

______

四、情境演练

以小组为单位，结合任务中的案例，以角色扮演的方式完成为卧床病人更换床单的操作。

五、学习效果评价

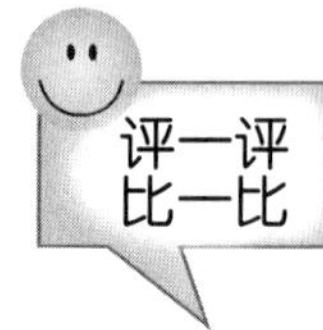

按表 4-6 的要求对本组学习成果进行评价。

表 4-6 卧床病人更换床单情境学习成果评价表

（评价标准：A 为 90～100 分，B 为 80～89 分，C 为 70～79 分，D 为 70 分以下）

人员 评价标准 项目	小组自评				小组间互评				教师评价			
	A	B	C	D	A	B	C	D	A	B	C	D
评估完整												
用物准备齐全												
沟通恰当												
流程合理、规范												
关爱病人												
病人满意												
改进和建议												

六、目标检测

A1 题型

1. 晨间护理时为病人做背部按摩，采用的乙醇浓度是（ ）。
   A. 25%　　B. 35%
   C. 50%　　D. 75%
   E. 95%
2. 以下哪项不是晨间护理的内容？（ ）
   A. 协助病人排尿、排便　　B. 协助病人进行口腔护理、洗脸
   C. 为病人整理床铺　　D. 给病人用热水泡脚，为女病人清洗会阴
   E. 与病人沟通，做好心理护理

情境五　置管护理

【学习总目标】

1. 能叙述鼻饲术、导尿术、灌肠术的操作步骤。

2. 能够解释鼻饲术、导尿术、灌肠术的注意事项。

3. 能运用饮食与营养、排泄的护理知识，在教师指导下规范、安全地完成置管技术操作。

4. 能根据案例正确准备操作用物，工作中对患者及其家属进行有效沟通和指导。

【获取专业信息的渠道】

1. 《护理学基础》（教材）。

2. 卫生部《常用临床护理技术服务规范》（文件）。

3. 广西卫生厅《55项临床护理技术操作标准》（文件）。

4. 广西卫生厅《55项临床护理技术操作标准》（光盘）。

5. 图书馆及网络资料。

6. 其他相关学习材料。

任务一　鼻饲术

一、学习目标

1. 能说出鼻饲术的操作流程。

2. 能叙述鼻饲术的注意事项。

3. 能在教师指导下完成鼻饲术的操作。

4. 会处理鼻饲术过程中的病人反应。

5. 能运用人际沟通技巧，正确、有效地指导患者。

二、任务描述

詹女士，50岁，中学教师。平素无其他不适，1个月前发现舌尖有一肿块，经检查，诊断为舌癌，后行手术切除。术后，T37.2℃，P80次/分，R16次/分，伤口无渗血、渗液，遵医嘱给予鼻饲流质饮食。请按护理程序实施鼻饲并给予针对性指导。

要求：（1）患者/家属能够知晓护士告知的事项，对服务满意。

（2）操作过程规范、准确，动作轻巧，且患者配合。

（3）确保胃管于胃内，固定稳妥。

三、学习准备

阅读《护理学基础》教材中"饮食护理——鼻饲法"的内容，并回答以下问题。

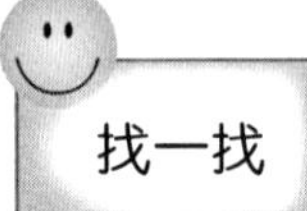

1. 鼻饲术可以应用于哪些病人？

2. 鼻饲液温度及每次注入量是多少？

3. 鼻饲术患者的护理措施有哪些？

4. 鼻饲术需要准备哪些用物？

5. 鼻饲术患者应选取什么体位？

6. 标记胃管长度的两种方法是什么？

7. 检查胃管在胃内的三种方法是什么？

8. 鼻饲过程中应观察病人的哪些情况？

9. 如何记录鼻饲结果？

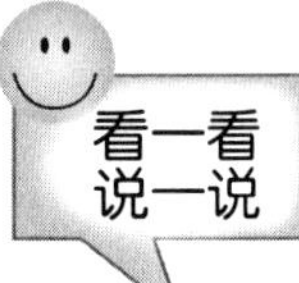

观看"鼻饲术"操作视频。

10. 小组讨论：请找出视频与课本的操作程序有哪些不同。

11. 写出鼻饲术的操作程序。

12. 如何提高为昏迷患者插管的成功率？

四、情境演练

1. 请结合任务中的案例，以角色扮演的方式尝试练习，并回答以下问题。

(1) 需要准备哪些用物？

(2) 有哪些操作步骤？

（3）如何指导病人及其家属？

知识拓展

2. 模拟练习。

张先生，52岁，初中文化，工人，平素自感健康，3天前因脑卒中急诊入院。病人呈浅昏迷状态，遵医嘱为患者鼻饲，请规范操作并给予相关指导。

要求：（1）用物准备正确。

（2）患者/家属能够知晓护士告知的事项，对服务满意。

（3）操作过程规范、准确。

3. 想一想。

（1）取什么体位插管？

（2）请叙述灌注鼻饲前后均需注入少量温开水的理由。

（3）如何进行胃肠减压术？

（4）如何进行洗胃术？

五、学习效果评价

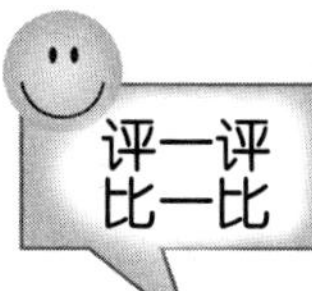

按表5－1的要求对本组的学习成果进行评价。

表5－1　鼻饲术情境学习成果评价表

（评价标准：A为90～100分，B为80～89分，C为70～79分，D为70分以下）

评价方式 / 达标等级 / 项目	小组自评				小组间互评				教师评价			
	A	B	C	D	A	B	C	D	A	B	C	D
流程合理、规范												
表格填写正确												
介绍完整												
健康指导有效												
沟通恰当												
关爱病人												
团队协作												
病人满意												
改进和建议												

超链接：问题探究

一、鼻饲术

1. 准备。

护士准备：衣帽整洁，洗手，戴口罩，核对医嘱。

评估：询问患者身体状况，了解既往有无插管经历与鼻腔情况。

病人准备：让患者及其家属知晓鼻饲的目的及安全性。

用物准备：在清洁的治疗盘内放置鼻饲包 1 只，石蜡油、棉签、胶布、夹子、别针、听诊器、适量开水（38～40 ℃）、鼻饲饮料（38～40 ℃）。

环境准备：安静、整洁、光线充足；调节室温，酌情关闭门窗，遮挡患者。

2. 操作步骤。

准备→核对解释→安置体位→清洁鼻腔→检查测量→润滑胃管→插管灌液→拔管去痕→整理记录。

3. 操作重点。

（1）体位：取半坐卧位、坐位或仰卧位。

（2）插管长度的测量方法有两种：①从发际到剑突的距离；②从鼻尖至耳垂再到剑突的距离。成人插入胃内的长度为 45～55 cm。

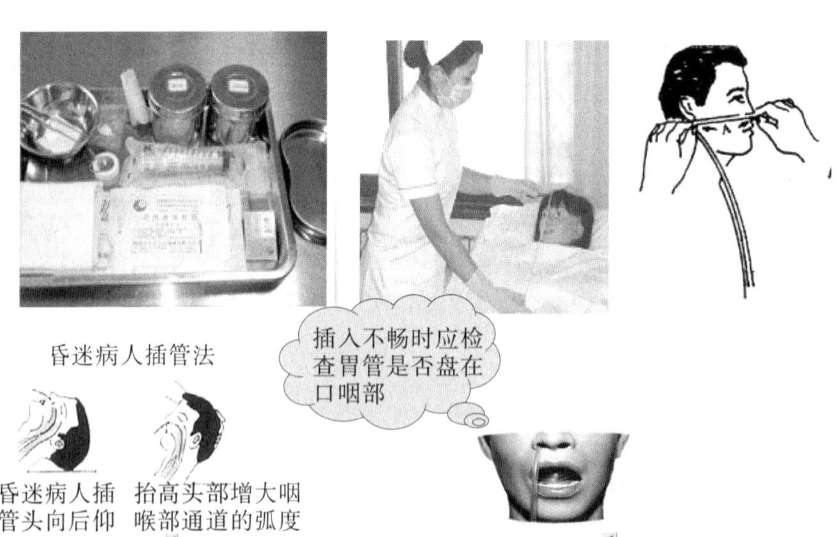

（3）证实胃管在胃内的三种方法。

①将胃管末端接无菌注射器回抽，可抽出胃液。

②将导管末端放入盛有水的碗中，无气泡溢出。如有大量气泡，证明导管已误入气管。

③将听诊器放在病人胃部，用无菌注射器迅速注入 10 ml 空气，听到有气过水声。

（4）灌注食物及药物的方法：先注入少量温开水，再缓慢注入流质食物或药物，注入后，再注入适量温开水冲洗胃管，以避免食物存积管腔中变质，造成胃肠炎或堵塞管腔。

（5）记录内容：插管时间、患者反应、鼻饲液种类及量。

4. 注意事项。

（1）插入胃管会给病人带来很大的心理压力，因此插管前应进行有效的沟通，取得病人及其家属的理解，使其愿意合作。

（2）插管时，动作应轻、稳，当胃管通过食管的三个狭窄处，即环状软骨水平处、平气管分叉处、食管通过膈肌处时，更应轻、慢，以免损伤食管黏膜。

（3）插管后，必须先证实胃管在胃内，方可灌注食物。

（4）通过鼻饲管给药时，应先将药片研碎、溶解后再灌入。

（5）鼻饲量每次不应超过 200 ml，间隔时间不少于 2 h。

（6）鼻饲前了解上一次鼻饲的时间、进食量；注意有无胃潴留，胃内容物超过150 ml时，应当通知医师减量或者暂停鼻饲。

（7）鼻饲前后用温开水 20 ml 冲洗管道，防止管道堵塞。

（8）缓慢灌注鼻饲液，温度为 38～40 ℃。鼻饲混合流食，应当间接加温，以免蛋白质凝固。

（9）长期鼻饲的病人，应每日进行口腔护理，胃管每周更换。方法是晚上最后一次鼻饲后拔出胃管，翌晨再由另一侧鼻孔插入。

（10）凡是上消化道出血，食管静脉曲张或梗阻，以及鼻腔、食管手术后的病人均禁用鼻饲法。

5. 鼻饲术中出现的问题及对策。

病人出现恶心，应暂停插管，嘱病人做深呼吸或吞咽动作；如插入不畅时，应检查口腔，观察胃管是否盘在口中；如出现呛咳、呼吸困难、发绀等现象，表示误入气管，应立即拔出，休息片刻后，再重新插入胃管。

昏迷的病人，由于吞咽和咳嗽反射消失，不能合作，为提高插管成功率，应注意：在插管前，协助病人去枕，将头后仰；当胃管插至 14～16 cm 时，用左手将病人头部托起，使下颌尽量靠近胸骨柄，可增大咽喉部通道的弧度，便于胃管沿后壁滑行，以插至需要的长度。

二、医院饮食

为适应不同病情的需要，医院饮食基本上可分为三大类，即基本饮食、治疗饮食和试验饮食。

1. 基本饮食。

有普通饮食、软质饮食、半流质饮食和流质饮食四种。

表　基本饮食

类别	适用范围	饮食原则	用法
普通饮食	病情较轻或处于疾病恢复期，消化功能正常，无须饮食限制者	营养均衡，色、香、味、美齐全，易消化，无刺激性的食物；与健康人饮食相似	每日三餐，主副食合理搭配。总热量为 9.20～10.88 MJ/d（2 200～2 600 kcal/d），蛋白质 70～90 g/d

续表

类别	适用范围	饮食原则	用法
软质饮食	消化吸收功能差，低热、咀嚼不便者，老人、幼儿及术后恢复期患者	营养均衡，食物软烂，易咀嚼、易消化，无刺激性，如软饭，面条，切碎、煮熟的菜、肉等	每日3～4餐，总热能为9.20～10.04 MJ/d（2 200～2 400 kcal/d），蛋白质60～80 g/d
半流质饮食	发热、体弱、口腔及消化道疾患、咀嚼不便及手术后的患者	少食多餐，无刺激性，易于咀嚼、吞咽和消化，纤维少，营养丰富。食物呈半流质状，如粥、面条、蒸鸡蛋、馄饨、肉末、豆腐、菜末等	每日进餐5～6次，总热能为6.28～8.37 MJ/d（1 500～2 000 kcal/d），蛋白质为50～70 g/d
流质饮食	高热、口腔疾患、大手术后、急性消化道疾患、重危或全身衰竭等患者	食物呈液体状，易吞咽、易消化，如乳类、豆浆、米汤、稀藕粉、肉汁、菜汁、果汁等。因所含热量和营养素不足，故只能短期使用	每日6～7餐，每次200～300 ml，每2～3小时一次，总热能为3.5～5.0 MJ/d（836～1 195 kcal/d），蛋白质为40～50 g/d

2. 治疗饮食。

治疗饮食是在基本饮食的基础上，为适应病情的需要，增加或减少某种营养素，以达到疾病康复的过程。

表　治疗饮食

饮食种类	适用范围	饮食原则及用法
高热能饮食	用于热能消耗较高的患者，如甲状腺功能亢进、结核病、大面积烧伤、肝炎、胆道疾患等，以及产妇	在基本饮食的基础上每日加餐2次，可进食牛奶、豆浆、鸡蛋、藕粉、蛋糕、甜食等，总热能约为12.55 MJ/d（3 000 kcal/d）
高蛋白饮食	高消耗性疾病，如烧伤、结核、恶性肿瘤；贫血、甲亢、肾病综合征、低蛋白血症；孕妇、乳母	在基本饮食的基础上增加含蛋白质丰富的食物，如肉类、鱼类、蛋类、乳类、豆类等。蛋白质供应量为每日每千克体重1.5～2 g，但每天总量不超过120 g，总热量为10.46～12.55 MJ/d（2 500～3 000 kcal/d）
低蛋白饮食	限制蛋白质摄入者，如急性肾炎、尿毒症、肝性昏迷等患者	成人饮食中蛋白质不超过40 g/d。肾功能不全者应摄入动物性蛋白质，忌用豆制品；肝昏迷者应以植物性蛋白为主。多食用蔬菜和含糖高的食物，以补充热量
低脂肪饮食	肝胆胰疾患、高脂血症、动脉硬化、冠心病、肥胖及腹泻等患者	禁食肥肉、蛋黄，少用油。高脂血症及动脉硬化患者不必限制植物油（椰子油除外），每日脂肪量＜50 g；肝胆胰患者不超过40 g，尤其要限制动物脂肪的摄入

续表

饮食种类	适用范围	饮食原则及用法
低胆固醇饮食	高胆固醇血症、动脉硬化、高血压、冠心病等患者	胆固醇摄入量<300 mg/d，禁食或少食含胆固醇高的食物，如动物内脏和脑、鱼子、蛋黄、肥肉和动物油等
低盐饮食	心脏病（心衰）、肾脏病（急性、慢性肾炎）、肝硬化（有腹水）、重度高血压但水肿较轻等患者	每日食盐量不超过 2 g，但不包括食物内自然存在的氯化钠。禁食腌制食品，如咸菜、皮蛋、火腿、香肠、咸肉等
无盐低钠饮食	同上述适用范围，但水肿较重患者	无盐饮食：除食物内自然含钠量外，烹调时不用食盐，食物中含钠量<0.7 g/d。 低钠饮食：除无盐外，还须控制摄入食物中自然存在的钠量（控制在 0.5 g/d 以下）。 二者均禁食腌制食品，还应禁食含钠食物和药物，如含碱食品（油条、挂面）、汽水（含碳酸氢钠）和碳酸氢钠药物等
高膳食纤维饮食	便秘、肥胖症、高脂血症、糖尿病等患者	选择含膳食纤维多的食物，如韭菜、芹菜、卷心菜、粗粮、豆类等
少渣饮食	伤寒、肠炎、腹泻、食管胃底静脉曲张及咽喉部、消化道手术的患者	少食含膳食纤维多的食物，不食用刺激性强的调味品及坚硬带碎骨、鱼刺的食物，可食用蛋类、嫩豆腐等

3. 试验饮食。

试验饮食又称诊断饮食，是指在特定时间内，通过对饮食内容的调整以协助对疾病的诊断和提高试验检查结果的正确性。

表　试验饮食

饮食种类	适用范围	饮食原则
隐血试验饮食	用于大便隐血试验的准备，以协助诊断有无消化道出血	试验期 3 天，试验期间禁止食用易造成隐血试验假阳性的食物，如肉类、动物血、绿色蔬菜、含铁药物。进食牛奶、豆制品、土豆、白菜、米饭、面条、馒头等
胆囊造影饮食	用于行胆囊造影检查的患者	造影前 1 日：中餐进食高脂肪食物，以刺激胆囊收缩排空，以利造影剂进入；晚餐进食无脂肪、低蛋白、高碳水化合物饮食；晚餐后禁食、禁水、禁烟，并服造影剂。 造影当日：禁食早餐；第一次 X 线摄片，胆囊显影后，进食高脂肪餐 50 g（2 个油煎荷包蛋或巧克力）；半小时后第二次 X 线摄片，观察胆囊收缩情况

续表

饮食种类	适用范围	饮食原则
忌碘饮食	做甲状腺131I测定，用于协助诊断甲状腺功能	试验期为2周，试验期间禁食含碘食物，如海带、海蜇、紫菜、海鱼、虾、加碘食盐等。禁用碘酊做局部消毒

三、病人一般饮食护理

1. 进食前的护理。

（1）安排良好的进食环境。

（2）促进患者生理与心理上的舒适。

（3）做好饮食与营养的健康教育。

2. 进食时的护理。

（1）及时分发食物。

（2）鼓励并协助进食。

（3）及时处理病人进食过程中的特殊问题。

3. 进食后的护理。

（1）及时撤去餐具，清理食物残渣，整理床单位。

（2）协助患者洗手、漱口，必要时做口腔护理，扶助患者躺卧舒适。

（3）根据需要做好记录，如进食的时间、量、食物内容、食欲情况、进食后反应等，以评价患者的饮食是否满足营养需要。

四、要素饮食

（一）目的

临床上主要用于营养治疗。

（二）使用方法

要素饮食可经口服、鼻饲、胃或空肠造瘘管滴入等方式摄入。口服时，因口味欠佳，患者常不易耐受，故可加入适量调味剂，如果汁、菜水、肉汤等，开始时的浓度不宜过高，量也不宜太大，温度在37 ℃左右。常用的是经鼻饲或胃、空肠造瘘滴注。此方式一般有以下三种投给方法。

1. 分次注入。将配制好的要素饮食或现成制品用注射器通过鼻胃管注入，每日4～6次，每次250～400 ml。这种方法的优点是操作方便，费用低廉；缺点是较易引起恶心、呕吐、腹胀、腹泻等消化道症状。

2. 间歇滴注。将配制好的要素饮食或现成制品放入输液吊瓶内，经输注管缓慢注入，每日4～6次，每次400～500 ml，每次输注持续时间约为30～60 min。此法反应少，多数患者能耐受。

3. 连续滴注。装置与间歇滴注同，在12～24 h内持续滴入，或用输液泵恒定滴速，多用于经空肠造瘘喂养的危重患者。

（三）注意事项

1. 根据患者的具体病情，配制合适的要素饮食浓度和剂量。一般原则是由低、少、慢开始，逐步增加，待患者耐受后，再稳定配餐标准、用量和速度。

2. 配制要素饮食，应严格执行无菌操作，所有配制用具均需消毒灭菌。配制好的溶液应放在 4 ℃的冰箱中保存，并在 24 h 内用完，防止放置时间过长，被细菌污染而变质。

3. 要素饮食的口服温度一般为 37 ℃，鼻饲、经造瘘口注入的温度为 41～42 ℃。

4. 要素饮食滴注前后应用温开水冲净管腔，以防食物积滞在管腔中而腐败变质。

5. 滴注过程中应经常巡视观察患者，如出现恶心、呕吐、腹胀、腹泻等症状，应及时查明原因并作相应处理。

6. 停用要素饮食须逐渐减量，防止骤停引起低血糖反应。

7. 进行要素饮食期间，要密切观察患者的病情变化及疗效，并做详细记录。

五、出入量记录

1. 内容和要求。

（1）入量。记录单位为毫升（ml），项目包括使用静脉输注的各种药物、口服的各种食物和饮料以及经鼻胃管、肠管输注的营养液等。

每日进水量，包括每次饮水量、食物中含水量、输液量、输血量等。

（2）出量。单位为毫升（ml），项目包括尿、粪便、呕吐物、引流物等，需要时应写明颜色、性状。

（3）眉栏项目要填全，如姓名、床号、住院号、日期与时间。

（4）一切摄入量和排出量要随时准确记录。为了准确记录口服液体量，可把量杯或测过容量的容器固定使用，以便于记录。凡固体食物应记录其单位数目，如馒头 2 个，饼干 4 块等，通过查表记录含水量。对尿失禁的病人，应给予接尿措施或留置导尿管以求得准确数。

2. 记录方法。

（1）按护理文件书写要求填写相关记录单的内容。

（2）夜班护士按规定总结 24 h 的总出入液量，在记录的最后一项画一红线写明总量，并将数字填写于体温单的出入量栏内。

六、目标检测

A1/A2 题型

1. 成人鼻饲喂食时，胃管插入的深度为（　　）。

A. 30～35 cm　　B. 35～40 cm

C. 45～50 cm　　D. 50～55 cm

E. 55～60 cm

2. 在鼻饲插管时，如病人出现呛咳、呼吸困难等情况，应采取的措施是（　　）。

A. 嘱病人深呼吸　　B. 嘱病人做吞咽动作

C. 托起病人头部再插　　D. 停止操作，取消鼻饲

E. 拔出管子休息片刻再重新插管

3. 为昏迷病人插胃管至 15 cm 处时要托起病人头部，目的是（　　）。

A. 加大病人咽喉部通道的弧度　　B. 减轻病人痛苦

C. 避免损伤食道黏膜　　D. 避免出现恶心

E. 使病人喉部肌肉放松

4. 插胃管时，患者出现呛咳、紫绀应（　　）。

A. 嘱患者深呼吸　　B. 嘱患者做吞咽动作

C. 立即拔出胃管重插　　D. 托起患者头部再插管

E. 稍停片刻继续插管

5. 丁某，男，40 岁，患贲门癌需手术治疗。术前行胃肠减压，术后需鼻饲供给营养。插管过程中，下列操作中不妥的是（　　）。

A. 将患者半坐位　　B. 测量插入长度为前发际至剑突

C. 插至 10～15 cm 处嘱患者做吞咽动作　　D. 用注射器抽出胃液，证明胃管有胃内

E. 插入过程中出现恶心、呕吐，应立即将管拔出

6. 下列鼻饲饮食操作中，不正确的是（　　）。

A. 鼻饲液的温度为 38～40 ℃　　B. 间隔时间不少于 2 h

C. 每次鼻饲量为 200 ml　　D. 灌入速度避免过快

E. 注盐水 20 ml 听有无气过水声

7. 下列鼻饲术中拔除胃管的操作中，不正确的是（　　）。

A. 向病人解释　　B. 将胃管末端夹紧于弯盘内

C. 待病人吸气时拔管　　D. 胃管至咽喉处时快速拔出

E. 整理病人及用物

8. 鼻饲间隔时间应大于（　　）。

A. 1/2 h　　B. 1 h　　C. 2 h

D. 3 h　　E. 2.5 h

任务二　女性患者导尿术

一、学习目标

1. 能说出女性患者导尿术的操作流程。

2. 能叙述女性患者导尿术的注意事项。

3. 能在教师指导下完成女性患者导尿术的操作。

4. 会处理女性患者在导尿术过程中的反应。

5. 能运用人际沟通技巧，正确、有效地指导患者。

二、任务描述

陈女士，43 岁，因车祸造成脊椎 C_1、C_2 半脱位，做牵引治疗，效果不佳，尚未手

术。病人目前尿潴留，小便困难，尿潴留量为 120～130 ml，病人焦虑不安，经热敷、按摩等方法未能解除。医嘱：导尿，立即！

要求：(1) 用物准备正确。

(2) 患者/家属能够知晓护士告知的事项，对服务满意。

(3) 操作过程规范、安全，未给患者造成不必要的损伤。

(4) 尿管与尿袋连接紧密，引流通畅，固定稳妥。

三、学习准备

阅读《护理学基础》教材中“排尿护理——女病人导尿术”的内容，并回答以下问题。

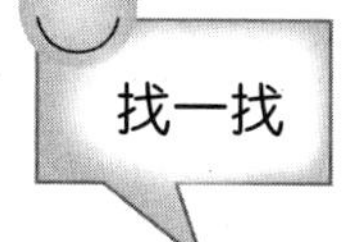

1. 女性患者导尿术可以应用于哪些病人？

2. 留置导尿管的目的是什么？

3. 尿潴留患者的护理措施有哪些？

4. 女性患者导尿术需要准备哪些用物？

5. 进行女性患者导尿术时患者应选取什么体位？

6. 操作时对导尿管的插入深度有什么要求？

7. 为什么膀胱高度膨胀，病人又极度衰弱时，第一次放尿不应超过 1 000 ml？

8. 留置导尿管的病人应如何防止尿路逆行感染？

9. 导尿过程中应观察病人的哪些情况？

10. 如何记录导尿结果？

观看“女性患者导尿术”操作视频（广西卫生厅《55 项临床护理技术操作标准》光盘）。

11. 讨论：请找出视频与课本的操作程序有哪些不同。

12. 请写出女性患者导尿术的操作程序。

13. 常见的操作错误有找不准尿道口，插入深度过深，不注意固定导尿管。如何避免这些错误？

14. 你认为哪些步骤或方法可以改进？请说明理由。

四、情境演练

1. 请结合案例，以角色扮演的方式尝试练习，并回答以下问题。

（1）需要准备哪些用物？

（2）有哪些操作步骤？

（3）如何指导病人？

2. 如何进行女性患者导尿术？

3. 如何进行膀胱冲洗术？

五、学习效果评价

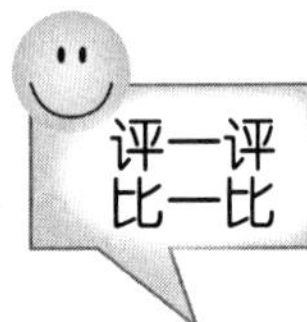

按表 5－2 的要求对本组的学习成果进行评价。

表 5－2　女性患者导尿术情境学习成果评价表

（评价标准：A 为 90～100 分，B 为 80～89 分，C 为 70～79 分，D 为 70 分以下）

评价方式 / 达标等级 / 项目	小组自评				小组间互评				教师评价			
	A	B	C	D	A	B	C	D	A	B	C	D
流程合理、规范												
表格填写正确												
介绍完整												
健康指导有效												
沟通恰当												
关爱病人												
团队协作												
病人满意												
改进和建议												

超链接：问题探究

一、女性患者导尿术

1. 准备。

(1) 护士准备。衣帽整洁，洗手，戴口罩。

(2) 核对医嘱。

(3) 评估。询问、了解患者的身体状况、膀胱充盈度及局部皮肤情况。

(4) 病人准备。患者和家属知晓导尿的目的及安全性。

(5) 用物准备。在清洁的治疗盘内放置一次性的导尿包、无菌持物钳、一次性中单、0.1%新洁尔灭溶液、手消毒液，以及清洁弯盘和盛污物容器。

(6) 环境准备。清洁，调节室温，酌情关闭门窗，遮挡患者。

2. 操作步骤。

准备→核对和解释→安置体位→首次消毒→开包铺巾→再次消毒→插导尿管→拔导尿管→整理记录。

3. 操作重点。

(1) 体位。屈膝仰卧位，两腿略外展，露出外阴。

(2) 插入深度。插入 4～6 cm，见尿液流出后再插入约 1 cm。

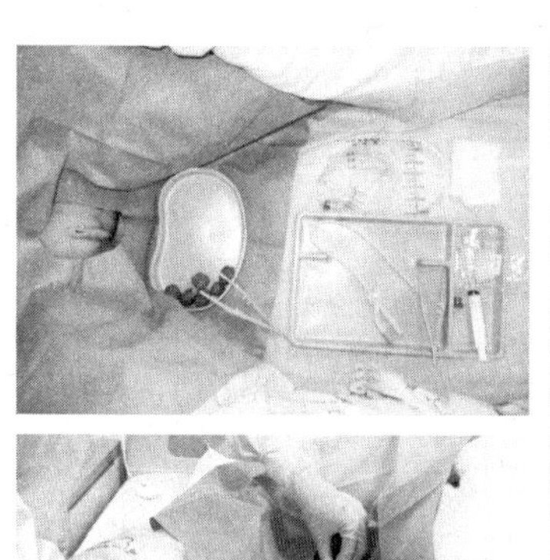
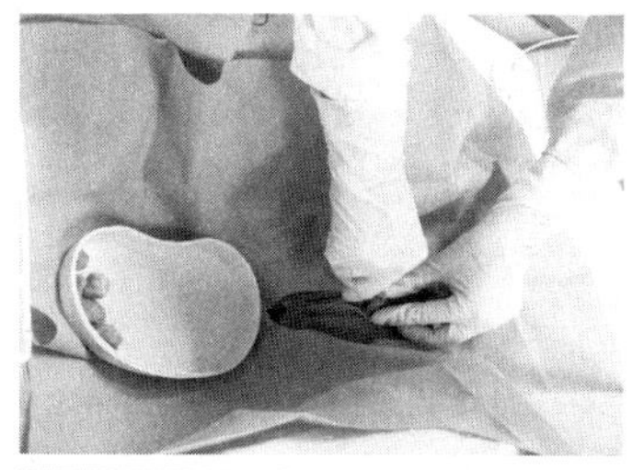
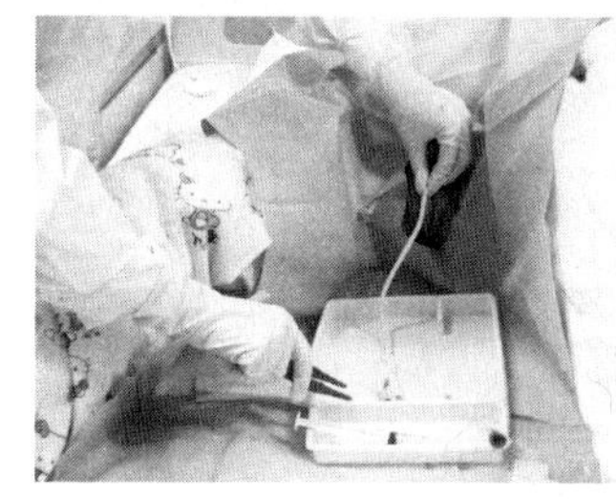
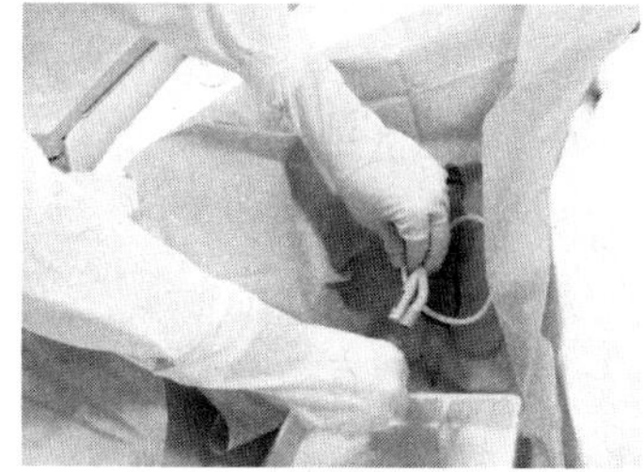

(3) 消毒顺序。

初步消毒：阴阜→大阴唇→小阴唇→尿道口。

再次消毒：尿道口→小阴唇→尿道口。

留取标本：留取中段尿 5 ml，观察尿液，盖好瓶盖。

记录内容：导尿时间、引流量、尿液性状和患者反应。

4. 注意事项。

(1) 遵循查对制度，用物必须严格消毒灭菌，并按无菌操作进行，以防感染。

(2) 选择光滑和粗细适宜的导尿管，插管动作应轻、慢，以免损伤尿道黏膜。

(3) 患者留置尿管期间，尿管要定时夹闭。

（4）若患者膀胱高度膨胀，又极度虚弱时，第一次放尿不应超过 1 000 ml。因大量放尿，可导致腹腔内压力突然降低，大量血液滞留于腹腔血管内，引起血压突然下降，产生虚脱。此外，膀胱突然减压，可引起膀胱黏膜急剧充血，发生血尿。

（5）尿管拔除后，注意观察患者有无排尿的异常症状。

5. 导尿术中出现的问题及对策。

（1）导尿管如误入阴道，应更换导尿管后重新插入。

（2）指导患者在留置尿管期间保证充足液体入量，预防发生结晶和感染。

二、排尿的评估

1. 量和次数的异常。

（1）多尿。24 小时内尿量经常超过 2 500 ml 者称为多尿。如糖尿病患者，由于血糖浓度超过肾糖阈，大量葡萄糖从肾脏排出，因渗透压的作用，大量水分随尿排出，引起多尿，24 小时内尿量可达 2 500～6 000 ml；尿崩症患者，由于垂体后叶抗利尿激素分泌不足，使肾小管重吸收发生障碍，也表现多尿。

（2）少尿。24 小时内尿量少于 400 ml 者为少尿。见于心脏、肾脏疾病者，由于体内钠、水潴留，形成水肿，故尿量减少。

（3）无尿。24 小时内尿量少于 100 ml 或 12 h 内无尿，称为无尿或尿闭。见于肾炎晚期、急性肾功能衰竭的无尿期，由于肾脏严重、广泛性病变所致的泌尿功能丧失，故出现无尿现象。

（4）膀胱刺激症。表现为每次尿量少，且伴有尿频、尿急、尿痛及排尿不尽等症状。常见于膀胱炎患者。

2. 性质的异常。

（1）颜色异常。泌尿系统结石、急性肾炎等患者可出现红色尿液——红尿，传染性肝炎、黄疸病人可出现黄褐色——胆红素尿，丝虫病病人可出现乳白色尿液——乳糜尿，酱油色或浓茶色——血红蛋白尿等。

（2）比重异常。通过尿比重的测量，可以了解肾脏的浓缩功能。比重增高多见于急性肾小球肾炎、心功能不全等，比重降低常见于尿崩症、肾功能不全等。

（3）透明度异常。尿中有脓细胞、红细胞、大量上皮细胞、黏液、管型等，可致尿液混浊。

（4）气味异常。新鲜尿有氨臭味，提示疑有泌尿道感染；糖尿病伴酸中毒时，尿液有烂苹果味，因尿中含有丙酮；有机磷农药中毒者，尿液有大蒜臭味。

三、排尿异常的护理

1. 尿潴留。尿液存留在膀胱内不能排出者称为尿潴留。当尿潴留时，膀胱容积可增至 3 000～4 000 ml，膀胱高度膨胀至脐部，下腹部膨隆、疼痛及有压痛，排尿困难。见于尿道或膀胱颈部阻塞，如前列腺肥大、肿瘤；排尿神经反射障碍，如膀胱肌肉麻痹，直肠或盆腔内手术后等；以及由某些心理方面因素所引起。患者十分痛苦，应针对病因，实施有效的处理。如属机械性梗阻，应给予对症处理；如属非机械性梗阻，可采用以下护理措施。

（1）安慰病人，消除焦虑和紧张情绪。

（2）取适当体位，病情许可应协助病人以习惯姿势排尿，如扶病人坐起或抬高上身。

（3）按摩、热敷下腹部，以便解除肌肉紧张，促进排尿。

（4）利用条件反射，诱导排尿，如听流水声或用温水冲洗会阴。

（5）采用针灸治疗，针刺中极、曲骨、三阴交穴。

（6）对某些手术前或须绝对卧床休息的病人，应训练其在床上排尿，避免术后不习惯卧床排尿造成尿潴留而增加痛苦。

（7）经上述处理无效时，可采用导尿术或耻骨上膀胱穿刺术。

2. 尿失禁。膀胱内尿液不受意识控制而随时流出者称为尿失禁。可分为真性尿失禁（尿道括约肌损伤或神经功能失常）、充盈性尿失禁（膀胱内积有大量尿液，当膀胱压力超过尿道阻力时出现）、应力性尿失禁（见于经产妇，当咳嗽、喷嚏、提举重物等造成腹内压力增时出现）。应根据病情不同，采取相应的护理措施。

（1）做好心理护理，待病人热情，提供必要的帮助，消除病人羞涩、焦虑、自卑等情绪。

（2）保持病人会阴部清洁、干燥，做好皮肤护理。应用接尿装置时，女病人可用女式尿壶紧贴外阴接取尿液，男病人可用阴茎套连接集尿袋接取尿液，但此法不宜长期使用。

（3）指导病人进行收缩和放松会阴部肌肉的锻炼，加强尿道括约肌的作用，恢复控制排尿功能。每2～3小时送一次便器以训练有意识的排尿。

（4）排尿时采取正确体位，指导病人自己用手轻按膀胱，并向尿道方向压迫，将尿液排空。

（5）对夜间尿频者，晚餐后可适当限制饮水量。

（6）长期尿失禁病人，必要时可留置导尿管。

六、目标检测

A1/A2 题型

1. 导尿的目的是（　　）。

A. 测定残余尿量　　B. 进行尿道造影

C. 留取无菌尿标本　　D. 进行膀胱腔内化疗

E. 为尿潴留患者放出尿液

2. 行导尿术时，润滑导尿管用的是（　　）。

A. 碘伏　　B. 无菌凡士林

C. 无菌蒸馏水　　D. 无菌生理盐水

E. 无菌液状石蜡

3. 为成年女性行一次性导尿时，导尿管插入长度是（　　）。

A. 4～6 cm　　B. 7～10 cm

C. 10～15 cm　　D. 15～18 cm

E. 18～22 cm

4. 为女患者行留置导尿时，应在见尿后再将导尿管插入（　　）。
A. 1～2 cm　　B. 3～4 cm
C. 4～6 cm　　D. 5～7 cm
E. 7～10 cm

5. 为女患者行导尿术时，下列操作不当的是（　　）。
A. 戴好无菌手套，铺孔巾　　B. 用碘伏棉球润滑尿管前端
C. 导尿管误入阴道应更换导尿管后重插　　D. 用物污染后立即用酒精棉球擦拭
E. 留取中段尿液 5 ml 进行细菌培养

6. 尿潴留患者首次导尿放出尿量不应超过（　　）。
A. 500 ml　　B. 800 ml
C. 1 000 ml　　D. 1 500 ml
E. 2 000 ml

7. 下列哪种病人排尿时可有尿痛、尿急、尿频?（　　）
A. 肾炎　　B. 膀胱炎
C. 尿失禁　　D. 糖尿病
E. 尿潴留

8. 尿失禁易发生褥疮的原因是（　　）。
A. 全身营养不良　　B. 血液循环障碍
C. 尿液刺激皮肤　　D. 床单有皱褶
E. 翻身不及时

9. 胆红素尿的颜色是（　　）。
A. 脓白色　　B. 黄褐色
C. 红棕色　　D. 乳白色
E. 淡黄色

10. 糖尿病患者多尿的主要原因是（　　）。
A. 肾小管吸收障碍　　B. 原尿渗透压高
C. 饮水过多　　D. 抗利尿激素分泌不足
E. 醛固酮分泌减少

11. 哪种病症患者尿液有烂苹果味?（　　）
A. 糖尿病　　B. 膀胱炎
C. 肝硬化　　D. 尿毒症
E. 尿潴留

12. 少尿是指每小时排尿量少于（　　）。
A. 17 ml　　B. 18 ml
C. 19 ml　　D. 20 ml
E. 21 ml

13. 少尿是指 24 小时内排尿量少于（　　）。

A. 600 ml　　B. 400 ml
C. 200 ml　　D. 100 ml
E. 50 ml

14. 多尿是指24小时内尿量超过（　　）。
A. 2 000 ml　　B. 1 800 ml
C. 1 600 ml　　D. 1 500 ml
E. 2 500 ml

15. 无尿是指24小时内尿量少于（　　）。
A. 80 ml　　B. 100 ml
C. 70 ml　　D. 50 ml
E. 17 ml

16. 下列关于尿失禁的说法中，正确的是（　　）。
A. 咳嗽或大笑时出现不自觉排尿属于完全性尿失禁
B. 当膀胱压力减轻时排尿即停止而膀胱仍呈涨满状态称为完全性尿失禁
C. 出现持续滴尿使膀胱完全排空的现象属于相对性尿失禁
D. 尿失禁的原因是括约肌的控制受干扰
E. 当尿液不断积聚使膀胱受到一定压力即排出少量尿液属于应力性尿失禁

17. 正常尿比重为（　　）。
A. 1.001～1.002　　B. 1.022～1.030
C. 1.015～1.025　　D. 1.030～1.035
E. 1.040～1.060

任务三　男性患者导尿术

一、学习目标

1. 能说出男性患者导尿术的操作流程。
2. 能叙述男性患者导尿术的注意事项。
3. 能在教师指导下完成男性患者导尿术的操作。
4. 会处理男性患者在导尿过程中的反应。
5. 能运用人际沟通技巧，正确、有效地指导患者。

二、任务描述

李先生，39岁，行阑尾切除术后9小时未排尿，患者情绪紧张，烦躁不安，自诉下腹腹痛难忍，有尿意而无法排出。护理体检：患者耻骨联合上膨隆，可触及一囊性包块。护士采取按摩、针刺穴位，让患者听流水声等诱导排尿，但是患者仍然无尿液排出。请问：患者出现了何种情况，其原因有哪些？应采取哪种护理措施解决患者目前的状况？

要求：（1）患者/家属能够知晓护士告知的事项，对服务满意。
（2）操作过程规范、安全，未给患者造成不必要的损伤。

三、学习准备

阅读《护理学基础》教材中“排尿护理——男病人导尿术”的内容，并回答以下问题。

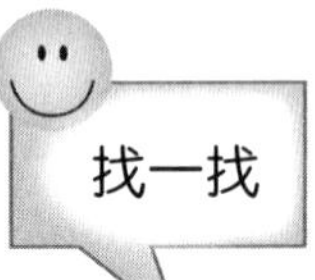

1. 男性患者导尿术可以应用于哪些病人？

2. 男性患者导尿术需要准备哪些用物？

3. 进行男性患者导尿术时患者应选取什么体位？

4. 操作时插入深度有什么要求？

5. 如何提高插管率？

6. 导尿过程中应观察病人的哪些情况？

观看“男性患者导尿术”操作视频（广西卫生厅《55项临床护理技术操作标准》光盘）。

7. 讨论：请找出视频与课本的操作程序有哪些不同。

8. 请写出男性患者导尿术的操作程序。

9. 你认为哪些步骤或方法可以改进？请说明理由。

四、情境演练

请结合任务中的案例，以角色扮演的方式尝试练习，并回答问题。

1. 需要准备哪些用物？

2. 有哪些操作步骤？

五、学习效果评价

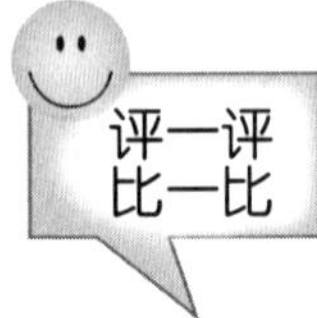

按表5-3的要求对本组的学习成果进行评价。

表5-3　男性患者导尿术情境学习成果评价表

（评价标准：A为90～100分，B为80～89分，C为70～79分，D为70分以下）

评价方式 / 达标等级 / 项目	小组自评				小组间互评				教师评价			
	A	B	C	D	A	B	C	D	A	B	C	D
流程合理、规范												
表格填写正确												
介绍完整												
健康指导有效												
沟通恰当												
关爱病人												
团队协作												
病人满意												
改进和建议												

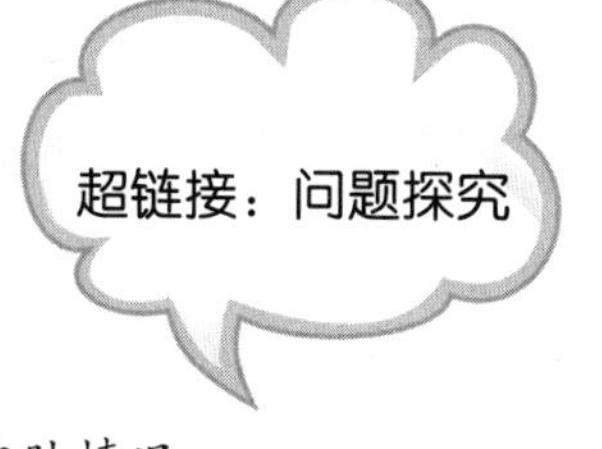

男性患者导尿术

1. 准备。

（1）护士准备。衣帽整洁，洗手，戴口罩。

（2）核对医嘱。

（3）评估。询问、了解患者的身体状况、膀胱充盈度及局部皮肤情况。

（4）病人准备。患者及其家属知晓导尿的目的及安全性。

（5）用物准备。在清洁的治疗盘内放置一次性的导尿包、无菌持物钳、一次性中单、0.1%新洁尔灭溶液、手消毒液、清洁弯盘和盛污物容器。

（6）环境准备。清洁，调节室温，酌情关闭门窗，遮挡患者。

2. 操作步骤。

准备→核对和解释→安置体位→首次消毒→开包铺巾→再次消毒→插导尿管→拔导尿管→整理记录。

3. 操作重点。

（1）体位。仰卧位，两腿平放略分开，暴露会阴部。

（2）插入深度。插入20～22 cm，见尿液流出后再插入约2 cm。

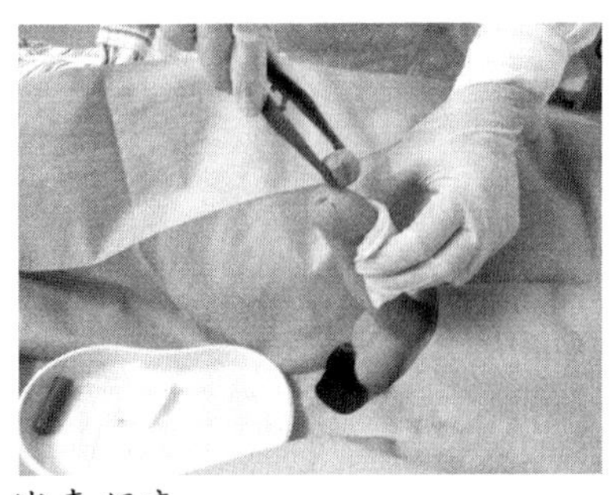

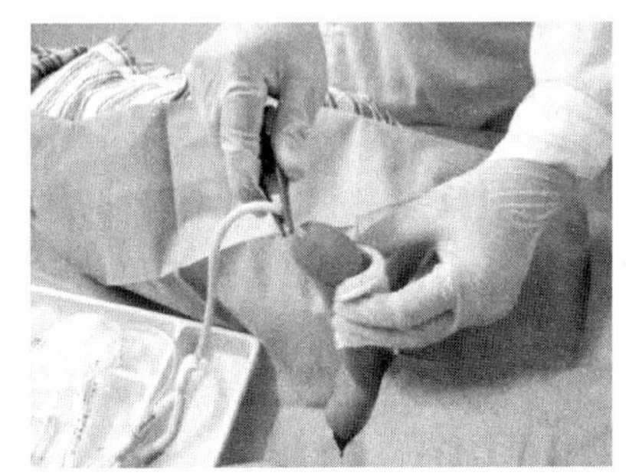

（3）消毒顺序。

初步消毒：阴囊→阴茎→尿道外口→尿道口→龟头→冠状沟。

再次消毒：尿道口→龟头→冠状沟。

留取标本：留取中段尿 5 ml，观察尿液，盖好瓶盖。

记录内容：导尿时间、引流量、尿液性状和患者反应。

4. 注意事项。

插尿管遇有阻力时，特别是尿管经尿道内口、膜部，尿道外口的狭窄部，耻骨联合下方和前下方处的弯曲部时，嘱患者缓慢深呼吸，慢慢插入尿管。

六、目标检测

A1/A2 题型

1. 给男性患者导尿，插入双腔气囊导尿管见尿后再插入（　　）。

   A. 1～2 cm　　B. 3～4 cm　　C. 4～5 cm

   D. 5～6 cm　　E. 7～10 cm

2. 给男患者导尿时，提起阴茎与腹壁成 60°角是为了使（　　）。

   A. 耻骨下弯消失，利于尿管的插入

   B. 耻骨前弯消失，利于尿管的插入

   C. 膀胱颈肌肉松弛，利于尿管的插入

   D. 耻骨前弯扩大，利于尿管的插入

3. 护士小张在为一男性尿毒症患者导尿时出现导尿管插入受阻，应该（　　）。

   A. 拔出导尿管重新插入

   B. 嘱患者忍耐，用力插入

   C. 行局部麻醉后，再插入导尿管

   D. 更换金属导尿管

   E. 稍停片刻，嘱患者深呼吸再缓慢插入

4. 帮助食管癌切除术后留置导尿管的患者锻炼膀胱反射功能，护理措施是（　　）。

   A. 温水冲洗外阴　　B. 每周更换导尿管

   C. 间歇性引流夹管　　D. 定时给患者翻身

   E. 鼓励患者多饮水

5. 刘先生，40 岁，双下肢Ⅲ度烧伤，留置导尿管，下列护理措施错误的是（　　）。

A. 集尿袋需每两天更换一次　　B. 每日定时更换集尿袋

C. 每周更换导尿管一次　　D. 需记录每次倾倒的尿量

E. 集尿袋位置应低于耻骨联合水平

6. 患者王某，男性，45 岁，行胃大部分切除术，手术前行导尿术的目的是（　　）。

A. 测量膀胱容量　　B. 鉴别有无尿闭

C. 排空膀胱，避免术中误伤　　D. 减轻患者痛苦

E. 记录尿量，观察肾功能

患者李某，男性，54 岁，前列腺肥大致尿潴留，遵医嘱行留置导尿术。（第 7、第 8 题共用题干）

7. 导尿管插入尿道深度为（　　）。

A. 4～6 cm　　B. 7～10 cm　　C. 10～15 cm

D. 18～20 cm　　E. 20～22 cm

8. 插尿管时，为使尿道耻骨前弯消失，应提起阴茎与腹壁成（　　）。

A. 15°角　　B. 30°角　　C. 45°角

D. 60°角　　E. 90°角

9. 留置导尿管期间，为防止逆行感染，下列措施中正确的是（　　）。

A. 鼓励患者多饮水　　B. 集尿袋高于耻骨联合水平

C. 每周擦洗尿道口一次　　D. 每天更换一次导尿管

E. 每周更换一次集尿袋

任务四　导尿管留置术

一、学习目标

1. 能说出导尿管留置术的操作流程。
2. 能叙述导尿管留置术的注意事项。
3. 能在教师指导下完成导尿管留置术的操作。
4. 会处理导尿管留置术过程中的病人反应。
5. 能运用人际沟通技巧，正确、有效地指导患者。

二、任务描述

某患者，男，54 岁，公司职员，因反复右上腹部疼痛，并向右下肩胛下区放射来诊，查体：右上腹压痛，Murphy 征阳性，T 为 36.8 ℃，P 为 86 次/分，R 为 20 次/分，BP 为 120/80 mmHg。B 超显示：胆囊肿大，囊壁增厚，胆囊的颈部有结石。入院诊断为慢性结石性胆囊炎，拟在全麻下行胆囊切除术。医嘱：术前导尿并留置导尿管。请规范执行医嘱并给予相关指导。

要求：（1）用物准备正确。

（2）患者/家属能够知晓护士告知的事项，对服务满意。

（3）操作过程规范、安全，未给患者造成不必要的损伤。

（4）尿管与尿袋连接紧密，引流通畅，固定稳妥。

三、学习准备

阅读《护理学基础》教材中“排尿护理——导尿管留置术”的内容，并回答以下问题。

1. 导尿管留置术的目的是什么？

______

2. 留置导尿管的病人应如何防止尿路逆行感染？

______

3. 病人离床活动时如何安置尿管、集尿袋？

______

4. 导尿管留置术的健康指导内容有哪些？

______

5. 如何训练膀胱反射功能？

______

观看“导尿管留置术”操作视频（广西卫生厅《55项临床护理技术操作标准》光盘）。

6. 讨论：请找出视频与课本的操作程序有哪些不同。

______

7. 请写出导尿管留置术的操作程序。

______

8. 你认为哪些步骤或方法可以改进？请说明理由。

______

四、情境演练

1. 请结合任务案例，以角色扮演的方式尝试练习。思考：需要准备哪些用物？

2. 模拟练习。

程大妈，52岁，焰火烧伤2小时急诊入院。入院时脉搏为100次/分，血压为86/60 mmHg，神志清楚，烦躁、四肢湿冷。全身Ⅲ度烧伤，烧伤总面积为50%。入院诊断：重度烧伤；烧伤性休克。现给予抗休克治疗，留置导尿管。请规范进行导尿管留置术。

要求：（1）用物准备正确。

（2）患者/家属能够知晓护士告知的事项，对服务满意。

（3）操作过程规范、安全，未给患者造成不必要的损伤。

（4）尿管与尿袋连接紧密，引流通畅，固定稳妥。

3. 想一想：该导尿管留置术的目的是什么。

五、学习效果评价

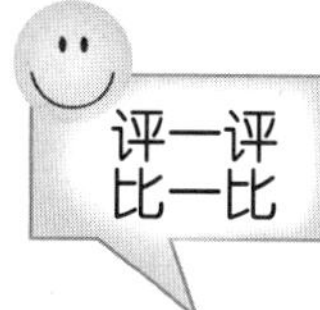

按表 5 - 4 的要求对本组的学习成果进行评价。

表 5 - 4　导尿管留置术情境学习成果评价表

（评价标准：A 为 90～100 分，B 为 80～89 分，C 为 70～79 分，D 为 70 分以下）

项目 \ 达标等级 \ 评价方式	小组自评				小组间互评				教师评价			
	A	B	C	D	A	B	C	D	A	B	C	D
流程合理、规范												
表格填写正确												
介绍完整												
健康指导有效												
沟通恰当												
关爱病人												
团队协作												
病人满意												
改进和建议												

超链接：问题探究

导尿管留置术

1. 准备。

（1）护士准备。衣帽整洁，洗手，戴口罩。

（2）核对医嘱。

（3）评估。询问、了解患者的身体状况、膀胱充盈度及局部皮肤情况。

（4）病人准备。患者及其家属知晓导尿管留置术的目的、注意事项。

(5) 用物准备。清洁治疗盘内放置一次性导尿包、无菌持物钳、一次性中单、0.1%新洁尔灭溶液、手消毒液、清洁弯盘，盛污物容器。

(6) 环境准备。清洁，调节室温，酌情关闭门窗，遮挡患者。

2. 操作步骤。

准备→核对解释→安置体位→剃去阴毛→首次消毒→开包铺巾→再次消毒→插导尿管→固定尿管（气囊固定）→固定集尿袋→整理记录。

3. 操作重点。

(1) 体位。仰卧位，两腿平放略分开，暴露会阴部。

(2) 插入深度。插入 20～22 cm，见尿液流出后再插入约 5～7 cm。

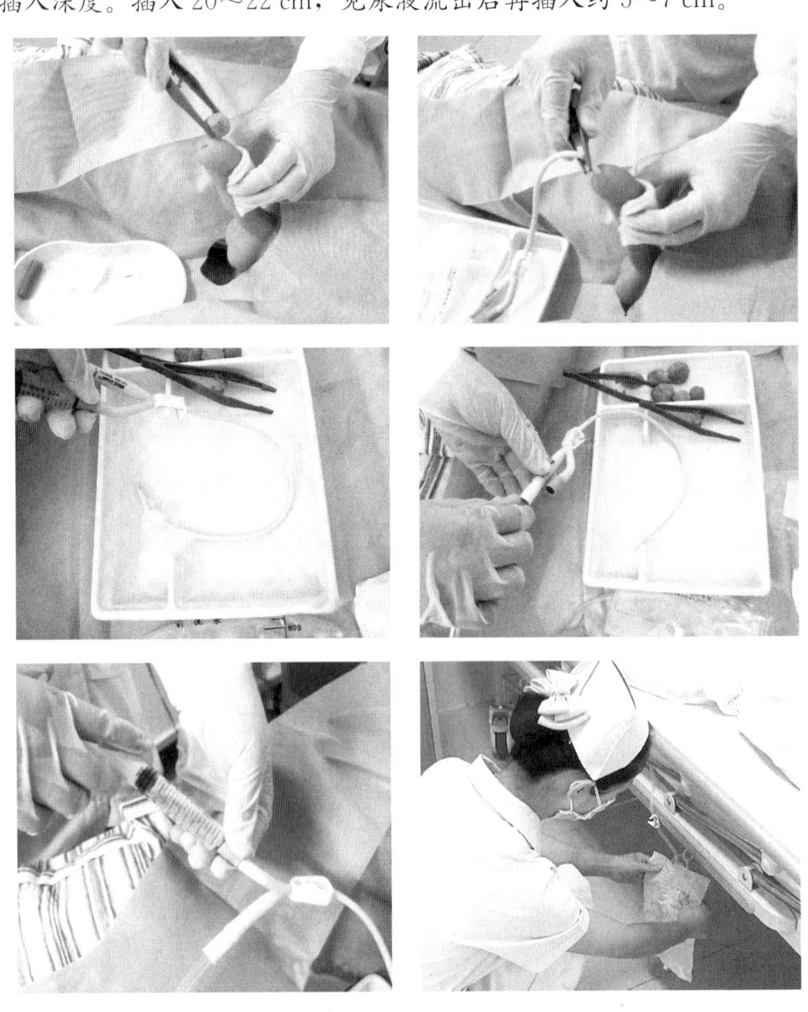

4. 注意事项。

(1) 指导患者在留置尿管期间防止尿管打折、弯曲、受压、脱出等情况发生，保持引流通畅。

(2) 指导患者保持尿袋高度低于耻骨联合水平，防止逆行感染。

(3) 插入气囊导尿管后向气囊内注入 10～15 ml 无菌生理盐水，轻拉尿管以证实尿管固定稳妥，防止导尿管脱落。

（4）指导患者在留置尿管期间保证充足的液体入量，预防发生结晶和感染。

六、目标检测

A1/A2 题型

1. 患者张某，男性，65 岁，因尿失禁需留置导尿管，下列措施不当的是（　　）。

   A. 保持尿管持续开放　　B. 避免引流管受压、扭曲

   C. 集尿袋低于耻骨联合水平　　D. 每天更换一次集尿袋

   E. 每周更换一次导尿管

2. 留置导尿管期间，为防止逆行感染，下列措施正确的是（　　）。

   A. 鼓励患者多饮水　　B. 集尿袋高于耻骨联合水平

   C. 每日用酒精棉球擦洗尿道口　　D. 每天更换一次导尿管

   E. 每周更换一次集尿袋

3. 为男性患者插导尿管时，提起阴茎与腹壁呈 60°角，目的是使（　　）。

   A. 耻骨前弯扩大　　B. 耻骨下弯扩大　　C. 耻骨前弯消失

   D. 耻骨下弯消失　　E. 尿道膜部扩张

4. 子宫切除术前留置导尿管的目的是（　　）。

   A. 放出尿液，解除痛苦　　B. 保持会阴部清洁干燥

   C. 排空膀胱，避免术中误伤　　D. 收集尿液作培养

   E. 测定残余尿

5. 方某，女性，子宫次全切除术后 4 天，留置导尿管，拔管前训练膀胱反射功能，夹闭、开放导尿管的间歇时间为（　　）。

   A. 1～2 h　　B. 2～3 h　　C. 3～4 h

   D. 4～5 h　　E. 5～6 h

6. 对于留置导尿管的男性患者，下列消毒方法正确的是（　　）。

   A. 每日用 0.02%高锰酸钾洗尿道口和包皮 1 次

   B. 每日用 0.1%新洁尔灭棉球擦拭尿道口及周围的污垢 1 次

   C. 每日用 3%硼酸洗尿道口 1 次

   D. 每日用生理盐水洗尿道口 2 次

   E. 每日在尿道口周围涂 10%新霉素膏 1 次

任务五　膀胱冲洗术

一、学习目标

1. 能说出膀胱冲洗术的操作流程。
2. 能叙述膀胱冲洗术的注意事项。
3. 能在教师指导下完成膀胱冲洗术的操作。
4. 会处理膀胱冲洗过程中的病人反应。

5. 能运用人际沟通技巧，正确、有效地指导患者。

二、任务描述

刘先生，男，55 岁，于 3 天前晨起自觉头痛，视物模糊，进而口角歪斜，神志不清，小便失禁，急诊入院。查体：T 为 36.8 ℃，P 为 88 次/分，R 为 16 次/分，BP 为 160/110 mmHg。CT 检查显示颅内有出血，立即行开颅手术，术前导尿并留置导尿管。术后第二天，尿液浑浊、色黄。医嘱：膀胱冲洗，每天两次。

要求：（1）用物准备正确。

（2）患者/家属能够知晓护士告知的事项，对服务满意。

（3）操作过程规范、准确。

三、学习准备

阅读《护理学基础》教材中“排尿护理——膀胱冲洗术”的内容，并回答以下问题。

找一找

1. 膀胱冲洗术可以应用于哪些病人？

2. 膀胱冲洗术的目的有哪些？

3. 膀胱冲洗术需要准备哪些用物？

4. 膀胱冲洗术灌入溶液的温度为多少度？常用的冲洗溶液有哪些？

5. 瓶内液面与床面距离有什么要求？

6. 若为前列腺肥大摘除术后患者进行膀胱冲洗，灌入溶液有怎么样的要求？

7. 在进行膀胱冲洗过程中应观察病人的哪些情况？

8. 进行膀胱冲洗后记录的内容有哪些？

观看“膀胱冲洗术”操作视频（广西卫生厅《55 项临床护理技术操作标准》光盘）。

9. 讨论：请找出视频与课本的操作程序有哪些不同。

10. 你认为哪些步骤或方法可以改进？请说明理由。

四、情境演练

请结合任务中的案例，以角色扮演的方式尝试练习，并回答问题。

1. 膀胱冲洗术需要准备哪些用物？

2. 膀胱冲洗术有哪些操作步骤？

3. 如何进行开放式膀胱冲洗？

五、学习效果评价

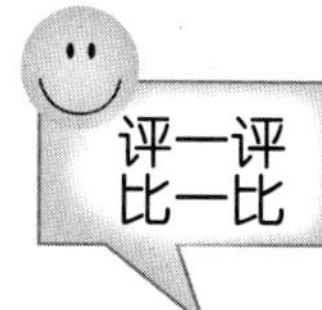

按表 5－5 的要求对本组的学习成果进行评价。

表 5－5　膀胱冲洗术情境学习成果评价表

（评价标准：A 为 90～100 分，B 为 80～89 分，C 为 70～79 分，D 为 70 分以下）

评价方式 / 达标等级 / 项目	小组自评				小组间互评				教师评价			
	A	B	C	D	A	B	C	D	A	B	C	D
流程合理、规范												
表格填写正确												
介绍完整												
健康指导有效												
沟通恰当												
关爱病人												
团队协作												
病人满意												
改进和建议												

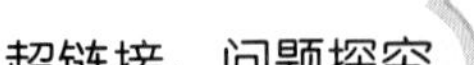

膀胱冲洗术

1. 准备。

(1) 护士准备。衣帽整洁，洗手，戴口罩。

(2) 核对医嘱。

(3) 评估。询问、了解患者病情，是否有腹痛、腹胀；尿液性质，尿管是否通畅，有无渗漏或尿管脱出，尿液是否排尽。解释操作目的，取得患者合作。

(4) 病人准备。患者及其家属知晓膀胱冲洗的目的及安全性。

(5) 用物准备（密闭式膀胱冲洗术）。治疗碗1个，镊子1把，消毒液，棉签，无菌膀胱冲洗器1套，血管钳1把，胶布，手套，一次性治疗巾，冲洗液（0.02%呋喃西林溶液）。

(6) 环境准备。清洁，调节室温，酌情关闭门窗，遮挡患者。

2. 操作步骤。

准备→核对和解释→安置体位→导尿、固定→排空膀胱→准备冲洗膀胱→冲洗膀胱→冲洗后处理。

3. 操作重点。

(1) 距离。瓶内液面距床面约60厘米。

(2) 滴速。一般为60～80滴/分。

(3) 固定尿袋，位置低于膀胱。

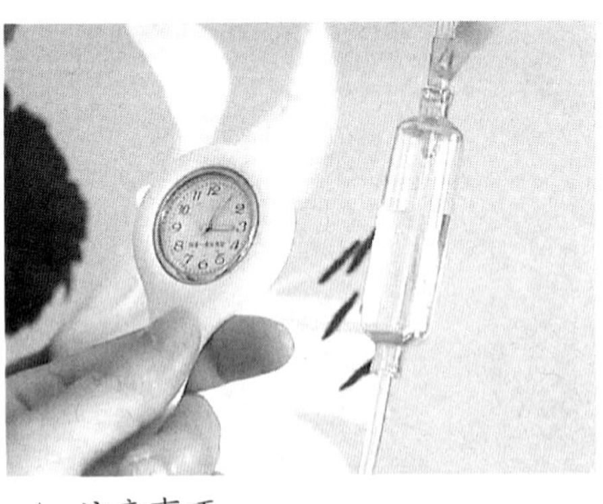

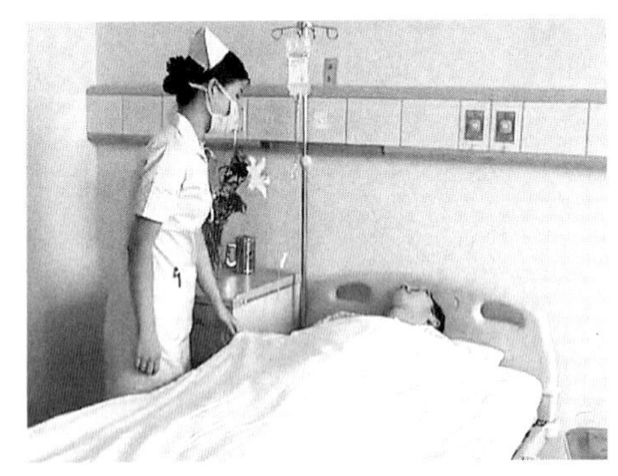

4. 注意事项。

(1) 严格执行无菌技术操作。

(2) 避免用力回抽造成黏膜损伤。

(3) 冲洗时嘱患者深呼吸，尽量放松，以减少疼痛。

(4) 冲洗过程中观察患者病情变化及引流管是否通畅。冲洗后如出血较多或血压下降，应立即报告医生给予处理，并注意准确记录冲洗流量及性状。

(5) 根据患者反应及症状调整冲洗速度和冲洗用量，必要时停止冲洗，并通知医生。

5. 膀胱冲洗术中出现的问题及对策。

(1) 在进行膀胱冲洗时，若引流的液体量少于灌入的液体量，应考虑是否有血块或脓液阻塞，可增加冲洗次数或更换导尿管。

（2）在进行膀胱冲洗时，若患者出现腹痛、腹胀、膀胱剧烈收缩等情形，应暂停冲洗。

六、目标检测

A1/A2 题型

1. 下列留置导尿管的护理措施中，正确的是（　　）。

A. 随时倾倒尿液，并提高引流管　　B. 每日更换留置导尿管

C. 每周用 1∶1 消毒液棉球擦拭尿道口　　D. 每月做尿常规检查一次

E. 发现尿液混浊时进行膀胱冲洗

2. 长期留置导尿管的患者尿液出现混浊、沉淀或结晶时应（　　）。

A. 观察尿量　　B. 进行膀胱冲洗

C. 经常更换卧位　　D. 每日清洗尿道口

E. 定时更换集尿袋

3. 张某，因外伤瘫痪致尿失禁采用留置导尿管，引流通畅，但尿色黄、混浊，医嘱行抗感染治疗。护理时应注意（　　）。

A. 鼓励病人多饮水，并进行膀胱冲洗　　B. 观察尿量并记录

C. 及时更换导尿管　　D. 经常清洗尿道口

E. 经常更换卧位

任务六　大量不保留灌肠

一、学习目标

1. 能说出大量不保留灌肠的操作流程。
2. 能叙述大量不保留灌肠的注意事项。
3. 能在教师指导下完成大量不保留灌肠的操作。
4. 会处理大量不保留灌肠过程中的病人反应。
5. 能运用人际沟通技巧，正确、有效地指导患者。

二、任务描述

齐某，男，56 岁，主诉已有 3 天未解大便，感到腹胀不适，先后使用口服导泻药及通便剂，均无效。遵医嘱需给予 0.1%肥皂水灌肠。

要求：（1）患者/家属能够知晓护士告知的事项，对服务满意。

（2）操作过程规范、准确。

三、学习准备

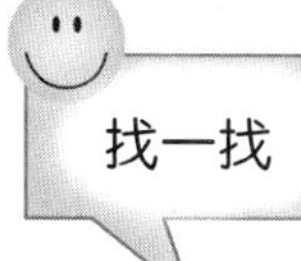

阅读《护理学基础》教材中“排便护理——灌肠术”的内容，并回答以下问题。

1. 大量不保留灌肠可以应用于哪些病人？

____

2. 大量不保留灌肠的禁忌证有哪些？

3. 大量不保留灌肠的目的是什么？

4. 大量不保留灌肠需要准备哪些用物？

5. 大量不保留灌肠患者应选取什么体位？

6. 筒内液面距肛门距离是多少？

7. 操作时插入深度有什么要求？

8. 为伤寒患者灌肠时，主要事项有哪些？

9. 灌肠过程中应观察患者的哪些情况？

10. 如何记录灌肠结果？

观看“大量不保留灌肠”操作视频。

11. 小组讨论：请找出视频与课本的操作程序有哪些不同。

12. 请写出大量不保留灌肠的操作程序。

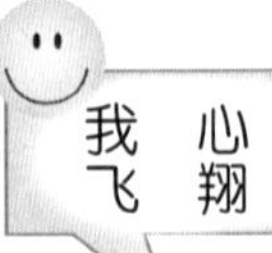

13. 常见的操作错误有灌肠溶液的选择、筒内液面距肛门距离及插入深度不正确。如何避免这些错误？

14. 你认为哪些步骤或方法可以改进？请说明理由。

四、情境演练

1. 请结合任务描述的案例，以角色扮演的方式尝试进行操作。

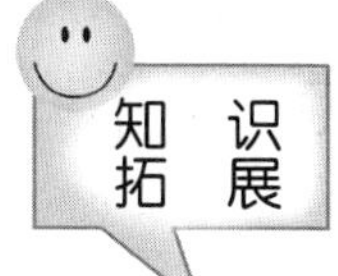

2. 模拟练习。

纪先生，53 岁，电焊工，高温环境下连续工作 4 小时后，感觉全身乏力、头晕、头痛、眼花、耳鸣、恶心、心悸、口渴、面色潮红、多汗、皮肤酷热、注意力不集中、手脚无力发酸、动作不协调。查体：T 为 40 ℃，P 为 115 次/分，R 为 24 次/分，诊断为轻度中暑。医嘱：大量不保留灌肠。

（1）需要准备哪些用物？

____

（2）如何指导病人？

____

3. 想一想。

（1）什么是清洁灌肠？其适应对象有哪些？

____

（2）口服高渗溶液清洁肠道有哪些方法？

____

五、学习效果评价

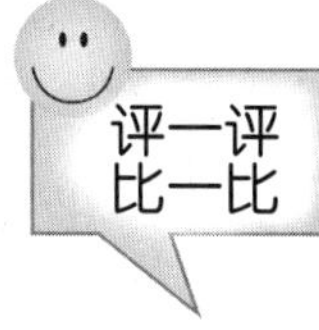

按表 5－6 的要求对本组的学习成果进行评价。

表 5－6　大量不保留灌肠术情境学习成果评价表

（评价标准：A 为 90～100 分，B 为 80～89 分，C 为 70～79 分，D 为 70 分以下）

评价方式 / 达标等级 / 项目	小组自评				小组间互评				教师评价			
	A	B	C	D	A	B	C	D	A	B	C	D
流程合理、规范												
表格填写正确												
介绍完整												
健康指导有效												
沟通恰当												
关爱病人												
团队协作												
病人满意												
改进和建议												

超链接：问题探究

一、大量不保留灌肠

1. 准备。

(1) 护士准备。衣帽整洁，洗手，戴口罩。

(2) 核对医嘱。

(3) 评估。了解患者的身体状况、排便情况。向患者解释操作目的，取得患者配合。

(4) 病人准备。患者及其家属知晓大量不保留灌肠的目的及安全性。

(5) 用物准备。在清洁的治疗盘内放置灌肠筒或一次性无菌灌肠器 1 套、肛管、润滑剂、水温计、止血钳 1 把或调节器、橡胶单及治疗巾、清洁弯盘、纱布数块、一次性手套、治疗卡、灌肠溶液等。

(6) 环境准备。调节室温，关闭门窗，以屏风遮挡患者。

2. 操作步骤。

准备→核对和解释→安置体位→垫巾置盘→挂筒调距→润滑连接→排气夹管→插管固定→灌注溶液→拔管记录。

3. 操作重点。

(1) 体位。左侧卧位，双腿屈曲，脱裤至膝。

(2) 筒内液面与肛门距离。相距 40～60 cm。

(3) 插入深度。插入 7～10 cm。

(4) 保留时间。保留 5～10 min。

(5) 记录方法。1/E 表示灌肠后排便一次，11/E 表示灌肠前排便一次，灌肠后再排便一次。

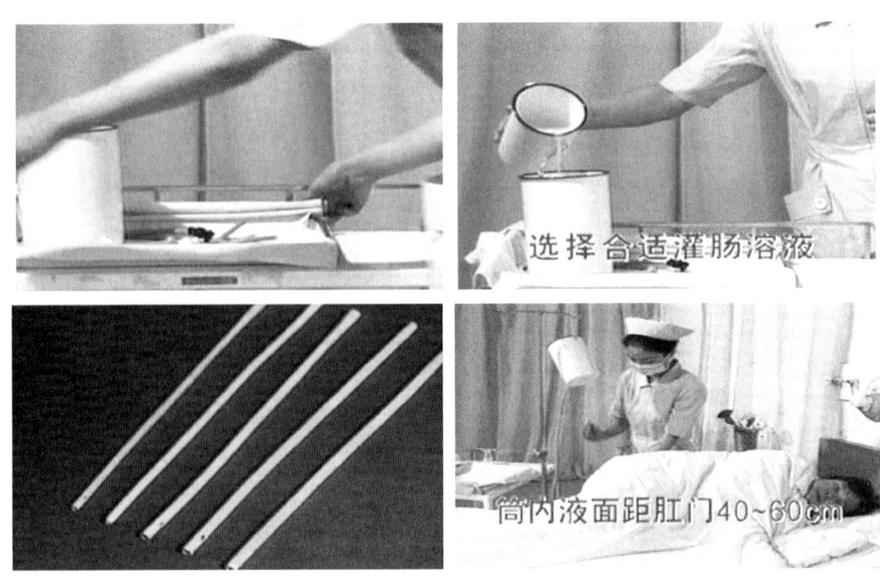

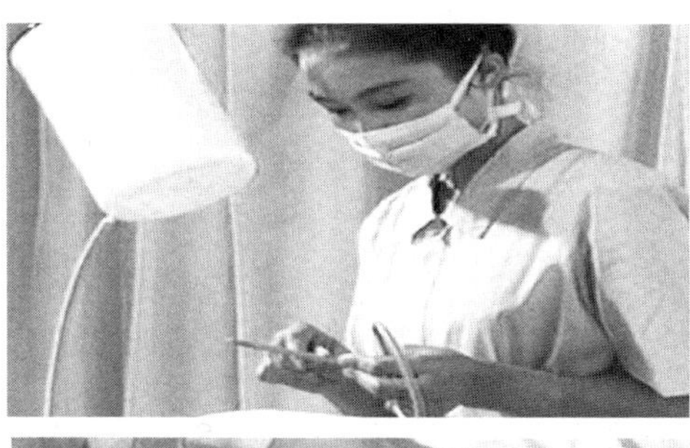

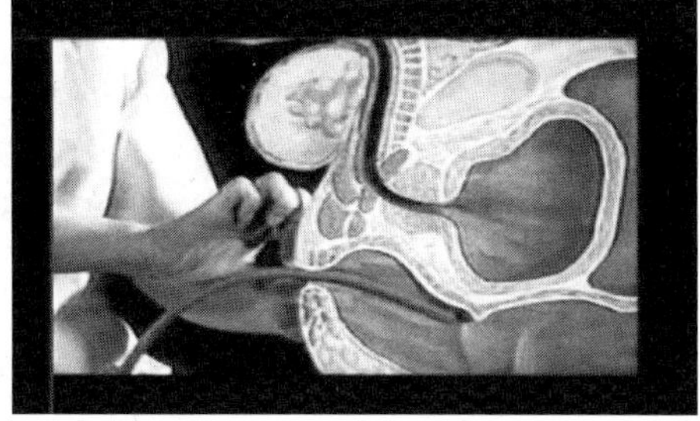

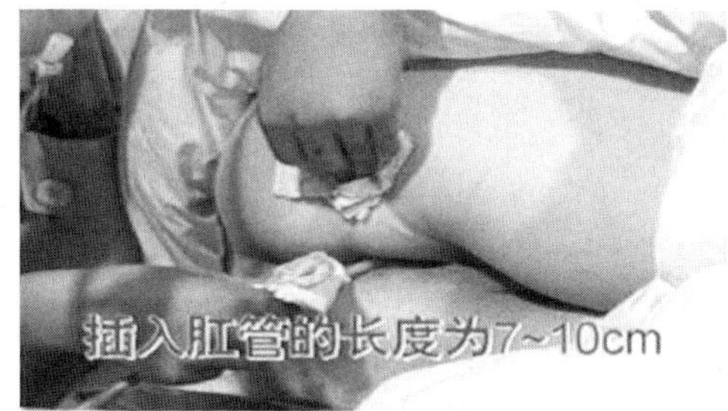

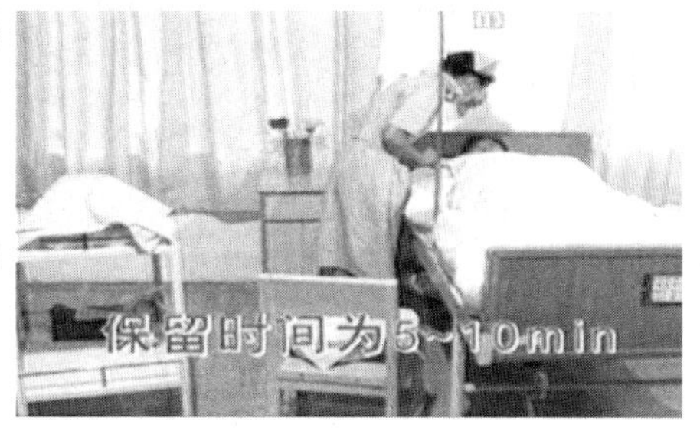

4. 注意事项。

(1) 保护病人自尊，适当遮挡病人。

(2) 降温灌肠应保留 30 min 后再排便，排便后 30 min 再测量体温并记录。

(3) 肝昏迷病人禁用肥皂水灌肠，以减少氨的产生和吸收。

(4) 充血性心衰或钠潴留病人禁用生理盐水灌肠，以减少钠的吸收。

(5) 伤寒病人灌肠时，灌肠溶液量不超过 500 ml，压力宜低，液面与肛门距离小于 30 cm。

(6) 禁忌证。急腹症、消化道出血、妊娠、严重心血管疾病患者禁忌灌肠。

5. 大量不保留灌肠中出现的问题及对策。

(1) 根据医嘱正确选用灌肠溶液，严格掌握灌肠溶液的温度、浓度和用量。肝昏迷的病人禁用肥皂液灌肠，以减少氨的产生和吸收；充血性心力衰竭或钠潴留的病人禁用生理盐水灌肠，以减少钠的吸收；为伤寒病人灌肠，液量不超过 500 ml，压力宜低（即液面与肛门距离小于 30 cm）。

(2) 灌肠过程中应密切观察病人的病情变化，若病人出现脉速、面色苍白、出冷汗、剧烈腹痛、心慌气促，应立即停止灌肠，通知医生，给予及时处理。

二、排便护理

（一）粪便的观察

1. 量与次数。正常人每日排便 1～2 次，平均量为 150～200 g，粪便量的多少与食物种类、数量及消化器官功能状况有关，进食肉类、蛋白质者较素食者量少。消化不良者因食物未完全消化吸收，粪中可见大量脂肪滴、淀粉粒或未完全消化的肌肉纤维，致使量和次数增加。

2. 性状。正常人粪便为成形软便。当消化不良或患急性肠炎时，因肠蠕动快，吸收水分少，排便次数可增多；便秘时因粪便滞留在肠内时间过久，水分被吸收，使粪便干结，有时呈栗子样；直肠、肛门狭窄或部分肠梗阻时，粪便常呈扁条形或带状。

3. 颜色。正常粪便因含胆色素呈黄褐色。由于摄入的食物和药物种类不同，颜色可发生不同的变化。食叶绿素丰富的蔬菜，粪便呈绿色；摄入血、肝类食物或服含铁剂的药物，粪便呈酱色；服用炭粉、铋剂等药物，粪便呈无光样黑色；服钡剂后粪便呈灰白色。

在病理情况下，如上消化道出血，粪便呈漆黑光亮的柏油样便；下消化道出血，粪便呈暗红色；胆道完全阻塞时，因胆汁不能进入胆道，缺乏粪胆元，粪便呈陶土色；患阿米巴痢疾或肠套叠时，可出现果酱样便；排便后有鲜血滴出者，多见于直肠息肉或痔疮出血者。

4. 气味。粪便的气味是由食物残渣与结肠中的细菌发酵而产生的，并和食物种类及肠道疾病有关。消化不良者，粪便呈酸臭味；柏油样粪便呈腥臭味；直肠溃疡或肠癌者，粪便呈腐臭味。

5. 黏液和脓。正常粪便含有极少量混匀的黏液，它有润滑肠道、保护肠黏膜的作用。大量的黏液则常见于肠道炎症，伴有血液者常见于痢疾、肠套叠等，脓血便则常见于痢疾、肛门周围脓疡及直肠癌等。

发现上述异常情况及粪便内有寄生虫时，应立即留取标本送验，并报告医生。

（二）异常排便的护理

1. 腹泻病人的护理。任何因素引起肠蠕动增快，导致排便次数增多，粪便稀薄而不成形或呈水样，称为腹泻。

（1）卧床休息，减少肠蠕动，及时给予止泻剂。注意腹部保暖，耐心协助不能自理的病人及时使用便盆，鼓励和劝慰病人消除焦虑不安的情绪，使之达到身心休息的目的。

（2）鼓励病人多饮水，给流质或无渣半流质饮食。腹泻严重者，应暂禁食，给予口服补液盐；若出现脱水症状者，应按医嘱给予补液，以防水、电解质紊乱。

（3）频繁腹泻者，应注意保护肛门周围皮肤，便后用软纸揩拭以减少机械刺激，用温水清洗，涂油膏于肛门周围，以保护局部皮肤。

（4）疑有传染性疾病，应做好床边隔离（按隔离病人护理）。

2. 大便失禁病人的护理。大便失禁是由于肛门括约肌失去控制能力，排便不受意志支配造成。

（1）理解病人心情，给予精神安慰。

（2）使用尿布垫或一次性尿布，一经污染立即更换，有条件时可使病人卧于有孔的病床上，以减少床褥污染。

（3）保持肛门周围皮肤清洁，发现有粪便污染，即用温水清洗，并涂油膏于肛门周围皮肤，谨防褥疮发生。

（4）了解病人排便规律，适时授与便盆。在可能的情况下，与医生协商每日定时为病人用导泻剂或进行灌肠，以帮助建立排便反射。

3. 便秘病人的护理。便秘是由于粪便在肠道内停滞过久，水分被过量吸收而致粪便干燥、坚硬和排便不畅。

（1）帮助病人养成良好的排便习惯，不随意使用泻剂或灌肠等方法。

（2）建立合理食谱，调整饮食习惯，在饮食中增加纤维量，适当摄取粗粮、新鲜水果和蔬菜，多饮水。

（3）进行适量的全身运动以增加肠蠕动，鼓励病人参加力所能及的体力活动，如散步、做体操、打太极拳等。若病情许可，可指导病人加强腹部及骨盆底肌肉运动。

（4）稳定病人情绪，消除其紧张因素。如排便时遮挡病人，适当通风，保证病人有足够的排便时间。危重病人，病情平稳时，护士可暂离去，以免留守床旁给病人带来窘迫感等。

（5）排便时取合适的体位和姿势有利于发挥重力作用，以增加腹内压力。如在床上用便盆时，可视情况将床头抬高成高斜坡卧位，有助于排便。厕所应装置扶手，便于病人扶撑。

（6）对于发生便秘者，可用针刺疗法，对腹部作环行按摩，也可采用简易通便、灌肠或服泻药等方法。

六、目标检测

A1/A2 题型

1. 关于不保留灌肠时肛管的插入长度及溶液温度，正确的是（　　）。

A. 2～3 cm，26～28 ℃　　B. 4～6 cm，28～32 ℃

C. 7～10 cm，39～41 ℃　　D. 10～12 cm，41～42 ℃

E. 10～12 cm，28～32 ℃

2. 肝昏迷的病人禁用的灌肠溶液是（　　）。

A. 等渗盐水　　B. 肥皂水

C. 等渗冰盐水　　D. 碳酸氢钠水

E. 温开水

3. 关于灌肠的注意事项，下列不正确的是（　　）。

A. 为患者解除便秘时，液体应该保留 5～10 min

B. 为患者降温时，液体的温度为 4 ℃

C. 保留灌肠宜保留 1 h 以上

D. 大量不保留灌肠压力为 40～60 cm 的液体

E. 保留灌肠宜保留 1.5 h 以上

4. 下列情况不宜实施大量不保留灌肠的是（　　）。

A. 妊娠早期　　B. 分娩前准备

C. 高热病人降温　　D. 急腹症

E. 下消化道出血

5. 患者王某，伤寒，需做大量不保留灌肠，为此病人灌肠的液量及液面与肛门的距离是（　　）。

A. 1 000 ml，不超过 50 cm　　B. 1 000 ml，不超过 30 cm

C. 500 ml，不超过 20 cm　　D. 500 ml 以内，不超过 30 cm

E. 500 ml 以内，不超过 4 cm

6. 大量不保留灌肠时，成人每次用液量为（　　）。

A. 500～1 000 ml　　B. 200～500 ml

C. 1 000～1 500 ml　　D. 250～600 ml

E. 300～800 ml

任务七　小量不保留灌肠

一、学习目标

1. 能说出小量不保留灌肠的操作流程。
2. 能叙述小量不保留灌肠的注意事项。
3. 能在教师指导下完成小量不保留灌肠的操作。
4. 会处理小量不保留灌肠过程中的病人反应。
5. 能运用人际沟通技巧，正确、有效地指导患者。

二、任务描述

舒大爷，70 岁，主诉已有一周未解大便，感到腹胀不适，曾用开塞露通便无效。遵医嘱给予“1、2、3”溶液小量不保留灌肠。请规范执行医嘱并给予相关指导。

要求：（1）患者/家属能够知晓护士告知的事项，对服务满意。

（2）操作过程规范、准确。

三、学习准备

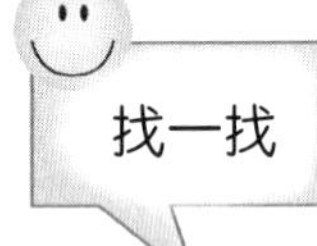

阅读《护理学基础》教材中“排便护理——灌肠术”的内容，并回答以下问题。

1. 小量不保留灌肠可以应用于哪些病人？

2. 小量不保留灌肠的目的有哪些？

3. 小量不保留灌肠需要准备哪些用物？

4. 小量不保留灌肠患者应选取什么体位？

5. 筒内液面距肛门距离是多少？

6. 操作时插入深度有什么要求？

7. 请列表写出大量不保留灌肠、小量不保留灌肠、保留灌肠、肛门排气的不同点。

观看“小量不保留灌肠”操作视频。

8. 讨论：请找出视频与课本的操作程序有哪些不同。

9. 写出小量不保留灌肠的操作程序。

10. 如何记忆“1、2、3”溶液？

四、情境演练

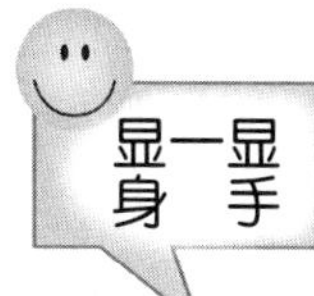

请结合任务的案例，以角色扮演的方式尝试练习。

五、学习效果评价

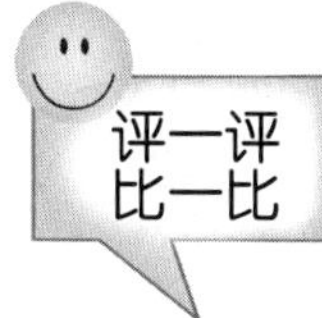

按表 5－7 的要求对本组的学习成果进行评价。

表 5－7　小量不保留灌肠术情境学习成果评价表

（评价标准：A 为 90～100 分，B 为 80～89 分，C 为 70～79 分，D 为 70 分以下）

评价方式 / 达标等级 / 项目	小组自评				小组间互评				教师评价			
	A	B	C	D	A	B	C	D	A	B	C	D
流程合理、规范												
表格填写正确												
介绍完整												
健康指导有效												
沟通恰当												
关爱病人												
团队协作												
病人满意												
改进和建议												

超链接：问题探究

小量不保留灌肠

1. 准备。

（1）护士准备。衣帽整洁，洗手，戴口罩。

（2）核对医嘱。

（3）评估。了解患者的身体状况、排便情况。向患者解释操作目的，取得患者配合。

（4）病人准备。患者及其家属知晓小量不保留灌肠的目的及安全性。

（5）用物准备。注洗器、量杯或灌肠量筒、肛管（20号～22号）、温开水5～10 ml、血管钳、润滑剂、棉签、弯盘、纸巾、橡胶单及治疗巾。

（6）环境准备。调节室温，关闭门窗，以屏风遮挡患者。

2. 操作步骤。

准备→核对和解释→安置体位→润管排气→插管灌液→拔出肛管→整理纪录。

3. 操作重点。

（1）体位。左侧卧位，双膝屈曲，退裤至膝部，臀部移至床沿。

（2）筒内液面与肛门距离。间距小于30 cm。

（3）插入深度。插入7～10 cm。

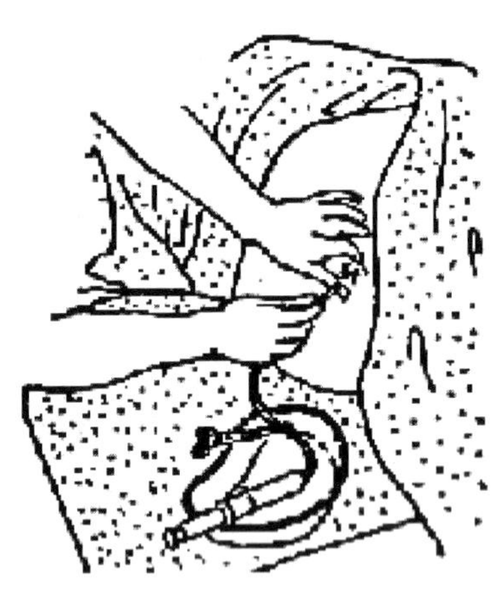

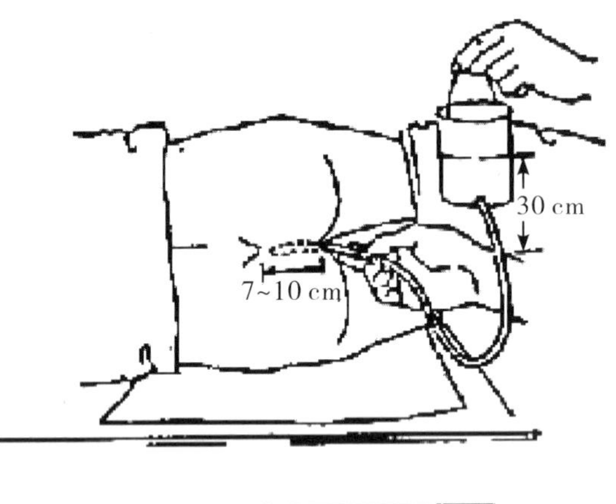

（4）溶液温度。38 ℃。

（5）保留时间。保留10～20 min。

4. 注意事项。

（1）掌握灌肠液的温度、浓度、流速、压力和液量。为伤寒病人灌肠时，溶液不得超过500 ml，压力要低（液面距肛门不得超过30 cm）。

（2）灌肠过程中注意观察病人的反应，若出现面色苍白、出冷汗、剧烈腹痛、脉速、心慌气急，应立即停止灌肠，通知医生进行处理。

（3）为保胎孕妇解除便秘，灌肠液以油剂为宜。

六、目标检测

1. 小量不保留灌肠时，溶液液面与肛门距离在（　　）。
   A. 20 cm 以下　　B. 30 cm 以下　　C. 40 cm 以下
   D. 50 cm 以下　　E. 60 cm 以下
2. 进行小量不保留灌肠时，可采用“1、2、3”溶液，即（　　）。
   A. 50%硫酸镁 50 ml，甘油 60 ml，温开水 70 ml
   B. 50%硫酸镁 40 ml，甘油 50 ml，温开水 60 ml
   C. 50%硫酸镁 60 ml，甘油 70 ml，温开水 80 ml
   D. 50%硫酸镁 30 ml，甘油 60 ml，温开水 90 ml
   E. 50%硫酸镁 30 ml，甘油 50 ml，温开水 70 ml
3. 为肝昏迷病人灌肠时，不宜选用肥皂水溶液，其原因是（　　）。
   A. 防止发生腹胀　　B. 防止对肠黏膜的刺激
   C. 减少氨的产生及吸收　　D. 防止引起顽固性腹泻
   E. 防止发生酸中毒
4. 下列哪类病人适宜做小量不保留灌肠？（　　）
   ①腹部术后肠胀气　②消化道出血　③为保胎孕妇解除便秘　④急性胃穿孔
   ⑤急性肠炎
   A. ②③④　　B. ①④　　C. ①③
   D. ①③⑤　　E. ③④
5. 下列预防便秘的护理措施中，不正确的是（　　）。
   ①生活有规律，定时饮水　②定期使用简易通便法　③卧床病人定时给予便器
   ④定期使用缓泻剂　⑤定期灌肠
   A. ①③　　B. ②④⑤　　C. ②⑤
   D. ①④⑤　　E. ③④

任务八　保留灌肠

一、学习目标

1. 能说出保留灌肠的操作流程。
2. 能叙述保留灌肠的注意事项。
3. 能在教师指导下完成保留灌肠的操作。
4. 会处理保留灌肠过程中的病人反应。
5. 能运用人际沟通技巧，正确、有效地指导患者。

二、任务描述

李先生，32 岁，农民，因腹痛、腹泻，粪便带暗红色或紫红色果酱样，有腥臭，收治入院。粪便检查发现有阿米巴包囊呈小滋养体或大滋养体。诊断为阿米巴痢疾。医嘱：0.5%甲硝唑注射液 200 ml，强的松 10 mg，保留灌肠，每日 2 次。

要求：（1）患者/家属能够知晓护士告知的事项，对服务满意。

（2）操作过程规范、准确。

三、学习准备

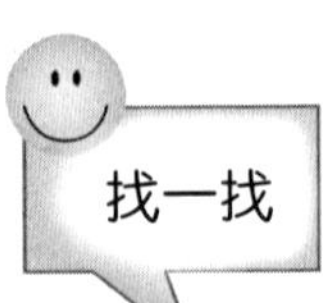

阅读《护理学基础》教材中“排便护理——灌肠术”的内容，并回答以下问题。

1. 保留灌肠术可以应用于哪些病人？

____

2. 保留灌肠的目的有哪些？

____

3. 保留灌肠患者的护理措施有哪些？

____

4. 保留灌肠需要准备哪些用物？

____

5. 保留灌肠患者应选取什么体位？

____

6. 操作时插入深度有什么要求？

____

7. 哪些患者不宜进行保留灌肠术？

____

8. 保留灌肠过程中应观察病人的哪些情况？

____

9. 如何记录保留灌肠的结果？

____

四、情境演练

1. 请结合任务的案例，以角色扮演的方式尝试练习。

2. 模拟练习。

黎女士，患有慢性痢疾。医嘱：给予药物保留灌肠。请规范执行医嘱并给予相关指导。

要求：（1）用物准备正确。

（2）患者/家属能够知晓护士告知的事项，对服务满意。

（3）操作过程规范、准确。

3. 想一想。

（1）患者应选取什么体位？

（2）应指导病人的内容有哪些？

五、学习效果评价

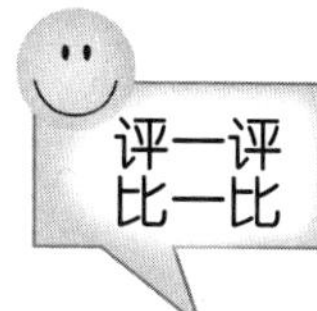

按表 5－8 的要求对本组的学习成果进行评价。

表 5－8　保留灌肠术情境学习成果评价表

（评价标准：A 为 90～100 分，B 为 80～89 分，C 为 70～79 分，D 为 70 分以下）

项目 ＼ 达标等级 ＼ 评价方式	小组自评				小组间互评				教师评价			
	A	B	C	D	A	B	C	D	A	B	C	D
流程合理、规范												
表格填写正确												
介绍完整												
健康指导有效												
沟通恰当												
关爱病人												
团队协作												
病人满意												
改进和建议												

超链接：问题探究

保留灌肠术

1. 准备。

（1）护士准备。衣帽整洁，洗手，戴口罩。

（2）核对医嘱。

（3）评估。了解患者的身体状况、排便情况。向患者解释操作目的，取得患者配合。

（4）病人准备。患者及其家属知晓保留灌肠的目的及安全性。

（5）用物准备。治疗盘内备注洗器，药杯或量杯盛指定溶液，肛管，温开水 5～10 ml，弯盘，卫生纸，橡胶布和治疗巾，润滑油，止血钳，便盆，屏风。

（6）环境准备。调节室温，关闭门窗，以屏风遮挡患者。

2. 操作步骤。

准备→核对和解释→安置体位→润管排气→插管灌液→拔出肛管→整理记录。

3. 操作重点。

(1) 体位。根据病情选择不同的卧位，慢性痢疾患者应取左侧卧位；阿米巴痢疾患者应取右侧卧位。

(2) 插入深度。插入 10～15 cm。

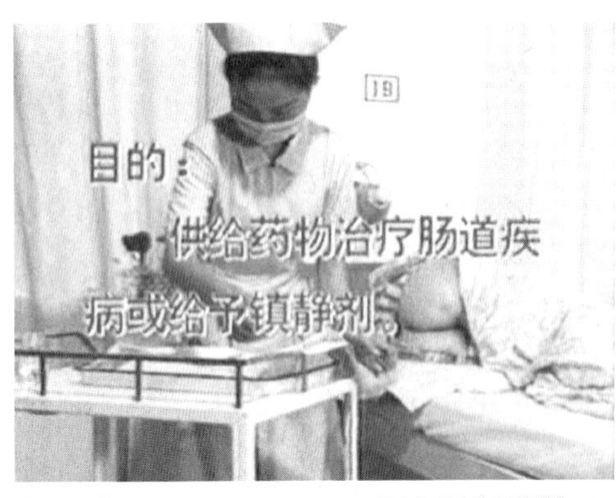

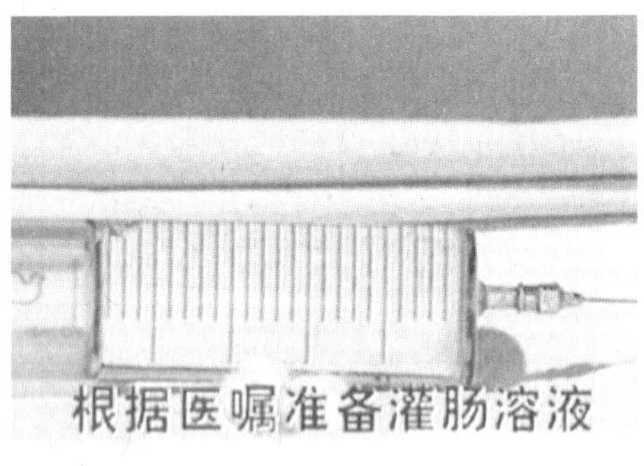

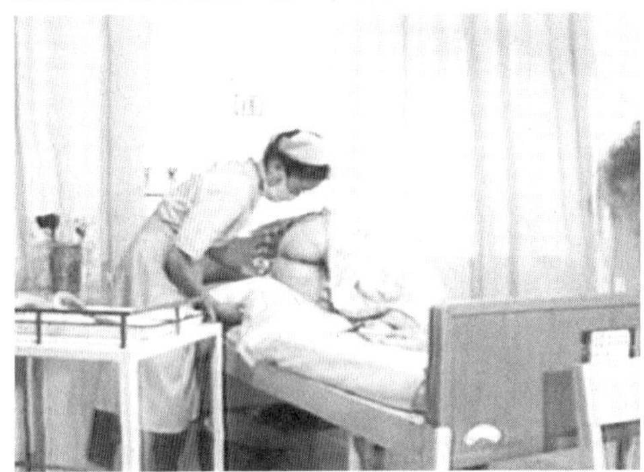

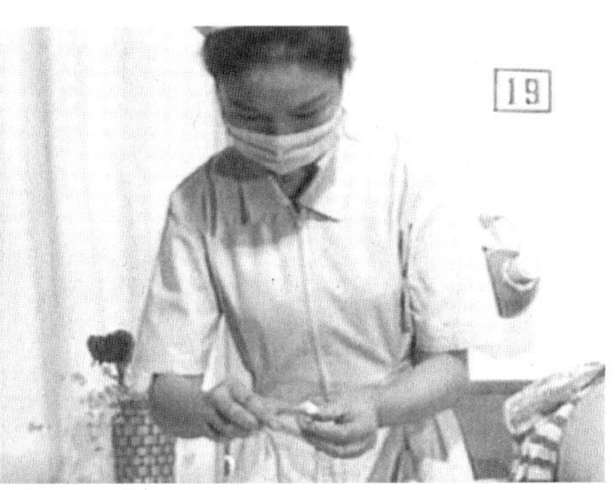

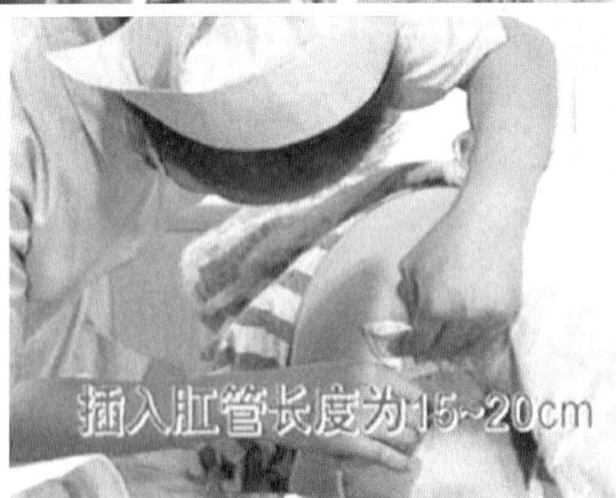

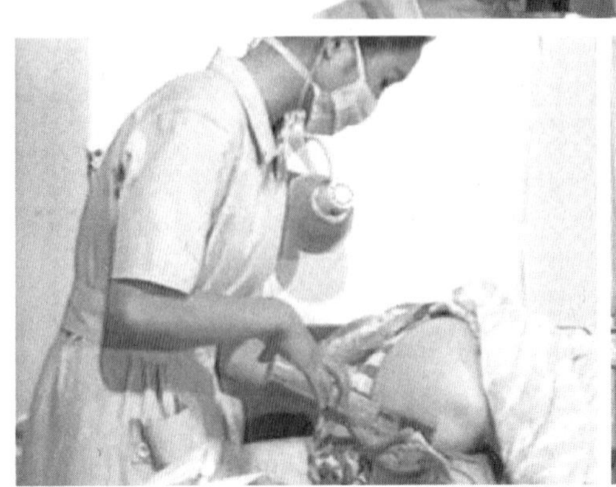

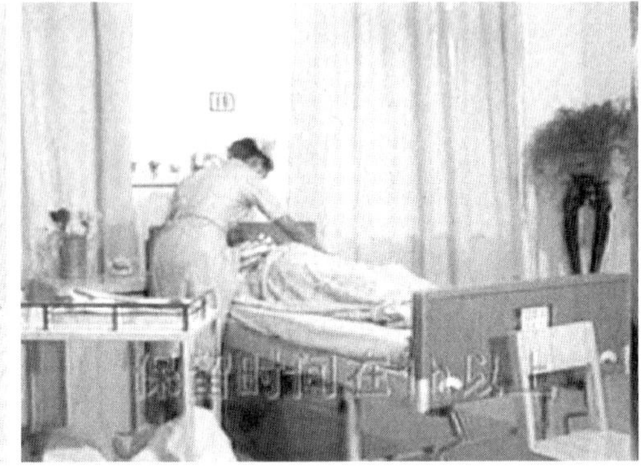

4. 注意事项。

(1) 肠道病患者在晚间睡眠前灌入为宜。灌肠时患者臀部应抬高 10 cm，以利于药液保留。卧位根据病变部位而定，如慢性痢疾病变多在乙状结肠和直肠，故采用左侧卧位为宜，阿米巴痢疾病变多见于回盲部，应采取右侧卧位，以提高治疗效果。

(2) 肛管插入要深，约 15～20 cm，溶液流速宜慢，压力要低（液面距肛门不超过 30 cm），以便于药液保留。选择光滑和粗细适宜的导尿管，插管动作应轻慢，以免损伤尿道黏膜。

(3) 折管拔出后，以卫生纸在肛门处轻轻按揉，嘱病人保留 1 小时以上，以利药物吸收，并做好记录。患者留置尿管期间，尿管要定时夹闭。

(4) 肛门、直肠、结肠等手术后的患者、排便失禁者均不宜做保留灌肠。

5. 保留灌肠术中出现的问题及对策。

(1) 灌肠前了解病变部位，以便选用适当的卧位和插入肛管的深度。

(2) 为提高疗效，灌肠前嘱病人先排便，掌握“细、深、少、慢、温、静”的操作原则，即肛管细，插入深，液量少，流速慢，温度适宜，灌后静卧。

六、目标检测

A1 题型

1. 肛门、直肠、结肠手术的患者及大便失禁的患者，不宜（　　）。

A. 清洁灌肠　　B. 坐浴
C. 保留灌肠　　D. 小量不保留灌肠
E. 大量不保留灌肠

2. 阿米巴痢疾病变多发在回盲部，保留灌肠时应取的卧位方式是（　　）。

A. 左侧卧位　　B. 右侧卧位
C. 仰卧位　　D. 俯卧位
E. 平卧位

3. 保留灌肠的液体温度为（　　）。

A. 39 ℃　　B. 37 ℃　　C. 38 ℃
D. 36 ℃　　E. 40 ℃

4. 保留灌肠药液注入完毕后，告知患者尽量忍耐，保留药液（　　）小时以上。

A. 2　　B. 3　　C. 4
D. 5　　E. 6

5. 保留灌肠时，肛管插入肛门约（　　）。

A. 7～10 cm　　B. 10～15 cm　　C. 15～20 cm
D. 5～10 cm　　E. 10～20 cm

6. 为阿米巴痢疾患者做保留灌肠时，采取右侧卧位的目的是（　　）。

A. 减轻药物的毒副作用　　B. 有利于药液保留
C. 可提高治疗的效果　　D. 减少对病人的刺激
E. 使病人感觉舒适、安全

任务九　肛管排气法

一、学习目标

1. 能说出肛管排气法的操作流程。
2. 能叙述肛管排气法的注意事项。
3. 能在教师指导下完成肛管排气法的操作。
4. 会处理肛管排气过程中的病人反应。
5. 能运用人际沟通技巧，正确、有效地指导患者。

二、任务描述

魏某，男，45岁，阑尾切除术后3天，肠胀气。医嘱：肛管排气。请规范操作并给予患者指导。

要求：(1) 患者/家属能够知晓护士告知的事项，对服务满意。

(2) 操作过程规范、准确。

三、学习准备

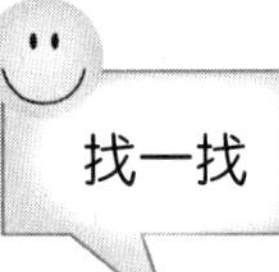

阅读《护理学基础》教材中“排便护理——肛管排气法”的内容，并回答以下问题。

1. 肛管排气法可以应用于哪些病人？

2. 肛管排气法的目的有哪些？

3. 肛管排气法的护理措施有哪些？

4. 肛管排气法需要准备哪些用物？

5. 行肛管排气法的患者应选取什么体位？

6. 肛管排气过程中应观察病人的哪些情况？

7. 写出肛管排气法的操作程序。

8. 常见的操作错误有排气不畅、肛管置留时间过长，如何避免这些错误？

9. 你认为哪些步骤或方法可以改进？请说明理由。

四、情境演练

请结合任务的案例，以角色扮演的方式尝试练习，并回答问题。

1. 需要准备哪些用物？

---

2. 操作中要注意哪些事项？

---

3. 如何指导病人？

4. 说一说肛管排气法与灌肠术操作的不同点。

五、学习效果评价

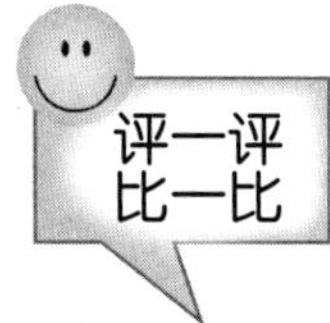

按表 5-9 的要求对本组的学习成果进行评价。

表 5-9　肛管排气法情境学习成果评价表

（评价标准：A 为 90～100 分，B 为 80～89 分，C 为 70～79 分，D 为 70 分以下）

评价方式 / 达标等级 / 项目	小组自评				小组间互评				教师评价			
	A	B	C	D	A	B	C	D	A	B	C	D
流程合理、规范												
表格填写正确												
介绍完整												
健康指导有效												
沟通恰当												
关爱病人												
团队协作												
病人满意												
改进和建议												

超链接：问题探究

肛管排气法

1. 准备。

（1）护士准备。衣帽整洁，洗手，戴口罩。

（2）核对医嘱。

（3）评估。了解患者的身体状况、排便情况。向患者解释操作目的，取得患者配合。

（4）病人准备。患者及其家属知晓肛管排气法的目的及安全性。

（5）用物准备。治疗盘内备有肛管（26 号）玻璃接管、橡胶管、玻璃瓶（内盛水 3/4）、瓶口系带、润滑剂、棉签、胶布（1 cm×15 cm）、橡皮圈及别针、卫生纸、弯盘，另备屏风。

（6）环境准备。关闭门窗，以屏风遮挡患者。

2. 操作步骤。

准备→核对和解释→安置体位→系瓶连管→插管固定→观察处理→拔出肛管→整理记录。

3. 操作重点。

（1）体位。左侧卧位或仰卧位。

（2）瓶口系带的方法。共有 4 种方法（如下图）。

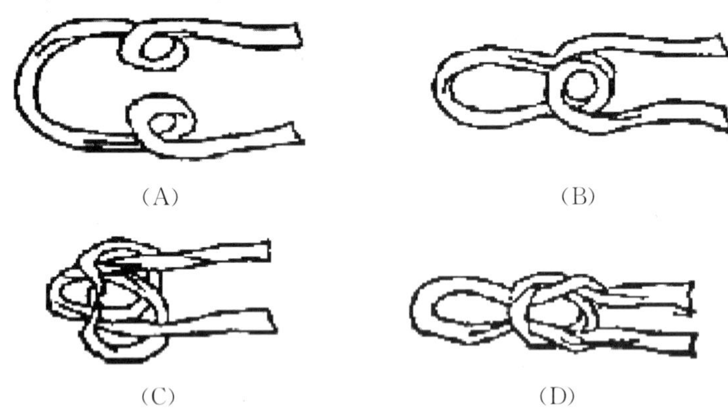

（A）　（B）

（C）　（D）

（3）插入深度。将肛管轻轻插入直肠 15～18 cm，用胶布将肛管固定于臀部，橡胶管须留出足够长度并用别针固定在床单上，如下图。

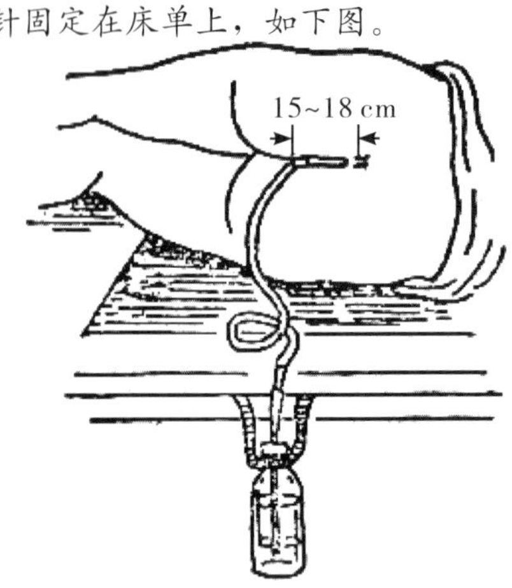

（4）保留时间。一般不超过 20 分钟。

4. 注意事项。

（1）橡胶管一端插入玻璃瓶液面下，另一端与肛管相连接。

（2）润滑肛管前端，自肛门插入 15～18 厘米，用胶布固定肛管于一侧肛门旁，用别针固定橡胶管于大单上。

（3）保留肛管约 20 分钟。腹胀减轻后，拔出肛管，清洁肛门，做好记录。

5. 肛管排气中出现的问题及对策。

（1）观察排气情况，如排气不畅，可帮助病人转换体位，按摩腹部，以助气体排出。

（2）肛管保留时间不超过 20 分钟。长时间留置肛管，会减少肛门括约肌的反应，甚至导致括约肌永久性松弛，必要时可隔几小时后再重复插管排气。

六、目标检测

A1 题型

1. 肛管排气时，肛管插入肛门约（　　）。

A. 7～10 厘米　　B. 10～15 厘米

C. 15～18 厘米　　D. 12～15 厘米

E. 10～20 厘米

2. 肛管排气时，合适的置管时间是（　　）。

A. 30 分钟左右　　B. 20 分钟左右

C. 40 分钟左右　　D. 10 分钟左右

E. 1 小时左右

3. 肛管排气时，应取的体位是（　　）。

A. 左侧卧位　　B. 右侧卧位

C. 仰卧位　　D. 俯卧位

E. 截石位

情境六　急救护理

【学习总目标】

1. 能说出氧气吸入法、洗胃法、吸痰法以及徒手心肺复苏术的操作步骤。
2. 能够解释氧气吸入法、洗胃法、吸痰法以及徒手心肺复苏术的注意事项。
3. 能在教师指导下规范、快速地完成各项抢救技术的操作。
4. 根据案例正确准备操作用物，在工作中能对病人及家属进行有效的沟通和指导。

【获取专业信息的渠道】

1. 《护理学基础》（教材）。
2. 卫生部《常用临床护理技术服务规范》（文件）。
3. 广西卫生厅《55 项临床护理技术操作标准》（文件）。
4. 广西卫生厅《55 项临床护理技术操作标准》（光盘）。
5. 图书馆及网络资料。
6. 其他相关学习材料。

任务一　氧气吸入法

一、学习目标

1. 能说出中心供氧氧气吸入法与氧气筒供氧氧气吸入法的操作流程。
2. 能叙述中心供氧氧气吸入法与氧气筒供氧氧气吸入法的注意事项。
3. 能在教师指导下完成中心供氧氧气吸入法与氧气筒供氧氧气吸入法的操作。
4. 能说出中心供氧氧气吸入法与氧气筒供氧氧气吸入法的相同点及不同点。
5. 能运用人际沟通技巧，正确、有效地指导患者。

二、任务描述

1. 任务一。

患者，男，清洁工，59 岁，因心悸、气短、双下肢浮肿 4 天来院就诊。15 年来，患者经常出现咳嗽、咳痰，尤以冬季为甚。近 5 年来，自觉心悸、气短，活动后加重，时而双下肢浮肿，但休息后缓解。4 天前因受凉病情加重，出现腹胀，不能平卧而入院。诊断：慢性阻塞性肺气肿、肺源性心脏病。医嘱：吸氧。请规范执行医嘱并给予相关指导。

2. 任务二。

患者，男，33 岁，因气短入院。体检：体温为 36.5 ℃，心率为 104 次/分，呼吸为 50 次/分。呼吸急促，紫绀，两肺底有细湿啰音，肺活量为 1 000 ml（正常成年男性

3 500 ml)。血气分析：PaO_2 为 58 mmHg，$PaCO_2$ 为 32.5 mmHg（正常值为 40 mmHg），pH 值为 7.49（正常值为 7.35～7.45）。诊断：Ⅰ型呼吸衰竭。医嘱：吸氧。请规范执行医嘱并给予相关指导。

要求：(1) 用物准备正确。

(2) 患者/家属能够知晓护士告知的事项，对服务满意。

(3) 操作过程规范、准确。

三、学习准备

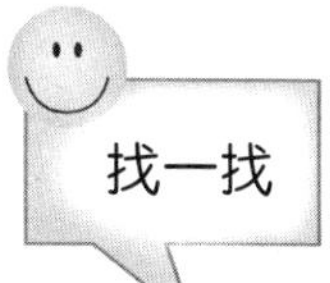

阅读《护理学基础》教材中“急救护理——氧气吸入法”的内容，并回答以下问题。

1. 中心供氧的氧气吸入法可以应用于哪些病人？

2. 中心供氧的氧气吸入法的目的是什么？

3. 氧气吸入法有哪几种？

4. 中心供氧的氧气吸入法需要准备哪些用物？

5. 湿化瓶内应盛何种溶液？若是急性肺水肿患者湿化瓶内应为何种溶液？

6. 若患者需做单侧鼻导管吸氧，操作时插入深度有什么要求？

7. 面罩给氧法，氧流量每分钟应调至多少升？

8. 如何能保证安全用氧？

9. 如何观察氧疗效果？

10. 氧气筒供氧的氧气吸入法可以应用于哪些病人？

11. 氧气筒供氧的氧气吸入法的目的是什么？

12. 氧气筒供氧的氧气吸入法需要准备哪些用物？

13. 若患者需做单侧鼻导管吸氧，应如何固定？

观看“氧气吸入法”操作视频（广西卫生厅《55项临床护理技术操作标准》光盘）。

14. 讨论：请找出视频与课本的操作程序有哪些不同。

15. 请写出中心供氧的氧气吸入法的操作程序。

16. 常见的操作错误有流量调节不准确，记录给氧、停氧时间错误，记录流量错误。如何避免这些错误？

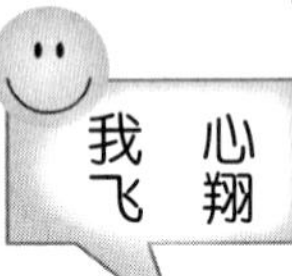

17. 你认为哪些步骤或方法可以改进？请说明理由。

四、情境演练

1. 请结合案例，以角色扮演的方式尝试练习，并回答下列问题。

王女士，38岁，患风湿性心脏病6年。近1个月走路时，出现呼吸困难，用药维持治疗。昨夜11点，病人突然憋醒，端坐呼吸，咳嗽，咳大量泡沫状痰。体检：P为120次/分，两肺布满湿啰音。病人烦躁、恐惧，有濒死感。急诊入院，诊断：风湿性心瓣膜病合并心衰竭、肺水肿。医嘱：立即吸氧。请按护理程序执行医嘱并给予指导。

要求：（1）患者/家属能够知晓护士告知的事项，对服务满意。

（2）操作过程规范、准确。

（1）需要准备哪些用物？湿化瓶内应为何种溶液？

（2）有哪些操作步骤？

（3）应给予病人吸入多少浓度、多少流量的氧气？

（4）如何指导病人？

2. 想一想，并回答问题。

小星，男，4个月，发热、咳嗽伴气促2天入院，诊断为“支气管肺炎”。医嘱：氧气吸入。

（1）请问该婴儿适合采取哪一种给氧方法。

（2）如何进行此项操作？

五、学习效果评价

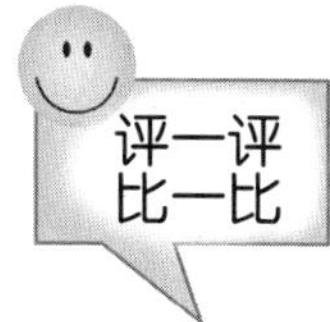

按表 6-1 的要求对本组的学习成果进行评价。

表 6-1　氧气吸入法情境学习成果评价表

（评价标准：A 为 90～100 分，B 为 80～89 分，C 为 70～79 分，D 为 70 分以下）

评价方式 / 达标等级 / 项目	小组自评				小组间互评				教师评价			
	A	B	C	D	A	B	C	D	A	B	C	D
流程合理、规范												
表格填写正确												
介绍完整												
健康指导有效												
沟通恰当												
关爱病人												
团队协作												
病人满意												
改进和建议												

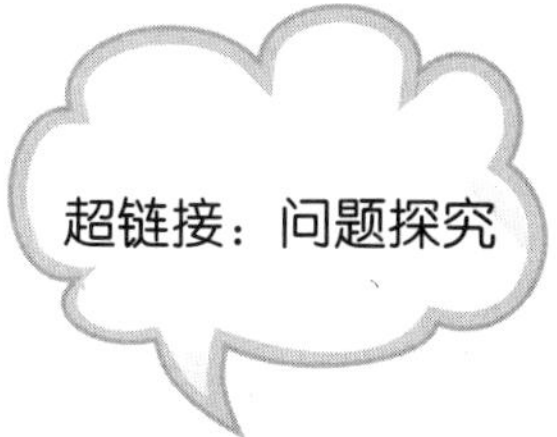

氧气吸入法

氧气吸入法是通过给病人吸入高于空气中氧浓度的氧气，来提高病人肺泡内的氧分压，达到改善组织缺氧目的的一种治疗方法。

一、缺氧的临床表现

1. 轻度缺氧。

无明显的呼吸困难，仅有轻度紫绀，神志清楚。血气为动脉血氧分压（PaO_2）6.6～9.3 kPa，二氧化碳分压（$PaCO_2$）大于 6.6 kPa。

2. 中度缺氧。

紫绀明显，呼吸困难，神志正常或烦躁不安。PaO_2 为 4.6～6.6 kPa，$PaCO_2$ 大于 9.3 kPa。

3. 重度缺氧。

显著紫绀，三凹征明显（胸骨上、锁骨上和肋间隙凹陷），病人失去正常活动能力，呈昏迷或半昏迷状态。PaO_2 在 4.6 kPa 以下，$PaCO_2$ 在 11.9 kPa 以上。

二、氧气吸入的适用范围

血气分析检查是用氧的指标，当病人的 PaO_2 低于 6.6 kPa 时（正常值为 10.6～13.3 kPa，6.6 kPa 为最低限值），则应给予吸氧。

1. 呼吸系统疾患而影响肺活量者，如哮喘、支气管、肺气肿、肺不张等。

2. 心功能不全，使肺部充血而致呼吸困难者，如心力衰竭时出现的呼吸困难。

3. 各种中毒引起的呼吸困难，使氧不能由毛细血管渗入组织而产生缺氧，如巴比妥类药物中毒、一氧化碳中毒等。

4. 昏迷病人，如脑血管意外或颅脑损伤病人。

5. 某些外科手术后的病人、大出血休克的病人、分娩产程过长致胎心音异常的孕妇等。

三、氧气筒和氧化表的装置

1. 氧气筒为柱形无缝筒。

筒内可耐高压达 15.5 MPa，容纳氧约 6 000 L（见图）。

总开关，在筒的顶部，可控制氧气的放出。使用时，将总开关向逆时针方向旋转 1/4 周，即可放出足够的氧气，不用时可顺时针方向将总开关旋紧。在氧气筒颈部的侧面，有一气门与氧气表相连，是氧气自筒中输出的途径。

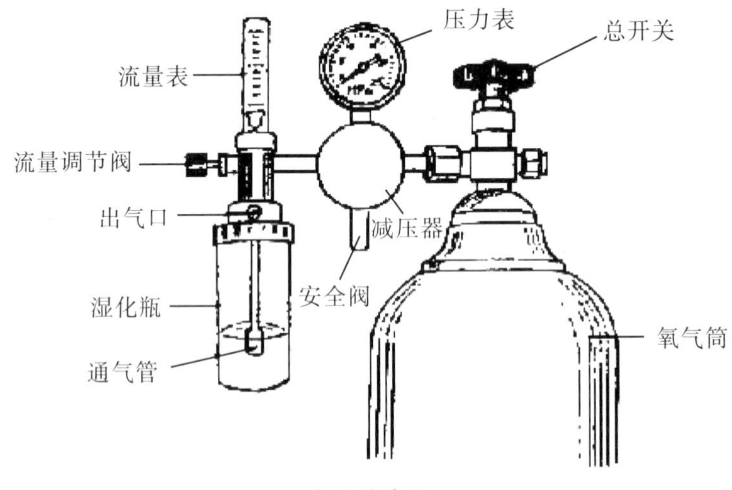

氧气筒装置

2. 氧气压力表由以下几部分组成。

（1）压力表。从表上的指针所指的刻度，能测知筒内氧气的压力，以 MPa 表示。如指针指在 120 刻度处，表示筒内压力为 12.0 MPa。压力越大，则说明氧气贮存量越多。

（2）减压器。是一种弹簧自动减压装置，其将来自氧气筒内的压力减低至 0.2～0.3 MPa，使流量平衡，保证安全，便于使用。

（3）流量表。用于测量每分钟氧气的流出量，流量表内装有浮标，当氧气通过流量表时，即将浮标吹起，从浮标上端平面所指的刻度，能测知每分钟氧气的流出量。

（4）湿化瓶。用于湿润氧气，以免呼吸道黏膜被干燥氧气所刺激。在瓶内装入 1/3 或 1/2 的冷开水，通气管浸入水中，出气管和鼻导管相连。

（5）安全阀。由于氧气表的种类不同，安全阀有的在湿化瓶上端，有的在流量表的下端。当氧气流量过大、压力过高时，内部活塞即自行上推，使过多的氧气由四周的小孔流出，以保证安全。

四、装表法

将氧气表装在氧气筒上，以备急用。

1. 将氧气筒置于架上（见图）。用扳手将总开关打开，使少量氧气从气门冲出，随即关好总开关，以达清洁该处的目的，避免灰尘吹入氧气表内。

2. 将表的旋紧螺帽与氧气筒的螺丝接头衔接，用手初步旋紧，然后将表稍向后倾，再用扳手旋紧，使氧气表直立，检查有无漏气。

3. 旋开总开关，再开流量调节阀，检查氧气流出量是否通畅以及全套装置是否适用，最后关上流量调节阀。推至病室待用。

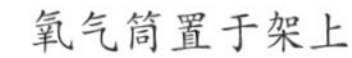

氧气筒置于架上

五、供氧方法

（一）鼻导管法

1. 单侧鼻导管法。将一细导管插入一侧鼻孔，达鼻咽部。此法节省氧气，但可刺激鼻腔黏膜，长时间应用，病人感觉不适。

（1）用物。

氧气装置 1 套，弯盘内盛纱布 1 块，鼻导管 1～2 根，胶布，棉签，小药杯内装少许冷开水，记录本，笔。

（2）操作方法。

①将氧气筒推至床旁，使流量表开关向着便于操作的方向。

②向病人解释，以便取得合作。用湿棉签清洁选择的一侧鼻腔，取鼻导管适量长度（鼻尖至耳垂的 2/3），将鼻导管沾水，自鼻孔轻轻插至鼻咽部（见图），用胶布固定于鼻翼或鼻背及面颊部（见图），打开小开关，先调节氧流量，后连接鼻导管，观察吸氧情况并记录吸氧时间。

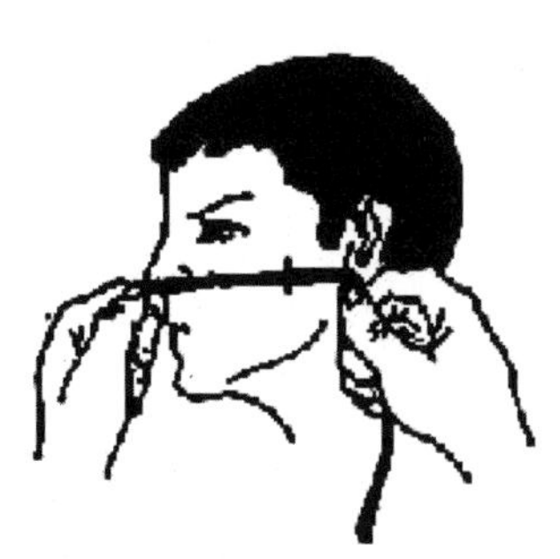

鼻导管插入长度，自鼻尖至耳垂的 2/3

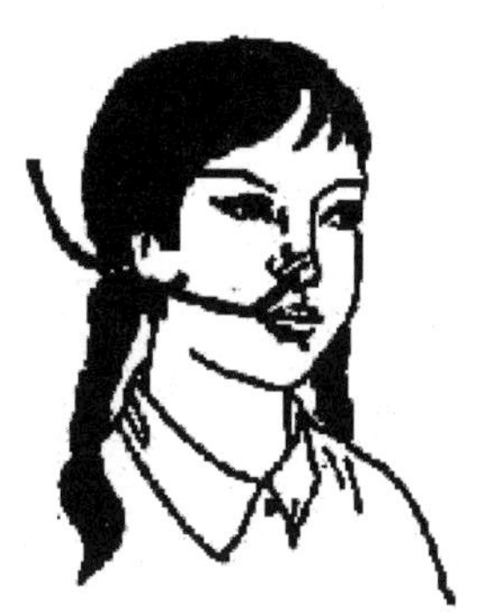

鼻导管胶布固定法

③停用氧气时，先分离鼻导管和玻璃接头，后关流量表小开关，取下鼻导管置于弯盘内，清洁面部并去除胶布痕迹，关闭总开关，重开小开关，放出余氧，关小开关，记录停氧时间。

2. 双侧导管法。擦净病人鼻腔，将特制的双侧鼻导管与橡胶管连接，调节氧流量，同上法将双侧鼻导管插入双鼻孔内，深约 1 厘米，用松紧带固定。该法适用于长期用氧的病人（见图）。

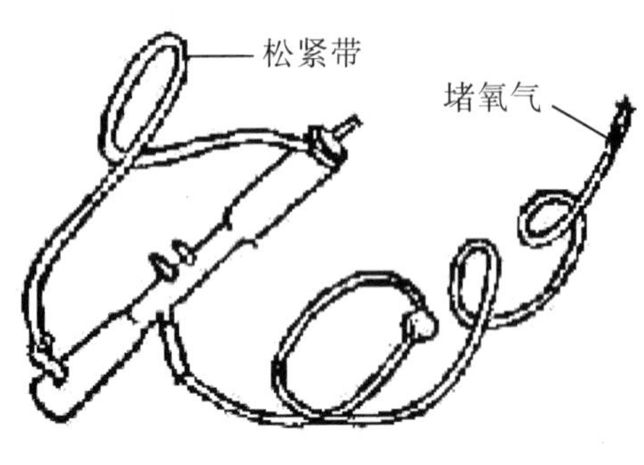

（1）双侧鼻导管

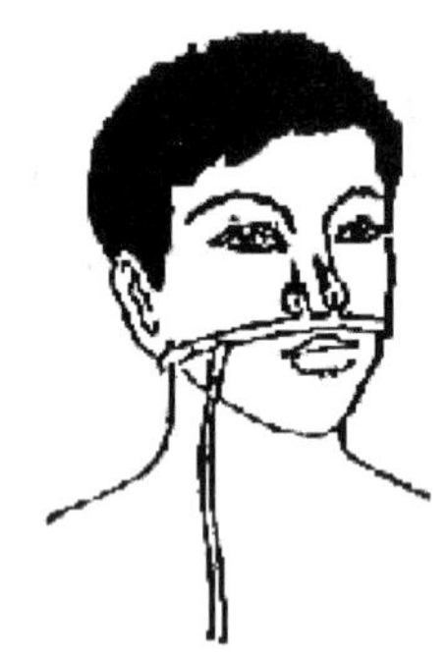

（2）双侧鼻导管固定法

双侧鼻导管法

（二）鼻塞法

用塑料或有机玻璃制成带有管腔的球状物（见图），塞于鼻孔，代替鼻导管用氧的方法。鼻塞大小以恰能塞入鼻孔为宜。此法可避免鼻导管对鼻黏膜的刺激，病人感觉较为舒适。

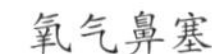

氧气鼻塞

（三）面罩法

将面罩置于病人口部，用松紧带固定，再将氧气接于氧气进孔上，调节流量。氧流量需为 6～8 升/分（见图）。

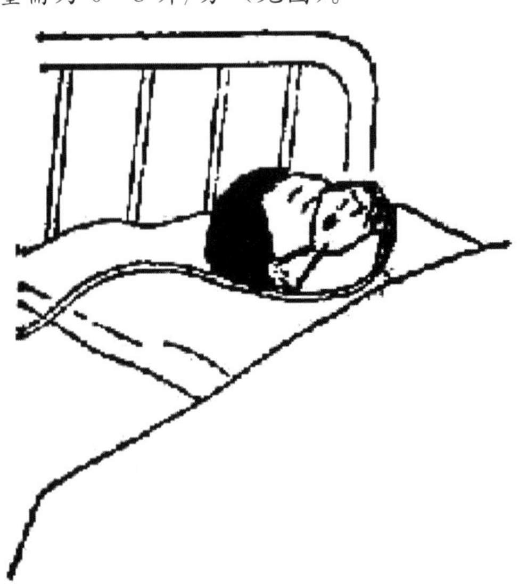

面罩给氧法

（四）氧气枕法

在抢救危重病人时，由于氧气筒准备不及或在转移病人途中，可用氧气枕代替氧气装置。氧气枕为一长方形橡胶枕，枕的一角有橡胶管，上有调节器以调节流量（见图）。使用前先将枕内灌满氧气。

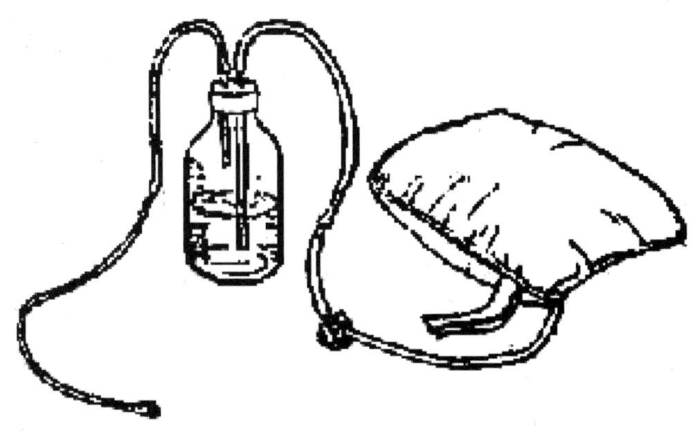

氧气枕

（五）氧气帐法

该法一般应用于儿科抢救。无氧气帐时，可用塑料薄膜制成帐篷，其大小约为病床的一半，氧气经过湿化瓶，由橡皮管通入帐内。氧流量需为 10～12 升/分，吸入的氧浓度才能达到 60%～70%。每次打开帐幕后，应将氧流量加大至 12～14 升/分，持续 3 分钟，以恢复帐内原来的氧浓度（见图）。

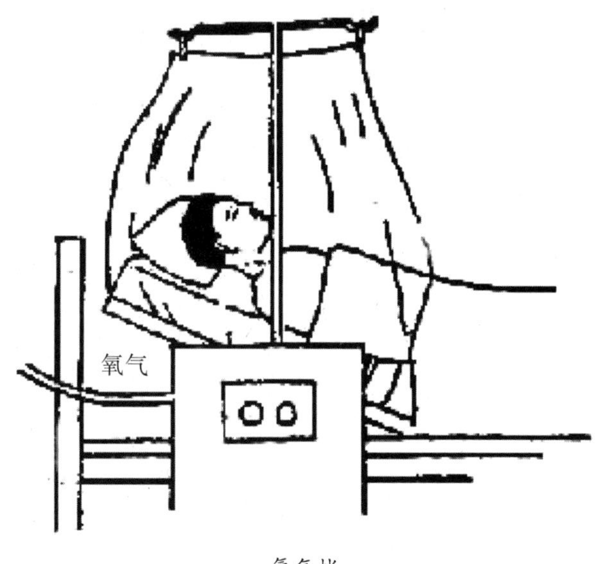

氧气帐

（六）氧气管道化装置

医院的氧气供应可集中由供应站供给，设管道通至各病区、门诊和急诊室。供应站有总开关进行管理。各用氧单位配有氧气表。当停用时，先拔出鼻导管，再旋紧氧气开关。

六、氧气成分、浓度及氧浓度和氧流量的换算法

1. 氧气成分。

根据条件和病人的需要，一般常采用 99%氧气或 5%二氧化碳和纯氧混合的气体。

2. 氧气吸入浓度。

氧气在空气中占 20.93%，二氧化碳占 0.03%，其余的 79.04%为氮气、氢气和微量的惰性气体。掌握吸氧浓度对纠正缺氧起着重要的作用，低于 25%的氧浓度则和空气中的氧含量相似，无治疗价值；高于 70%的浓度，持续时间超过 1～2 天，则发生氧中毒。对缺氧和二氧化碳滞留并存患者，应以低流量、低浓度持续给氧为宜。慢性缺氧病人长期二氧化碳分压高，其呼吸主要靠缺氧刺激颈动脉体和主动脉弓化学感受器，沿神经上传至呼吸中枢，反射性地引起呼吸。若高浓度给氧，则缺氧反射性刺激呼吸的作用消失，导致呼吸抑制，二氧化碳滞留更严重，可发生二氧化碳麻醉，甚至呼吸停止。故掌握吸氧浓度至关重要。

3. 氧浓度和氧流量的换算。可用以下公式计算：

吸氧浓度%＝21＋4×氧流量（升/分）

氧流量和氧浓度关系可参阅下表（根据上述公式推算）。

表　氧流量与氧浓度对照表

氧流量（L/ min）	1	2	3	4	5	6	7	8	9
氧浓度（%）	25	29	33	37	41	45	49	53	57

七、氧气筒内的氧气可供应时数

计算公式为：

氧气可供应的时数＝氧气筒内氧气量（升）－氧气筒容积（升）/每分钟用量（升）×60 分钟

例如，已知氧气筒容积为 40 L，压力表所指压力为 9.5 MPa，应保留压力为 0.5 MPa，设病人每分钟用氧量为 3 L，试问筒内的氧气可供应多少时间？

八、氧疗的副作用

1. 氧中毒。

长时间吸入高浓度氧可产生氧的毒性作用，影响到肺、中枢神经系统、红细胞生成系统、内分泌系统及视网膜，其中最重要的是氧对呼吸器官的副作用。一般情况下连续吸纯氧 6 小时后，即可出现恶心、烦躁不安、面色苍白、咳嗽、胸痛；吸氧 24 小时后，肺活量可减少；吸纯氧 1～4 天后可发生进行性呼吸困难。氧中毒的程度主要取决于吸入气的氧分压及吸入时间。

2. 吸收性肺不张。

呼吸空气时，肺内含有大量不被血液吸收的氮气，构成肺内气体的主要成分。当进行高浓度氧疗时，肺泡气中的氮逐渐为氧所取代，PaO_2 升高，PO_2 增大，肺泡内的气体易被血液吸收而发生肺泡萎缩现象，在通气少、血流多的肺局部表现得更为明显。故高浓度氧疗时可产生吸收性肺不张。

中心供氧的氧气吸入法

1. 准备。

(1) 护士准备。衣帽整洁，洗手，戴口罩。

(2) 核对医嘱、治疗单。

(3) 评估。询问了解患者的身体状况、患者鼻腔情况、氧气装置是否良好。解释操作目的，取得患者配合。

(4) 病人准备。患者及其家属知晓中心供氧氧气吸入法的目的及安全性。

(5) 用物准备。手消毒液，清洁的治疗盘内置中心供氧装置 1 套，一次性吸氧管 2 条，湿化瓶内装 1/2～2/3 的蒸馏水，治疗碗 2 个（一个内装纱布、通气管、镊子，另一个装冷开水），棉签，用氧记录单，笔，手表，盛污物容器。

(6) 环境准备。环境整洁、安全（无明火、高温）。

2. 操作步骤。

(1) 给氧：准备→核对和解释→装表→取舒适体位→检查一次性吸氧管→调节氧流量→置管固定→告知注意事项→核对、记录、观察。

(2) 停止用氧：观察患者吸氧后效果→核对和解释→取下吸氧管→关流量表→卸下湿化瓶、吸氧装置→整理床单元和用物→记录停氧的时间。

3. 操作重点。

(1) 湿化瓶内盛液：1/3～1/2 瓶蒸馏水或冷开水。

(2) 开始用氧时，先调流量后给氧，停止用氧时先拔管再关流量开关。

(3) 记录内容：给氧、停氧时间，氧流量，患者吸氧后效果。

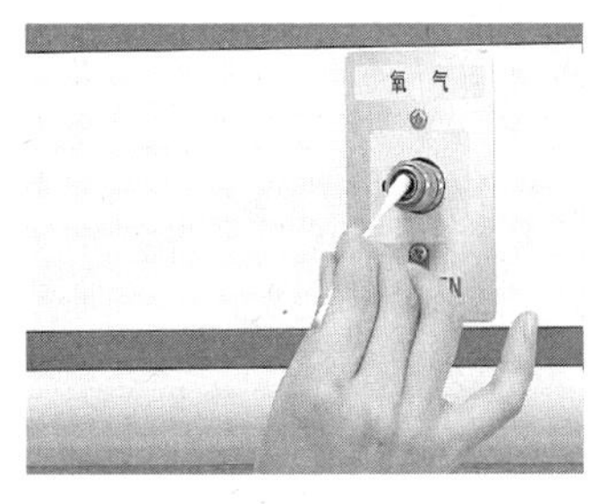

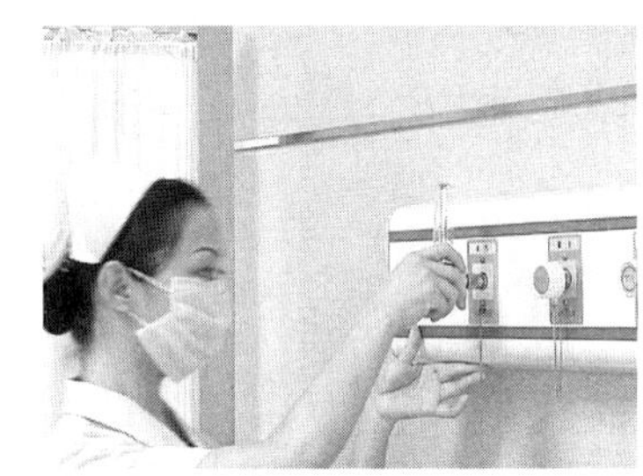

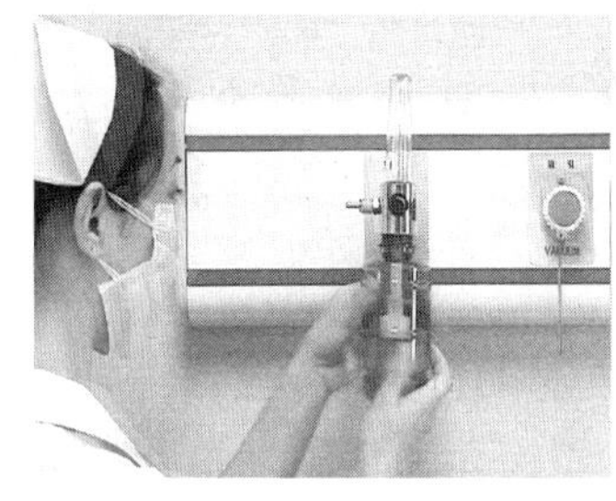

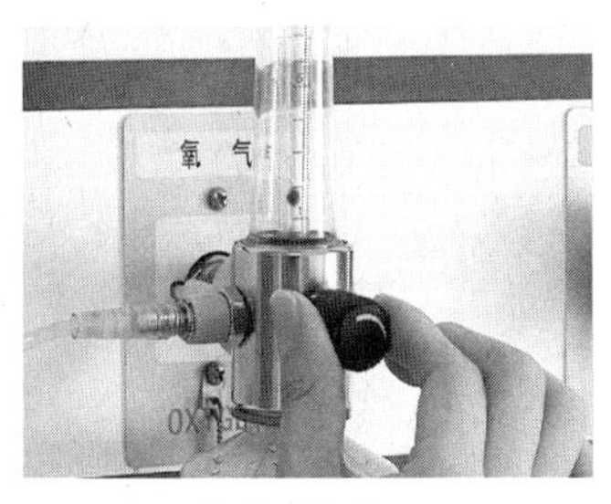

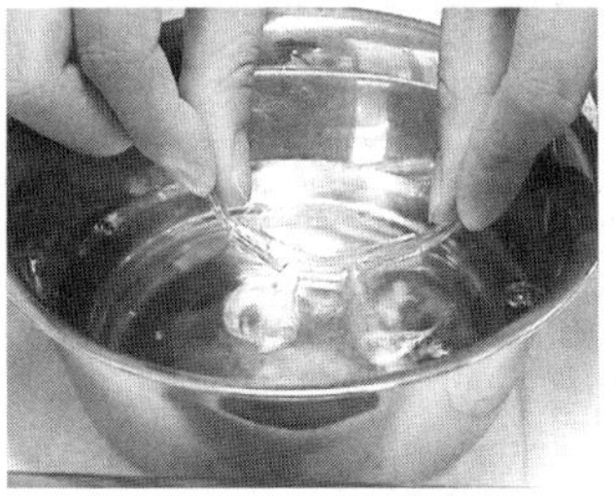

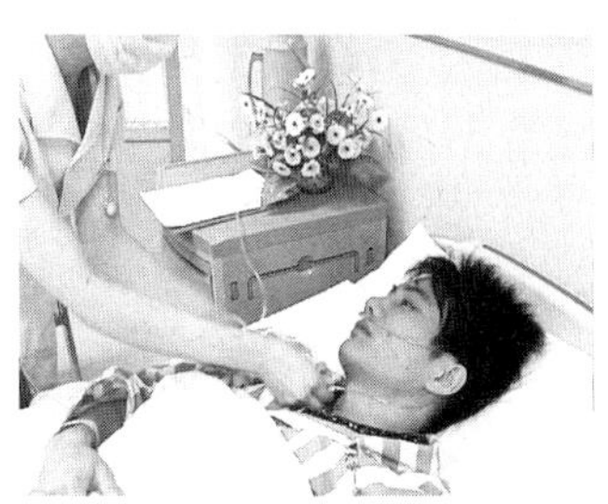

4. 注意事项。

(1) 严格遵守操作规程，切实做好“四防”，注意用氧安全。

(2) 持续吸氧患者用的鼻塞每日更换 1 次，用单腔管时双侧鼻孔交替置管，及时清理鼻腔分泌物，保证用氧安全。

(3) 使用氧气时，应先调节流量后应用，停氧时先拔出鼻塞，再关闭氧气开关。

(4) 用氧过程中，准确评估患者生命体征，密切观察患者氧气治疗的效果，发现异常及时报告医师处理。

(5) 严格遵守操作规程，注意用氧安全。

氧气筒供氧的氧气吸入法

1. 准备。

(1) 护士准备。衣帽整洁，洗手，戴口罩。

(2) 病人准备。患者及其家属知晓中心供氧氧气吸入的目的及安全性。

(3) 用物准备。手消毒液，内铺清洁治疗巾的治疗盘，供氧装置1套（配“四防”标识的流量表，湿化瓶内盛1/3～1/2无菌蒸馏水），一次性吸氧管2条，治疗碗2个（一个内装纱布、通气管、镊子，另一个装冷开水），扳手，棉签，用氧记录单，笔，手表，盛污物容器。

(4) 环境准备。环境整洁、安全（无明火、高温）。

2. 操作步骤。

(1) 给氧：准备→安装氧气表→核对和解释→取舒适体位→清洁鼻腔→检查一次性吸氧管→调节氧流量→置管固定→告知注意事项→核对、洗手、记录。

(2) 停止用氧：观察患者吸氧后效果→核对和解释→取下吸氧管→关流量表→关大开关→放出余氧→关小开关→卸下湿化瓶、氧气表→整理床单和用物→记录停氧时间。

3. 操作重点。

(1) 湿化瓶内盛液：1/3～1/2瓶蒸馏水或冷开水。

(2) 开始用氧时，先调流量后给氧，停止用氧时先拔管再关大开关。

(3) 记录内容：给氧、停氧时间，氧流量，患者吸氧后的效果。

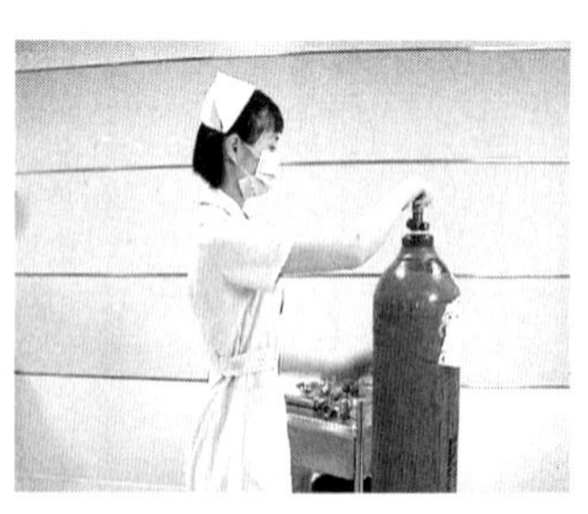
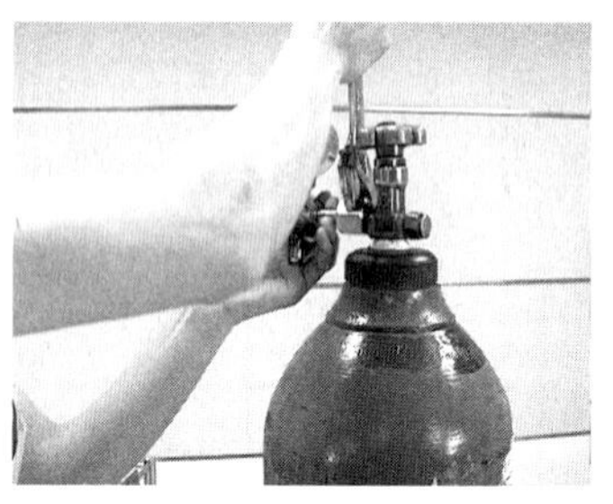
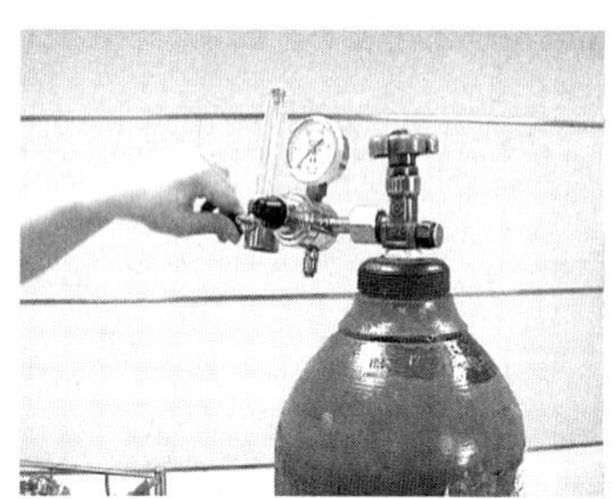
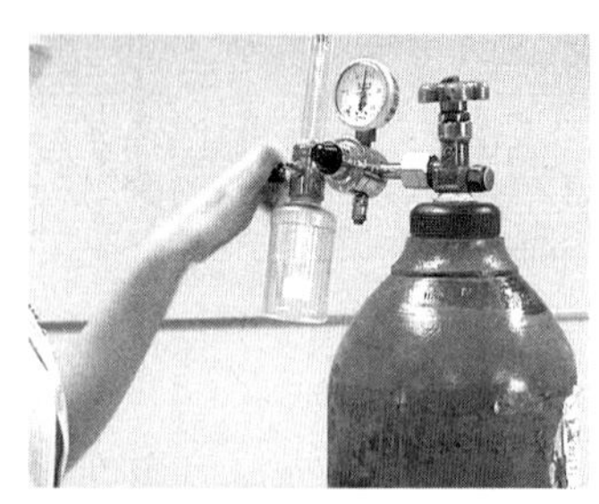
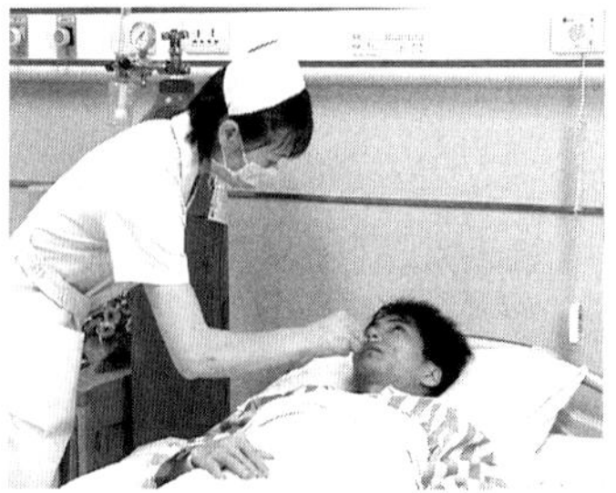
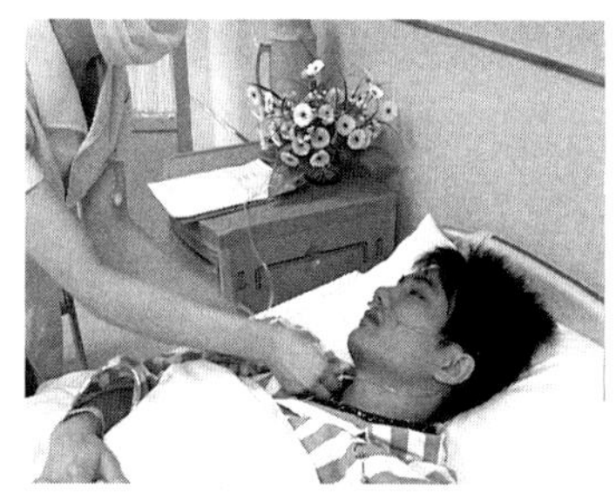

4. 注意事项。

（1）严格遵守操作规程，切实做好“四防”，注意用氧安全。

（2）持续吸氧患者的鼻塞每日更换1次，用单腔管时双侧鼻孔交替置管，及时清理鼻腔分泌物，保证用氧安全。

（3）使用氧气时，应先调节流量后应用，停氧时先拔出鼻塞，再关闭氧气开关。

（4）氧气筒内氧气切勿用空，至少保留5 kg/cm^2 压强。

（5）对已用完氧气的氧气筒，应悬挂“空”的标志。

（6）用氧过程中，准确评估患者生命体征，判断用氧效果，做到安全用氧。

5. 给氧过程中出现的问题及对策。

（1）患者或家属随意调节氧流量，则告知患者及家属不要自行摘除鼻塞或调节氧流量。

（2）患者或家属吸烟，则在氧气筒上挂上一个“四防”标志，提醒其注意用氧安全。

（3）患者如感到鼻咽部干燥不适或胸闷憋气时，应当及时通知医护人员。

六、目标检测

A1/A2 题型

1. 下列设备不属于氧气表的组成部分的是（　　）。

A. 压力表　　B. 总开关
C. 减压器　　D. 流量表
E. 湿化瓶

2. 下列不是衡量氧疗效果根据的选项是（　　）。

A. 体温　　B. 脉搏、血压
C. 精神状态　　D. 皮肤颜色、湿度
E. 呼吸方式

3. 下列氧疗的注意事项中，不妥的是（　　）。

A. 氧气筒周围严禁烟火
B. 螺旋口上生锈可涂油润滑
C. 用氧过程中密切观察患者缺氧程度的改善情况
D. 用鼻导管持续给氧，每日应更换鼻导管1次以上
E. 对未用及或已用空的氧气筒，应分别悬挂“满”或“空”的标志

4. 氧气压力表上指针降到多少时即不可再用？（　　）

A. 0.5 kg/cm^2　　B. 2 kg/cm^2
C. 3 kg/cm^2　　D. 5 kg/cm^2
E. 6.5 kg/cm^2

5. 装氧气表前先打开总开关的目的是（　　）。

A. 检查筒内是否有氧气　　B. 测知筒内氧气压力
C. 清洁气门，保护氧气表　　D. 估计筒内氧气流量
E. 了解氧气流出是否通畅

6. 氧气筒内氧气不要用尽，其目的是（　　）。

A. 便于再次充气　　B. 防止再次充氧时引起爆炸

C. 便于检查氧气装置有无漏气　　D. 便于调节氧流量

E. 使流量平稳，便于使用

患者，叶某，诊断为“支气管哮喘”，呼吸困难，不能平卧，口唇、指甲显著紫绀。给予氧吸入，氧流量为 4 L/min，氧气筒容积为 40 L，压力表所指压强为 12.5 MPa（125 kg/cm^2）。（7、8 题共用题干）

7. 该病人吸氧的浓度是多少？（　　）

A. 34%　　B. 35%　　C. 36%

D. 37%　　E. 38%

8. 氧气筒内氧气可用（　　）。

A. 10 小时　　B. 15 小时　　C. 20 小时

D. 25 小时　　E. 30 小时

9. 为保证用氧气安全，氧气筒至少应距暖气（　　）。

A. 1 米　　B. 2 米　　C. 3 米

D. 4 米　　E. 5 米

任务二　洗胃术

一、学习目标

1. 能说出洗胃术的操作流程。
2. 能叙述洗胃术的注意事项。
3. 能在教师指导下完成洗胃术的操作。
4. 会处理洗胃过程中的病人反应。
5. 能运用人际沟通技巧，正确、有效地指导患者。

二、任务描述

1. 任务一。

患者，男，24 岁，2 小时之前口服大量安眠药，来院急救。医嘱：须立即洗胃。请为其施行插胃管洗胃术。

2. 任务二。

患者，男，52 岁，因与朋友在饭店喝酒，自行饮酒 1 400 ml，昏迷 1 h 后，被朋友急送医院，到急诊科就诊。体检：中年男性，发育正常，面色苍白，意识丧失，双眼眼球固定，双瞳孔直径 0.3 cm，对光反应迟钝，血压正常，呼吸幅度微小，心音微弱，脉搏细速。临时医嘱：立即洗胃。请规范执行医嘱并给予相关指导。

要求：（1）用物准备正确。

（2）患者/家属能够知晓护士告知的事项，对服务满意。

（3）操作过程规范、准确。

三、学习准备

阅读《护理学基础》教材中“急救护理——洗胃法”的内容，并回答以下问题。

1. 什么是洗胃术？

2. 洗胃的禁忌证有哪些？

3. 洗胃术的分类有哪些？

4. 洗胃的目的是什么？

5. 洗胃术需要准备哪些用物？

6. 洗胃术患者应选取什么体位？

7. 操作时胃管插入的深度有什么要求？

8. 洗胃过程中应观察病人的哪些情况？

9. 如何记录洗胃的结果？

10. 洗胃的注意事项有哪些？

观看“洗胃术”操作视频（广西卫生厅《55 项临床护理技术操作标准》光盘）。

11. 讨论：请找出视频与课本的操作程序有哪些不同。

12. 请写出洗胃术的操作程序。

13. 常见的操作错误有洗胃液的选择不对，插入深度过深，不注意固定胃管。如何避免这些错误？

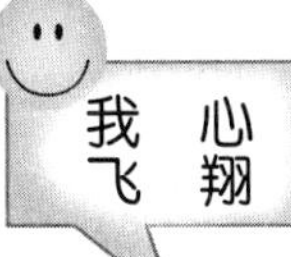

14. 你认为哪些步骤或方法可以改进？请说明理由。

四、情境演练

显一显身手

请结合任务的案例，以角色扮演的方式尝试练习，并回答问题。

1. 需要准备哪些用物？

2. 有哪些操作步骤？

3. 如何指导病人？

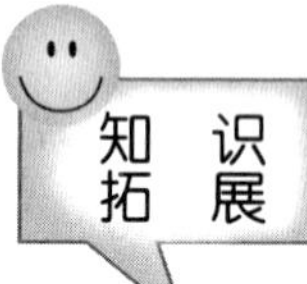

4. 如何进行口服催吐法？

5. 如何进行漏斗胃管洗胃法？

五、学习效果评价

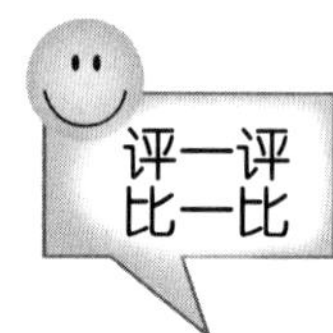

按表 6－2 的要求对本组的学习成果进行评价。

表 6－2　洗胃术情境学习成果评价表

（评价标准：A 为 90～100 分，B 为 80～89 分，C 为 70～79 分，D 为 70 分以下）

评价方式 / 达标等级 / 项目	小组自评				小组间互评				教师评价			
	A	B	C	D	A	B	C	D	A	B	C	D
流程合理、规范												
表格填写正确												
介绍完整												
健康指导有效												
沟通恰当												
关爱病人												
团队协作												
病人满意												
改进和建议												

超链接：问题探究

一、洗胃术

1. 准备。

(1) 护士准备。衣帽整洁，洗手，戴口罩。

(2) 核对医嘱。

(3) 评估。了解患者服用毒物的名称、剂量及时间，患者的口鼻腔情况，安抚患者，取得患者配合。

(4) 病人准备。患者及其家属知晓洗胃的目的及安全性。

(5) 用物准备。手消毒液，洗胃溶液，清洁治疗盘内放置压舌板，弯盘，手电筒，洗胃包，棉签，胶布，一次性中单，手套，适合型号胃管，连接管数条，口咬，听诊器，治疗碗，吸管，带刻度的盛水桶2个，盛污物容器。

(6) 环境准备。清洁、安静、温度适宜，酌情关闭门窗，遮挡患者。

2. 操作步骤。

准备→核对和解释→检查连管→安置卧位→插管洗胃→拔管整理→观察记录。

3. 操作重点。

(1) 体位。中毒较轻者取坐位或半坐卧位；中毒较重者取左侧卧位；昏迷病人取平卧位，头偏向一侧。

(2) 插管长度。成人为45～55 cm。

(3) 记录内容。洗胃时间，灌洗液的名称、量及吸出液（呕吐液）的量、性状、颜色、气味，病人情况等。

4. 注意事项。

(1) 呼吸心跳骤停患者，应先进行心肺复苏，后洗胃。

(2) 洗胃前应检查患者生命体征，如有呼吸道分泌物增多或缺氧，应先吸痰，再插胃管洗胃。

(3) 尽早开放静脉通道，遵医嘱给药。

(4) 当中毒物质不明时，应先抽出胃内容物送检，以明确毒物性质；洗胃溶液可先选用温开水或0.9%氯化钠溶液，等确定毒物性质后，再选用对抗剂洗胃。

(5) 如果病人误服强酸或强碱等腐蚀性药物，禁忌洗胃，以免导致胃穿孔。可遵医嘱给予药物解毒或物理性对抗剂，如豆浆、牛奶、米汤、蛋清水（用生鸡蛋蛋清调水至200 ml）等，以保护胃黏膜。

(6) 肝硬化伴食管胃底静脉曲张，近期曾有上消化道出血、胃穿孔的病人，禁忌洗胃；食管阻塞、消化性溃疡、胃癌等病人不宜洗胃；为昏迷病人洗胃应谨慎，可采用去枕平卧位，将头偏向一侧，以防窒息。

(7) 洗胃液的量，每次灌入300～500 ml，不能超过500 ml，并保持灌入量与抽出量的平衡。如灌入量过多，液体可从口鼻腔涌出，易引起窒息；还可导致急性胃扩张，使胃内压升高，促使中毒物质进入肠道，反而增加毒物的吸收；突然的胃扩张还可兴奋迷走神经，反射性地引起心脏骤停。

(8) 为幽门梗阻病人洗胃，宜在饭后4～6 h或空腹时进行，并记录胃内潴留量，以便了解梗阻情况，为静脉输液提供参考。如灌入量为 2 000 ml，抽出量为 2 500 ml，则表示胃潴留量为 500 ml。

（9）洗胃完毕，胃管宜保留一定时间，以利再次洗胃，尤其是有机磷中毒者，胃管应保留 24 h 以上，以便于反复洗胃。

5. 洗胃过程中出现的问题及对策。

（1）用自动洗胃机洗胃，使用前必须接妥地线，以防触电，并检查机器各管道衔接是否正确、接牢，运转是否正常。打开控制台上的按钮，向胃内注入洗胃液的同时观察正压表（一般压力不超过 40 kPa），并观察洗胃液的出入量。如有水流不畅，进、出液量相差较大，可交替按“手冲”和“手吸”两键进行调整。用毕及时清洗。

（2）洗胃过程中，如有阻碍、疼痛、流出液有较多鲜血或出现休克现象，应立即停止洗胃。洗胃过程中随时观察患者呼吸、血压、脉搏的变化，并做好详细记录。

二、洗胃方法

1. 口服催吐法。

用于服毒量少的清醒合作者。

（1）嘱病人自饮大量洗胃液，然后吐出，必要时可用压舌板压舌根催吐。一次饮液量约 500 ml。

（2）反复进行，直至吐出的液体澄清、无味为止。

2. 胃管洗胃法。

不合作者由鼻腔插入，昏迷者按昏迷病人胃插管术进行。

3. 漏斗胃管洗胃法。

（1）用石蜡油润滑胃管前段，由口腔插入 55～60 cm，证实胃管在胃内后，用胶布固定。

（2）置漏斗低于胃部水平位置，挤压橡胶球，抽尽胃内容物。

（3）举漏斗高过患者头部 30～50 cm，将 300～500 ml 洗胃液缓缓倒入漏斗内，当漏斗内尚余少量溶液时，快速将漏斗降低至患者胃部位置以下，并倒向污水桶内。其原理是利用虹吸作用，引出胃内液体，使其流入污水桶；一次灌入量以 300～500 ml 为宜。

（4）如此反复灌洗直至洗出液澄清、无味为止。每次灌入量和洗出量应基本相等，否则易导致胃潴留。

4. 电动吸引器洗胃法。

（1）接通电源，检查吸引器功能。

（2）安装灌洗装置。输液管与 Y 形管主管相连，洗胃管末端及吸引器贮液瓶的引流管分别与 Y 形管两分支相连，夹紧输液管，检查各连接处有无漏气。将灌洗液倒入输液瓶内，挂于输液架上。其原理是利用负压吸引作用，吸出胃内容物。

（3）润滑胃管前段，插管，并证实胃管在胃内后固定。

（4）开动吸引器，吸出胃内容物。吸引器负压宜保持在 13.3 kPa 左右，压力过高易损伤胃黏膜。

（5）关闭吸引器，夹紧贮液瓶上的引流管，开放输液管使溶液流入胃内 300～

500 ml。

(6) 夹紧输液管，开放贮液瓶上的引流管，开动吸引器，吸出灌入的液体。

(7) 反复灌洗直至洗出液澄清、无味为止。

5. 全自动洗胃机洗胃。

(1) 接通电源，检查全自动洗胃机。

(2) 润滑胃管前段，插管，证实胃管在胃内后固定。

(3) 将已配好的洗胃液倒入水桶内，将3根橡胶管分别与机器的药管（进液管）、胃管、污水管（出液管）相连，药管的另一端放入洗胃液桶内，污水管的另一端放入空水桶内，胃管的另一端与已插好的病人胃管相连，调节药量流速。

(4) 按“手吸”键，吸出胃内容物，再按“自动”键，机器即开始对胃进行自动冲洗。冲洗时“冲”灯亮，吸引时“吸”灯亮。

(5) 若发现有食物堵塞管道，水流减慢、不流或发生故障时可交替按“手冲”和“手吸”键重复冲吸数次，直到管路通畅，再按“手吸”键将胃内残留液体吸出后，按“自动”键，恢复自动洗胃，直至洗出液澄清、无味为止。

三、常用洗胃溶液

1. 温水或生理盐水。

对毒物性质不明的急性中毒者，应抽出胃内容物送检，洗胃液选用温开水或生理盐水，待毒物性质确定后，再采用对抗剂洗胃。

2. 碳酸氢钠溶液。

一般用2%～4%的溶液洗胃，常用于有机磷农药中毒，能使其分解从而失去毒性。但敌百虫中毒时禁用，因敌百虫在碱性环境中能变成毒性更强的敌敌畏。砷（砒霜）中毒也可用碳酸氢钠溶液洗胃。

3. 高锰酸钾溶液。

其为强氧化剂，一般用1∶(2 000～5 000) 的浓度，常用做急性巴比妥类药物、阿托品及毒蕈中毒时的洗胃液。但有机磷农药对硫磷（1605）中毒时，不宜用高锰酸钾，因能使其氧化成毒性更强的对氧磷（1600）。

4. 茶叶水。

含有丰富鞣酸，具有沉淀重金属及生物碱等毒物的作用，且来源容易获得。

六、目标检测

A1/A2 题型

1. 服毒后（　　）小时内洗胃最有效？

A. 0.5　　B. 1　　C. 2

D. 4　　E. 6

2. 对于安眠药中毒的病人，应该用的洗胃溶液是（　　）。

A. 5%醋酸

B. 蛋清水

C. 1∶(15 000～20 000) 高锰酸钾

D. 牛奶

E. 2%～4%碳酸氢钠

3. 对于酸性毒物中毒的病人，应该采用的洗胃溶液是（　　）。

A. 5%醋酸

B. 镁乳

C. 1∶(15 000～20 000) 高锰酸钾

D. 白醋

E. 2%～4%碳酸氢钠

4. 对于碱性毒物中毒的病人，禁用的洗胃溶液是（　　）。

A. 5%醋酸

B. 蛋清水

C. 白醋

D. 牛奶

E. 氢氧化钠

5. 对于乐果中毒的病人，禁用的洗胃溶液是（　　）。

A. 5%醋酸

B. 蛋清水

C. 1∶(15 000～20 000) 高锰酸钾

D. 牛奶

E. 2%～4%碳酸氢钠

6. 患者，男，20 岁，神志不清送医院急诊，家属诉其服了农药，但药名及剂量不详。查体：昏迷，瞳孔光反应差，病理反射（-），心肺听诊（-）。接诊医师为尽快排除患者消化道内毒物，嘱立即进行洗胃，每次灌入 600 ml，连续 9 次。上级医师认为该处理不当，其理由是（　　）。

A. 毒物种类不明不该洗胃

B. 每次注入量太多，促使毒物进入肠内吸收

C. 每次注入量太少，排毒不够

D. 总量太多，达 5.4 L

E. 总量太少，洗胃不彻底

7. 患者，女，25 岁，家人发现其昏迷在床上而急送医院。据说患者近来工作很不顺利，既往体健。体格检查：BP 为 90/60 mmHg，双瞳孔等大，直径为 3 mm，呼吸时有酒味，心肺正常，应立即采取的抢救措施是（　　）。

A. 吸氧

B. 大量输液

C. 洗胃

D. 利尿

E. 静脉滴注维生素 C

任务三　吸痰法

一、学习目标

1. 能说出吸痰法的操作流程。
2. 能叙述吸痰法的注意事项。
3. 能在教师指导下完成吸痰法的操作。
4. 会处理吸痰过程中的病人反应。
5. 能运用人际沟通技巧，正确、有效地指导患者。

二、任务描述

1. 任务一。

王先生，73岁，因气促、呼吸困难、口腔溃疡、疼痛难忍，急诊入院。查体：意识清楚，紫绀明显，双肺痰鸣音显著。诊断为慢性支气管炎、肺气肿合并肺部感染。处理措施：持续低流量吸氧，必要时吸痰。请规范吸痰并给予相应指导。

2. 任务二。

马先生，35岁，出租车司机，平素自感健康，因发生车祸，急诊入院，诊断为颅内出血伴有全身多处骨折。在全身麻醉下施开颅手术止血减压，术中病人烦躁不安，呕吐不止，面部紫绀，呼吸困难。紧急处理：气管切开，吸痰。请遵医嘱进行紧急气管切开术后护理。

要求：（1）用物准备正确。

（2）患者/家属能够知晓护士告知的事项，对服务满意。

（3）操作过程规范、准确。

三、学习准备

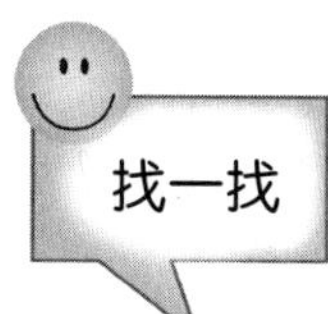

阅读《护理学基础》教材中“急救护理——吸痰法”的内容，并回答以下问题。

1. 吸痰法可以应用于哪些病人？

____

2. 吸痰的目的是什么？

____

3. 吸痰法的注意事项有哪些？

____

4. 吸痰法需要准备哪些用物？

____

5. 进行吸痰时患者应选取什么体位？

____

6. 操作时插入吸引器时间有什么要求？

____

7. 吸痰时痰液黏稠应如何解决？

8. 吸痰时成人和小儿的负压调节各为多少？

9. 吸痰过程中应观察病人的哪些情况？

观看“吸痰法”操作视频（广西卫生厅《55项临床护理技术操作标准》光盘）。

10. 讨论：请找出视频与课本的操作程序有哪些不同。

11. 写出吸痰法的操作程序。

12. 常见的操作错误有污染吸痰管、吸引方法错误、吸引时间超过15 s。应如何避免这些错误？

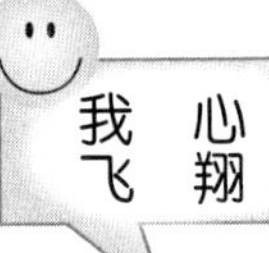

13. 你认为哪些步骤或方法可以改进？请说明理由。

四、情境演练

请结合任务的案例，以角色扮演的方式尝试练习，并回答问题。

1. 该护理任务需要准备哪些用物？

2. 该护理任务有哪些操作步骤？

3. 如何指导病人？

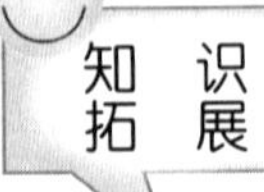

4. 如何对昏迷病人进行吸痰？

5. 在没有吸引装置、吸引器的紧急情况下如何用注射器吸痰？

五、学习效果评价

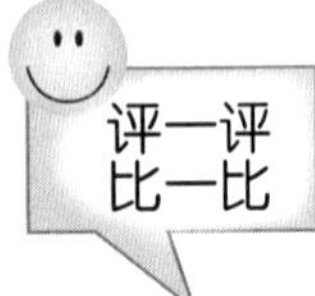

按表6－3的要求对本组的学习成果进行评价。

表 6 - 3　吸痰法情境学习成果评价表

（评价标准：A 为 90～100 分，B 为 80～89 分，C 为 70～79 分，D 为 70 分以下）

评价方式 / 达标等级 / 项目	小组自评				小组间互评				教师评价			
	A	B	C	D	A	B	C	D	A	B	C	D
流程合理、规范												
表格填写正确												
介绍完整												
健康指导有效												
沟通恰当												
关爱病人												
团队协作												
病人满意												
改进和建议												

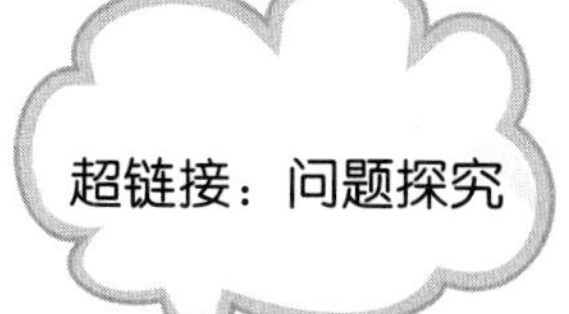

吸痰法

吸痰法是指经口、鼻腔、人工气道将呼吸道的分泌物吸出，以保持呼吸道通畅，预防吸入性肺炎、肺不张、窒息等并发症的一种方法。临床上主要用于年老体弱、危重、昏迷、麻醉未清醒前等各种原因引起的不能有效咳嗽患者。

吸痰装置有中心负压装置（中心吸引器）、电动吸引器两种，利用负压吸引原理，连接导管吸出痰液。

各大医院均设有中心负压装置，吸引器管道连接到各病床床单位，使用时只需接上吸痰导管，开启开关，即可吸取，十分方便。

电动吸引器由马达、偏心轮、气体过滤器、压力表、安全瓶、贮液瓶组成。安全瓶和贮液瓶可贮液 1 000 ml，瓶塞上有两根玻璃管，并有橡胶管相互连接。接通电源后马达带动偏心轮，从吸气孔吸出瓶内空气，并由排气孔排出，不断循环转动，使瓶内产生负压，将痰液吸出。

1. 准备。

（1）护士准备。衣帽整洁，洗手，戴口罩。

（2）核对医嘱。紧急情况时护士应以抢救生命为原则。

（3）评估。患者的意识状态、生命体征、呼吸道分泌物的量、口鼻黏膜情况。向患者及其家属解释操作目的，取得患者配合。

（4）病人准备。患者及其家属知晓吸痰的目的、方法、注意事项及配合要点。

（5）用物准备。①在无菌治疗盘内盛无菌盖罐或无菌盘 2 只（1 只盛无菌生理盐水，另 1 只盛无菌吸痰管数根）或一次性吸痰导管数根、无菌持物钳、无菌持物镊、无菌纱布、玻璃接管。②电动吸痰器或中心吸收装置。③其他（包括棉签、弯盘、盛消毒液的容器、手电筒、多头插座、消毒液）。④另备无菌方盘（内盛无菌压舌板、张口器、舌钳、牙垫）。

（6）环境准备。安静、整洁、安全。

2. 操作步骤。

准备→核对和解释→安置体位→固定瓶子→检查性能→调节负压→安置卧位→试吸检查→管道连接→润滑检查→吸引痰液→继续深吸→吸痰方法→退管冲洗→查对、观察→关闭吸痰器开关及电源开头→整理，用物处理，洗手，记录。

3. 操作重点。

（1）体位。去枕仰卧位，头转向操作者一侧，略向手仰。

（2）调节负压。成人为 300～400 mmHg（0.040～0.053 MPa），小儿为 250～300 mmHg（0.033～0.040 MPa）。

（3）吸痰方法。由深部向上提拉，左右旋转，每次吸痰时间为 5～15 s。

（4）吸痰顺序。气管切开→口腔→鼻腔。

（5）记录内容。吸痰时间、痰液性状及量、病人呼吸情况。

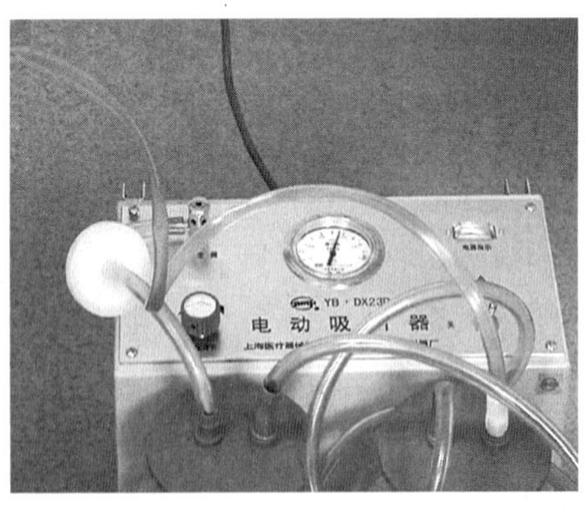

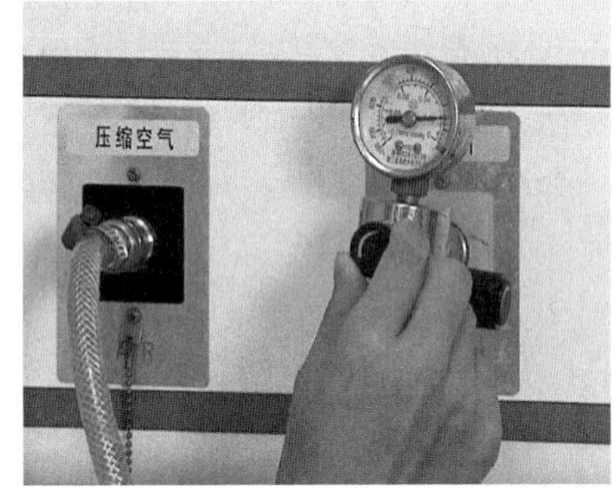

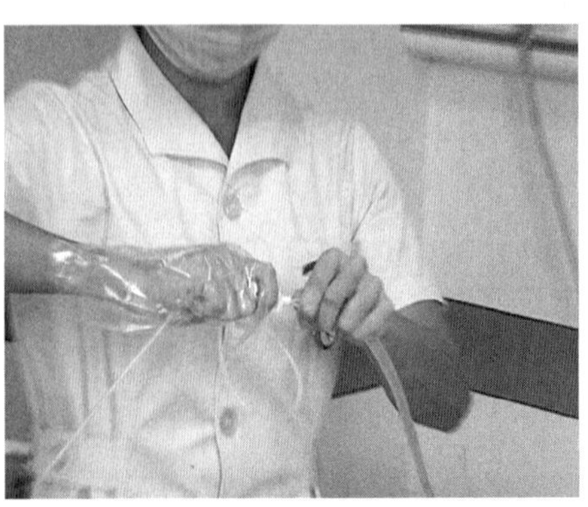

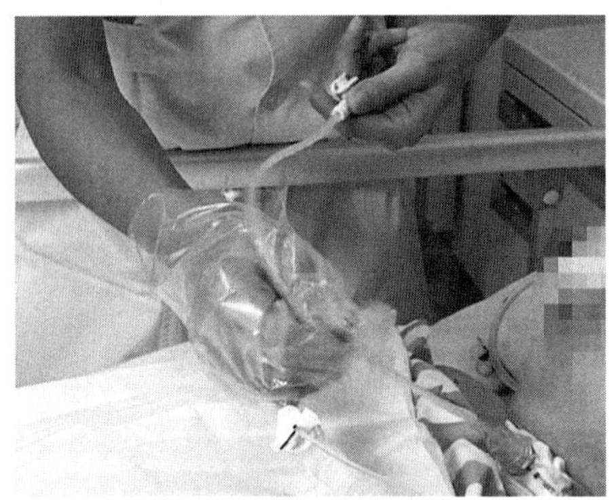

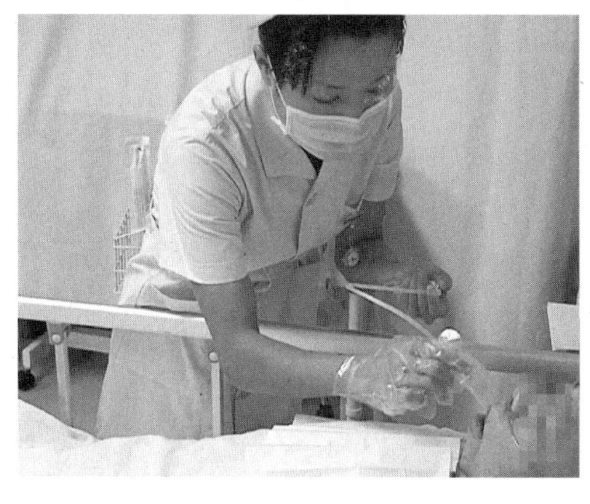

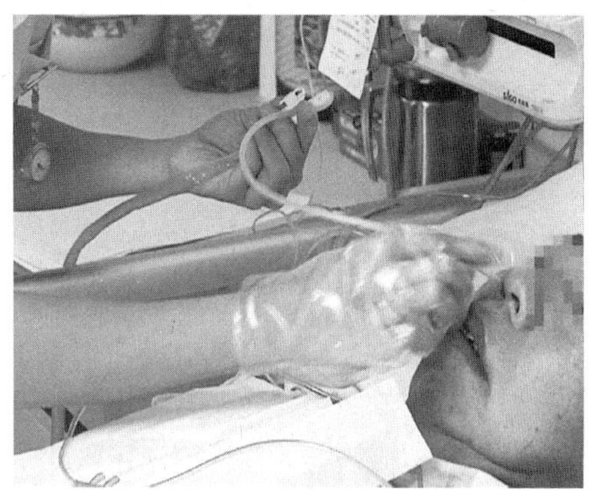

4. 注意事项。

(1) 严格执行无菌操作，治疗盘内的吸痰用物每天更换 1～2 次，吸痰管每次使用后更换，勤做口腔护理。贮液瓶、安全瓶内的液体应及时倾倒，做好消毒处理。

(2) 注意观察病人病情变化，保持呼吸道通畅，听到病人喉头有痰鸣音或排痰不畅应及时抽吸，痰液黏稠可配合叩背、雾化吸入，气管插管或气管切开者也可向气管内滴入少量等渗盐水或化痰药物，使痰液稀释，便于吸出。

(3) 吸痰时，每次插入吸引时间少于 15 s，人工气道者连续吸痰不可超过 3 次，以免引起缺氧。使用呼吸机或缺氧严重者，吸痰前后可根据病情增加氧流量。

(4) 为婴幼儿吸痰时，吸痰管要细，动作要轻，负压要小，以免损伤黏膜。

(5) 吸痰前后给予高流量氧气吸入 2 min。

5. 吸痰术中出现的问题及对策。

(1) 若在吸痰过程中操作不当，容易造成患者呼吸道黏膜的损害，而且整个操作是在患者的呼吸道内进行的，要求在吸痰过程中一定要严格执行无菌技术操作。

(2) 操作过程中注意保持吸痰管不受污染，用手取吸痰管的过程中，吸痰管受到污染后须更换。严格执行无菌技术操作，反复强化无菌观念。

六、目标检测

A1 题型

1. 下列使用电动吸引器前的工作中，错误的是（　　）。

A. 吸引器的性能是否良好　　B. 电源和吸引器电压是否相等

C. 各管连接是否正确　　D. 吸气管和排气管是否弄错

E. 安全瓶内的消毒液是否已加入

2. 采用电动吸引器为婴幼儿吸痰，压力应小于（　　）。

A. 10 kPa　　B. 20 kPa　　C. 30 kPa

D. 40 kPa　　E. 50 kPa

3. 用吸痰管进行气管内吸痰的方法应（　　）。

A. 由上而下抽吸　　B. 自下而上抽吸

C. 左右旋转由深部向上提拉　　D. 上下移动进行抽吸
E. 固定于一处抽吸

4. 用电动吸引器吸痰时，要求每次吸痰时间不超过（　　）。
A. 5 秒　　B. 10 秒　　C. 15 秒
D. 25 秒　　E. 40 秒

5. 下列电动吸引器吸痰法的注意事项中，错误的是（　　）。
A. 严格执行无菌操作　　B. 吸痰用物应每天更换 1～2 次
C. 吸痰导管每次使用后要更换　　D. 勤做口腔护理
E. 定时吸痰，时间未到不用吸痰

6. 电动吸痰器吸痰的原理为（　　）。
A. 正压原理　　B. 负压原理
C. 虹吸原理　　D. 空吸原理
E. 静压原理

7. 吸痰时如痰液黏稠，下列处理错误的是（　　）。
A. 滴少量生理盐水　　B. 增大负压吸引力
C. 叩拍胸背部　　D. 协助更换卧位
E. 雾化吸入

8. 吸痰是为了防止痰液堵塞而引起（　　）。
A. 支气管哮喘　　B. 肺气肿
C. 吸入性肺炎　　D. 慢性支气管炎
E. 肺纤维化

9. 下列不符合吸痰护理操作的是（　　）。
A. 插管前应检查导管是否通畅
B. 吸痰前对缺氧严重者应加大氧流量
C. 痰液黏稠时滴入少量生理盐水稀释
D. 先吸净气管内的分泌物后，再吸口腔、咽喉分泌物
E. 吸痰导管退出后，应用生理盐水抽吸冲洗

10. 吸痰导管使用后的更换时间为（　　）。
A. 每次使用后　　B. 4 小时　　C. 8 小时
D. 12 小时　　E. 24 小时

任务四　徒手心肺复苏术

一、学习目标

1. 能说出徒手心肺复苏术的操作流程。
2. 能叙述徒手心肺复苏术的注意事项。
3. 能在教师指导下完成徒手心肺复苏术的操作。

4. 会处理徒手心肺复苏过程中的病人反应。

5. 能运用人际沟通技巧，正确、有效地指导患者。

二、任务描述

1. 任务一。

王平，男，54 岁，既往体健，因突发心前区疼痛 2 小时入院。患者于发病前 2 小时剧烈活动后，间断心前区及后背部疼痛，向左肩部放射，全身出冷汗。患者入院后予以吸氧，建立静脉通道，迅速出现意识不清，双目上视，肢体抽搐。查病人瞳孔散大，脉搏、呼吸、血压均无法测量。请立即抢救病人。

2. 任务二。

潘勇，男，45 岁，因头晕、胸闷、全身出冷汗 30 分钟就诊。病人当天下午曾有重体力劳动史。病人在步行入病房途中突然摔倒在地，当即检查证实病人神志丧失、脉搏消失，心音听不到，突发心跳骤停。请立即对病人进行处理。

要求：（1）用物准备正确。

（2）患者/家属能够知晓护士告知的事项，对服务满意。

（3）操作过程规范、准确。

三、学习准备

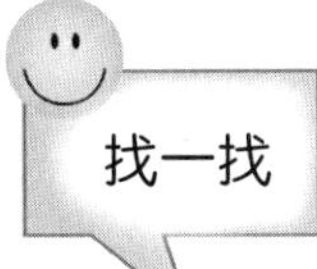

阅读《护理学基础》教材中“急救护理——徒手心肺复苏术”的内容，并回答以下问题。

1. 徒手心肺复苏术可以应用于哪些病人？

____

2. 徒手心肺复苏术的目的是什么？

____

3. 实施徒手心肺复苏术时胸外心脏按压定位方法有哪几种？

____

4. 徒手心肺复苏术需要准备哪些用物？

____

5. 实施徒手心肺复苏术时患者应选取什么体位？

____

6. 请写出口对口人工呼吸的正确操作方法。

____

7. 对病人进行心肺复苏后应如何进行效果判断？

____

8. 成人人工呼吸与胸外心脏按压比例是多少？

____

9. 在进行心肺复苏术前对患者病情判断的内容有哪些？

____

看一看
说一说

观看“徒手心肺复苏术”操作视频（广西卫生厅《55项临床护理技术操作标准》光盘）。

10. 讨论：请找出视频与课本的操作程序有哪些不同。

____

11. 请写出徒手心肺复苏术的操作程序。

____

12. 常见的操作错误有找不准按压部位，按压深度过深或过浅，按压频率过快或过慢。如何避免这些错误？

____

13. 你认为哪些步骤或方法可以改进？请说明理由。

____

四、情境演练

请结合本任务的案例，以角色扮演的方式尝试练习，并回答问题。

1. 该护理任务有哪些操作步骤？

____

2. 如何进行双人心肺复苏术？

____

五、学习效果评价

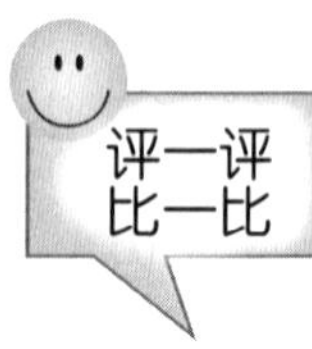

按表6-4的要求对本组的学习成果进行评价。

表6-4　徒手心肺复苏术（成人）情境学习成果评价表

（评价标准：A为90～100分，B为80～89分，C为70～79分，D为70分以下）

评价方式 / 达标等级 / 项目	小组自评				小组间互评				教师评价			
	A	B	C	D	A	B	C	D	A	B	C	D
流程合理、规范												
表格填写正确												

续表

评价方式 / 达标等级 / 项目	小组自评				小组间互评				教师评价			
	A	B	C	D	A	B	C	D	A	B	C	D
介绍完整												
健康指导有效												
沟通恰当												
关爱病人												
团队协作												
病人满意												
改进和建议												

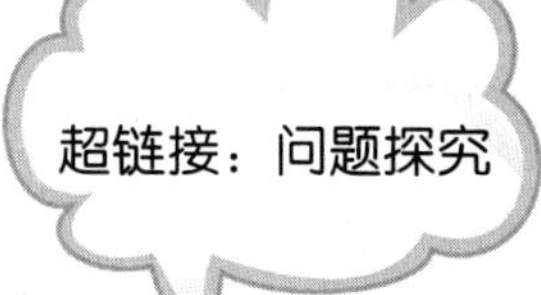

一、徒手心肺复苏术（成人）

1. 准备。

（1）护士准备。衣帽整洁，洗手，戴口罩。

（2）病人准备。意识不清，无须特殊准备。

（3）用物准备。有条件可备治疗盘，盘内放血压计、听诊器、手电筒、简易呼吸器、纱布数块。必要时准备胸外按压木板、脚踏凳、屏风等。

（4）环境准备。就地抢救，不宜搬动。尽力创设宽敞、安静、光线适宜的环境条件。注意遮挡，尊重病人，避免影响其他病人。

2. 操作步骤。

判断病情→求助呼救→安置体位→判断脉搏→心脏按压→开放气道→人工呼吸→效果判断→整理记录。

3. 操作重点。

（1）立即呼救，同时检查脉搏，时间小于 10 s，寻求帮助，记录时间。

（2）体位。去枕平卧于硬板床或地面。若病人卧于软床上，肩背下须垫胸外心脏按压木板，头后仰，头颈躯干平直，无扭曲，双手放于躯干两侧。暴露胸部，松开腰带。

（3）定位：①胸骨下 1/2 处，即乳头连线与胸骨连线处；②胸骨下 1/3 与上 2/3 的交界处；③沿肋弓下缘摸至剑突，上二横指旁。

（4）方法：两手手指交叉，双手手指离开胸壁均向后翘，保持肘关节伸直，按压时双臂垂直向下。

（5）深度：成人要大于或等于 5 cm，对儿童及婴儿则至少为胸部前后径的 1/3，分别约为 5 cm 和4 cm。

（6）频率：≥100 次/分。

（7）比例：按压和放松时间各占 50%，胸廓完全回弹按压呼吸比为 30∶2。

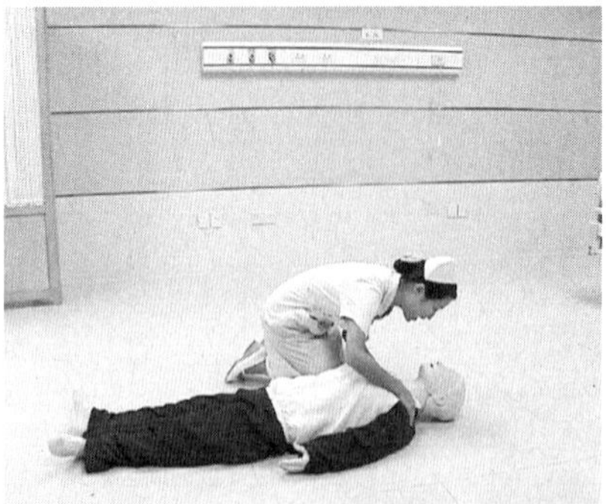

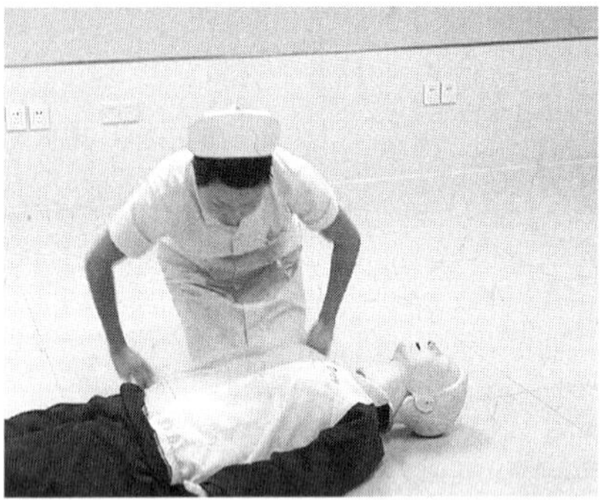

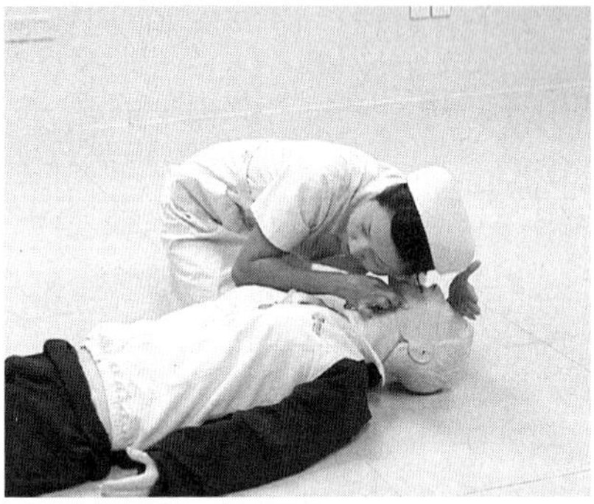

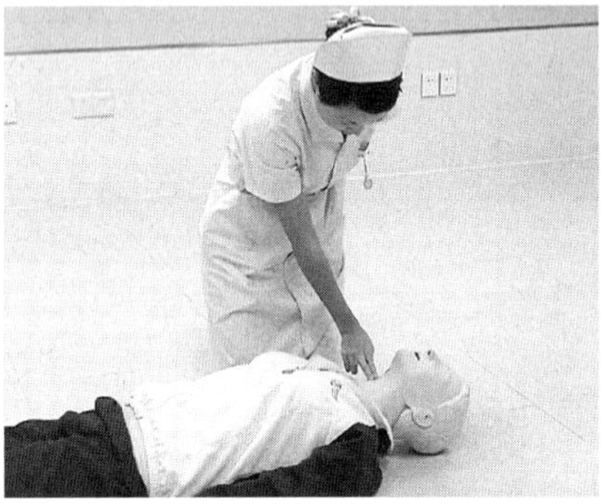

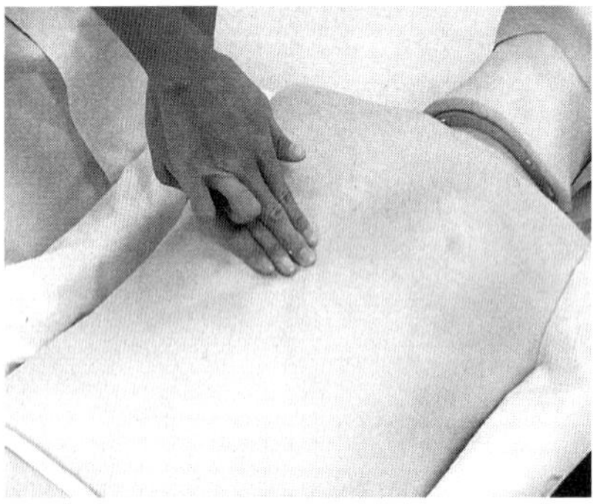

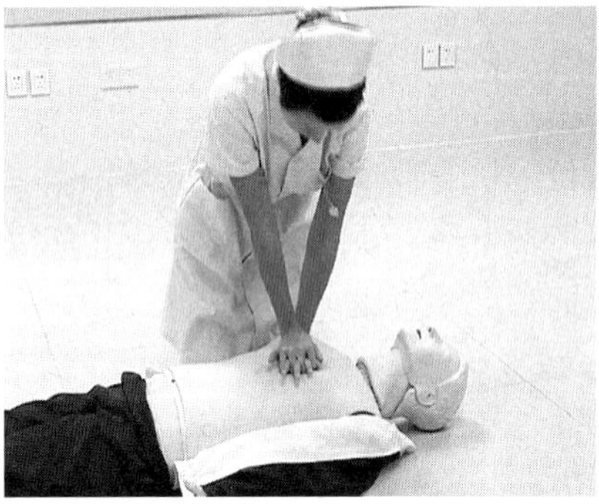

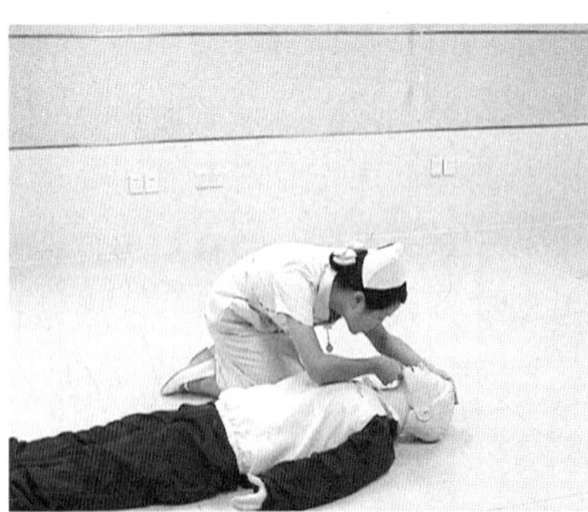

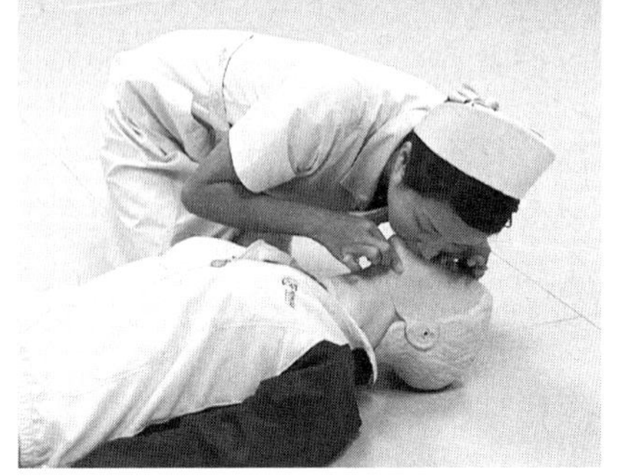

（8）记录内容：抢救开始和结束时间、抢救过程中患者的反应。

4. 注意事项。

(1) 遇有头颈、脊椎外伤者不宜抬颈或搬动，以免造成脊椎损伤。

(2) 人工呼吸时要确保呼吸道通畅，吹气后，抢救者应迅速将头转向病人胸廓方向，避免吸入病人呼出的高浓度二氧化碳并观察病人呼吸情况。

(3) 胸外心脏按压时力度要适宜，位置、手法要正确，两手手指不能触及病人胸壁，按压至最深处要稍做停顿，抬手时不可离开胸壁，以免造成错位。

(4) 操作中途换人，不得使抢救中断时间超过 5～7 秒，应在心脏按压、吹气间隙进行；人工呼吸与胸外心脏按压同时进行时，吹气时稍停按压，二人操作要配合默契。

(5) 在未恢复自主心律前不能中断按压，如需安插人工气道或除颤时，中断不应超过 10 秒。

(6) 心肺复苏术实施过程中要准确评估病人情况，如意识状态、自主呼吸、皮肤黏膜温度及颜色变化、大动脉搏动、瞳孔变化等。

(7) 遇有肋骨骨折、血气胸、心包填塞、心脏外伤等，应立即配合医生进行胸内心脏按压术。

二、徒手心肺复苏操作流程（儿童）

1. 评估周围环境安全。

2. 判断意识。拍肩、呼叫，证实病人意识丧失。

3. 摆放体位。病人取仰卧位，置于地面或硬板上；靠近病人，跪地，双膝与肩同宽。

4. 开放气道。仰头抬颏，观察口腔有无异物，有异物立即取出。

5. 人工呼吸。用视、听、感觉判断病人有无呼吸，5～10 秒；如无呼吸，立即口对口吹气 2 次，每次吹气时间超过 1 秒，可以看到胸部起伏即可。

6. 建立人工循环。检查有无动脉搏动（可查颈动脉或股动脉），5～10 秒；如无脉搏，立即进行胸外心脏按压。按压时观察病人面部反应。胸外心脏按压方法如下。

(1) 用一手掌根或扣手，肘关节伸直。

(2) 以身体重量垂直下压，压力均匀，不可使用瞬间力量。

(3) 按压部位胸骨中下 1/3 处。

(4) 按压频率 100 次/分。

(5) 按压深度约为胸前后径的 1/3～1/2，每次按压后胸廓完全弹回，保证松开与压下的时间基本相等。

7. 胸外按压与人工呼吸比率。不论单人或双人均为 30：2。

8. 首轮做 5 个 30：2，历时约 2 分钟，复检呼吸、颈动脉搏动，如没有呼吸、脉搏，继续行心肺复苏。

三、徒手心肺复苏操作流程（婴儿）

1. 评估周围环境安全。

2. 判断意识。拍足底、呼叫，证实病人意识丧失。

3. 摆放体位。病人取仰卧位，置于硬质表面上；靠近病人，坐位。

4. 开放气道。仰头抬颏，观察口腔有无异物，有异物立即取出。胸外心脏按压时另一手固定于额部，保持气道通畅。

5. 人工呼吸。用视、听、感觉判断病人有无呼吸，5～10 秒；如无呼吸，立即口对口吹气 2 次，每次吹气时间超过 1 秒，可以明显看到胸部起伏即可。

6. 建立人工循环。检查有无肱动脉搏动，5～10 秒；如无脉搏，立即进行胸外心脏按压。按压时观察病人面部反应。胸外心脏按压方法如下。

（1）二指按压。中指、无名指或中指、食指；双人用双手拇指环抱按压。

（2）压力均匀，不可使用瞬间力量。

（3）按压部位在双乳头连线略下方。

（4）按压频率为 100 次/分。

（5）按压深度约为胸前后径的 1/3～1/2，每次按压后胸廓完全弹回，保证松开与压下的时间基本相等。

7. 胸外按压与人工呼吸比率：单人为 30∶2，双人为 15∶2。

8. 首轮做 5 个 30∶2，历时约 2 分钟，复检呼吸、肱动脉搏动，如仍没有呼吸、脉搏，继续进行心肺复苏。

六、目标检测

A1/A2 题型

1. 下列胸外心脏按压方法中，不正确的做法是（　　）。
   A. 按压部位在胸骨下段　　B. 使胸骨下陷 3～4 cm
   C. 每分钟按压 60～80 次　　D. 双人操作，每按压 4～5 次，吹气 4 次
   E. 单人操作，每按压 15 次，吹气 2 次

2. 心脏复跳后应用低温疗法，下列做法中错误的是（　　）。
   A. 头部重点降温　　B. 尽早开始降温
   C. 直肠温度降至 32℃维持 24 h　　D. 控制寒战和抽搐
   E. 严格控制输液量

3. 在意外事故现场，诊断受难者是否心跳停止，下列最迅速、有效的方法是（　　）。
   A. 听心音　　B. 观察心尖搏动情况
   C. 测血压　　D. 做心电图
   E. 摸颈动脉搏动

4. 现场心肺复苏操作首要步骤是（　　）。
   A. 心前区叩击　　B. 心脏按压
   C. 口对口人工呼吸　　D. 托颈压额，保持呼吸道通畅
   E. 心内注射

5. 下列有关胸外心脏按压，错误的是（　　）。
   A. 平卧，背部垫硬板　　B. 在心尖区按压
   C. 按压次数为每分钟 70～80 次　　D. 按压时双肘伸直

E. 按压时使胸骨下陷 4 cm

6. 成人胸外心脏按压的正确位置是（　　）。

A. 心尖区　　B. 胸骨下段　　C. 胸骨上段

D. 胸骨左侧　　E. 胸骨右侧

7. 心跳、呼吸骤停的二期复苏法不包括（　　）。

A. 复苏药物　　B. 降温　　C. 除颤

D. 输血、输液　　E. 人工呼吸

8. 心搏骤停应用的复苏药物，首选（　　）。

A. 肾上腺素　　B. 异丙肾上腺素

C. 利多卡因　　D. 氯化钙

E. 碳酸氢钠

9. 胸外心脏按压的部位是（　　）。

A. 胸骨上段　　B. 心前区

C. 胸骨中段　　D. 左侧肋缘下

E. 胸骨下段

10. 患者，女，65 岁。因心跳、呼吸骤停，经初期心肺复苏抢救后，自主呼吸和心跳恢复，但仍意识不清。对该患者处理中最重要的是（　　）。

A. 维持呼吸和循环功能　　B. 脱水和低温疗法

C. 应用能量合剂　　D. 高压氧治疗

E. 应用糖皮质激素

情境七　病人出院的护理

【学习总目标】

1. 能正确排列出院病历。
2. 会撤销各种治疗卡及在体温单 40～42 ℃之间用红笔纵行填写出院时间。
3. 能为出院病人进行出院护理。
4. 能解释濒死、死亡、临终关怀的概念。
5. 能阐述临终病人的身心护理内容。
6. 能说出脑死亡的诊断标准。
7. 能简述死亡过程的分期。
8. 能阐述尸体护理的目的、注意事项。
9. 懂得对临终病人家属进行安抚，能说出丧亲者护理的内容。
10. 学会尸体护理的技术。
11. 能建立良好的护患关系及护患沟通的技巧。

【获取专业信息的渠道】

1. 《护理学基础》(教材)。
2. 卫生部《常用临床护理技术服务规范》(文件)。
3. 广西卫生厅《55 项临床护理技术操作标准》(文件)。
4. 广西卫生厅《55 项临床护理技术操作标准》(光盘)。
5. 图书馆及网络资料。
6. 其他相关学习材料。

任务一　一般患者出院护理

一、学习目标

1. 熟悉一般病人出院的初步护理流程。
2. 会撤销各种治疗卡及在体温单 40～42 ℃之间用红笔纵行填写出院时间。
3. 学会出院病历的排列。
4. 能对病人进行出院指导，与病人及家属进行有效沟通。

二、任务描述

病人王某，男，65 岁，原患有高血压，感觉头痛、头晕来门诊就医，医生检查后，开出住院证要病人到内科住院观察。病人在病区治疗一段时间后，病情好转，医生开出出院医嘱。请为病人进行出院护理。

要求：（1）患者/家属能够知晓护士告知的事项，对服务满意。

（2）操作过程规范、准确。

三、学习准备

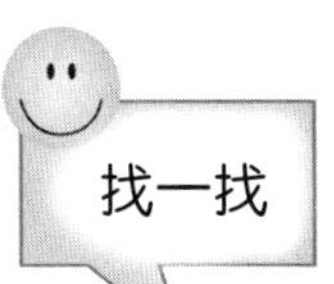

请参考《护理学基础》教材、广西《55项临床护理技术操作标准》及相关学习资料，并回答以下问题。

1. 出院前的护理工作有哪些内容？

____

2. 出院时的护理工作有哪些内容？

____

3. 出院后的护理工作有哪些内容？

____

4. 为出院病人进行的健康教育内容有哪些？

____

____

5. 出院病历的排列顺序是怎样的？

____

____

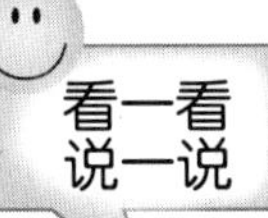

观看"病人出院护理"的操作视频。

6. 分组讨论：根据任务给出的案例，为该病人制定出院护理流程。

7. 病人出院护理要运用哪些技能的操作？每项操作需要准备的工具及设备有哪些？请填入表7-1中。

表7-1　病人出院护理操作

操作项目	操作用物	操作要点	劳动方式（独立、合作）

8. 结合本任务的案例，参考《内科护理学》教材及上网查询，为该病人制作一份健康教育指导计划。

四、情境演练

1. 根据本任务的案例，小组讨论出院护理的流程，设定与临床一致的情境，分配角色演练。

2. 每两人一组，练习出院病历排列。

3. 根据以下出院护理评估单，以小组为单位，对一名病人进行出院护理评估。

出院护理评估单

科别____　床号____　姓名____　性别____　年龄____岁

诊断__________　住院号__________

入院日期______　出院日期______　住院天数______

出院小结（护理过程与效果评价）：____

____

____

____

____

____

____

____

____

出院指导：____

____

____

____

____

特殊指导：____

____

复诊时间：____

评价：

1. 病人评价：________________________　优　良　中　差

2. 整体护理效果评价：________________________　优　良　中　差

护士长签名：　　护士签名：

年　月　日

五、学习效果评价

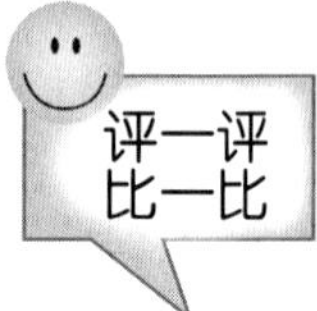

按表 7－2 的要求对本组的学习成果进行评价。

表 7-2　一般患者出院护理情境学习成果评价表

（评价标准：A 为 90～100 分，B 为 80～89 分，C 为 70～79 分，D 为 70 分以下）

评价方式 / 达标等级 / 项目	小组自评				小组间互评				教师评价			
	A	B	C	D	A	B	C	D	A	B	C	D
流程合理、规范												
表格填写正确												
介绍完整												
健康指导有效												
沟通恰当												
关爱病人												
团队协作												
病人满意												
改进和建议												

六、目标检测

A1 题型

1. 下列护士给予出院患者的护理，不正确的是（　　）。

A. 护送患者出院　　B. 执行出院医嘱，填写出院通知单，结账

C. 停止各种治疗，口服药例外　　D. 进行出院健康教育

E. 填写患者出院登记本

2. 某病人，急性阑尾炎手术后一周，医嘱明日出院，护士首先应做的护理工作是（　　）。

A. 通知病人及其家属做好出院准备　　B. 通知病人办理出院手续

C. 填写病人出院护理评估单　　D. 征求病人意见

E. 给予健康指导

3. 对病人出院护理，下列做法中不正确的是（　　）。

A. 护送病人出院

B. 填写出院通知单

C. 出院后仍需继续服药者，嘱病人自己去药房买药

D. 协助病人整理用物

E. 填写出院护理评估单

4. 出院后，病床单位的正确处理是（　　）。
A. 污被服撤下后送供应室清洗　　B. 床垫、棉胎于日光下暴晒 6 h
C. 面盆、痰杯用温水清洗　　D. 床旁桌、椅用清洁抹布擦拭
E. 病室地面用紫外线照射消毒

5. 出院病人希望得到疾病的预后、用药、功能锻炼等方面的信息是属于（　　）。
A. 尊重的需求　　B. 安全的需求
C. 生理的需求　　D. 健康指导的需求
E. 爱的需求

A2 题型

1. 患者，男性，67 岁，慢性支气管炎，经治疗好转出院。护士对其病床单位的处理，不正确的是（　　）。
A. 立即铺好备用床　　B. 床褥用日光暴晒 6 h
C. 将痰杯、便盆浸泡于消毒液中　　D. 用消毒液擦拭桌椅
E. 床单送洗

2. 某肺炎患者刚出院，病床单位处理不妥的是（　　）。
A. 拆下被服送洗　　B. 垫褥、棉胎置于日光下暴晒 6 h
C. 痰杯、便盆浸泡于消毒溶液中　　D. 病床单元用消毒溶液擦拭
E. 立即铺暂空床

任务二　临终护理

一、学习目标

1. 能解释濒死、死亡、临终关怀的概念。
2. 能阐述临终病人的身心护理内容。
3. 能说出脑死亡的诊断标准。
4. 能简述死亡过程的分期。
5. 能阐述尸体护理的目的、注意事项。
6. 懂得对临终病人家属进行安抚，能说出丧亲者护理的内容。
7. 能在模型上熟练操作尸体护理的技术，操作时动作轻稳，严肃认真。

二、任务描述

李力，男，66 岁，高血压病史 24 年，晨起突然摔倒，来院就诊。门诊以高血压，脑出血收入内科住院。查体：T 为 38.6 ℃，P 为 62 次/分，BP 为 192/148 mmHg，R 为 12 次/分，右侧肢体偏瘫，瞳孔左侧大于右侧，对光反射迟钝，深度昏迷，二便失禁。对该病人应采取哪些护理措施？

要求：（1）用物准备正确。
（2）患者/家属能够知晓护士告知的事项，对服务满意。
（3）操作过程规范、准确。

三、学习准备

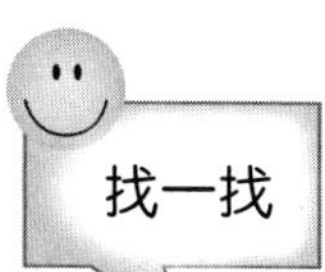

请你参考《护理学基础》教材、广西卫生厅《55项临床护理技术操作标准》及相关学习资料，并回答以下问题。

1. 什么是临终病人？

2. 什么是临终关怀？

3. 什么是临终护理？

4. 临终关怀的内容有哪些？

5. 临终关怀的基本原则是什么？

6. 临终病人有哪些生理、心理的变化？

7. 如何做好临终病人的生理、心理的护理？

8. 如何做好临终病人家属的安抚及护理？

9. 什么是濒死和死亡？

10. 脑死亡的标准是什么？

11. 请简述死亡过程的分期。

观看“尸体护理”的操作视频。

12. 小组讨论：请找出视频与课本的操作程序有哪些不同。

13. 写出尸体护理的操作程序。

四、情境演练

显一显身手

1. 根据分组讨论制定的护理措施，实施措施。
2. 在模型上以小组为单位练习尸体护理的技术。

五、学习效果评价

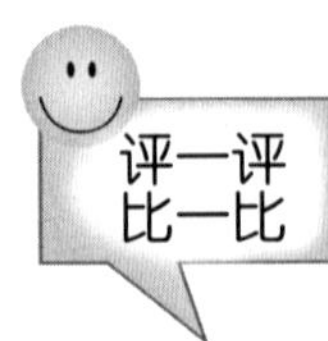

按表 7－3 的要求对本组的学习成果进行评价。

表 7－3　临终护理情境学习成果评价表

（评价标准：A 为 90～100 分，B 为 80～89 分，C 为 70～79 分，D 为 70 分以下）

评价方式 / 达标等级 / 项目	小组自评				小组间互评				教师评价			
	A	B	C	D	A	B	C	D	A	B	C	D
流程合理、规范												
表格填写正确												
介绍完整												
健康指导有效												
沟通恰当												
关爱病人												
团队协作												
家属满意												
改进和建议												

知识拓展

安乐死

“安乐死”一词来源于希腊语，意为无痛苦、幸福的死亡。安乐死有两层基本含义，其一，是一种无痛苦的死亡的状态；其二，是一种死亡方法，指为结束不治之症病人的痛苦所采取的无痛致死术。其形式可分为主动与被动两种。主动安乐死指由医务人员或其他人采取措施，以结束病人的痛苦或加速其死亡过程；被动安乐死是指停止对病人采用的一切医疗措施，任其自然死亡。

六、目标检测

A1 题型

1. 脑死亡的诊断标准不包括（　　）。

A. 瞳孔散大　　B. 脑电波消失
C. 自主呼吸停止　　D. 脑干反射消失
E. 不可逆的深度昏迷

2. 下列对濒死期循环衰竭的临床表现的描述中，不正确的是（　　）。

A. 皮肤苍白，有斑点　　B. 心音低而弱
C. 脉搏呈洪脉　　D. 大量出汗
E. 血压下降，四肢湿冷

3. 给濒死患者提供的护理是（　　）。

A. 停止输入药物　　B. 停止吸氧
C. 劝其家属离开病室　　D. 满足患者的心理需要，继续进行治疗
E. 将身体孔道堵塞

4. 濒死患者的临床表现是（　　）。

A. 心搏停止　　B. 窒息　　C. 深反射消失
D. 呼吸困难　　E. 各系统功能紊乱

5. 临床死亡期的特征不包括（　　）。

A. 呼吸停止　　B. 心搏停止
C. 反射消失　　D. 延髓深度抑制
E. 组织细胞新陈代谢停止

6. 临床死亡期的特征是（　　）。

A. 呼吸功能衰竭　　B. 心搏停止
C. 循环衰竭　　D. 无肌张
E. 意识丧失

7. 患者死亡前最后消失的感觉是（　　）。

A. 触觉　　B. 听觉　　C. 幻觉
D. 痛觉　　E. 视觉

8. 临终患者最早出现的心理反应阶段是（　　）。

A. 否认期　　B. 愤怒期　　C. 协议期
D. 忧郁期　　E. 接受期

9. 尸体护理的意义不包括（　　）。

A. 维持尸体良好的外观　　B. 是家属宣泄感情的一种方法
C. 安慰死者家属　　D. 是整体护理的最后步骤
E. 使尸体易于辨认

10. 临床上进行尸体护理的依据是（　　）。

A. 医生做出的死亡诊断　　B. 各种反射消失

C. 脑电波消失　　D. 尸僵

E. 心跳、呼吸停止

11. 护士在进行尸体护理时，在尸体的头下垫一软枕，其目的是（　　）。

A. 利于尸体保管　　B. 安慰家属

C. 使遗体端庄　　D. 防止面部淤血变色

E. 保护尸体位置良好

12. 尸僵多出现在死亡后的（　　）。

A. 1～6 h　　B. 2～6 h　　C. 4～10 h

D. 6～8 h　　E. 6～12 h

A2 题型

1. 患者，男性，75 岁，因休克型肺炎死亡。临床死亡的诊断标准是（　　）。

A. 出现尸僵　　B. 心搏、呼吸停止，各种反射消失

C. 神经反射消失　　D. 各器官新陈代谢停止

E. 测不到血压

2. 患者，男性，74 岁，胰腺癌广泛转移，病情日趋恶化。为其提供临终护理，其主要目的不包括（　　）。

A. 提高患者的生命质量　　B. 让患者得到全面的身心照顾

C. 维护患者的尊严和权利　　D. 延长患者的生存时间

E. 使患者平静地接受死亡

3. 患者，男性，75 岁，胰腺癌晚期，肝转移。患者极度衰弱，宜采取的措施是（　　）。

A. 让患者有尊严地度过余生　　B. 实施安乐死

C. 提供心理疗法　　D. 与家属共同商议治疗方案

E. 不放弃治疗，说服患者配合治疗

4. 患者，男性，53 岁。因颈部肿块来院就诊，经检查后确诊为晚期鼻咽癌。患者对该诊断难以相信，多次去其他医院检查确认。该患者此时的心理反应期属于（　　）。

A. 协议期　　B. 抑郁期　　C. 否认期

D. 接受期　　E. 愤怒期

5. 患者，女性，58 岁，得知自己确诊为肝癌后，表现为沉默、食欲下降、夜间入睡困难、易怒。该患者的护理工作中最应重视的问题是（　　）。

A. 可利用治疗效果好的病人现身说法，正面宣教

B. 鼓励患者自我表达，宣泄情绪

C. 鼓励患者进食

D. 防自杀，防伤人，防出走

E. 向患者家属询问患者的心理情况

情境八　护理相关理论

【学习总目标】

1. 知道南丁格尔对近代护理学的贡献。
2. 能描述现代护理学发展的三个主要阶段及其特点。
3. 掌握护理学的主要任务、范畴及工作方式。
4. 能解释人、健康、环境、护理的概念。
5. 能说出人有哪些基本的需要。
6. 能简述护理的内涵。
7. 能简述健康与疾病的关系。
8. 能简述一般系统论在护理中的应用。
9. 能简述需要理论在护理中的运用。
10. 掌握对压力的应对及压力的适应。
11. 能简述压力与适应理论在护理中的应用。
12. 能说出护理程序的步骤。
13. 能列出病人资料的来源及分类。
14. 掌握书写护理诊断陈述的三个结构要素。
15. 能阐述书写护理诊断的注意事项。
16. 了解护理计划排列的优先顺序。
17. 掌握制定护理目标的注意事项。
18. 能运用护理程序的方法对入院病人进行护理评估。
19. 掌握护理安全的防范原则。
20. 掌握引发锐器伤的原因及锐器伤的紧急处理方法。
21. 能列出负重伤的防护措施。

【获取专业信息的渠道】

1. 《护理学基础》（教材）。
2. 其他相关学习材料。
3. 图书馆及网络资料。

任务一　护理学的发展

一、学习目标

1. 知道南丁格尔对近代护理学的贡献。

2. 能描述现代护理学发展的三个主要阶段及其特点。

3. 掌握护理学的主要任务、范畴及工作方式。

二、任务描述

通过本任务的学习能更好地认识护理学的发展，提高对护理专业的认识和理解，明确护理工作的目标和时代赋予护士的历史责任。

三、学习准备

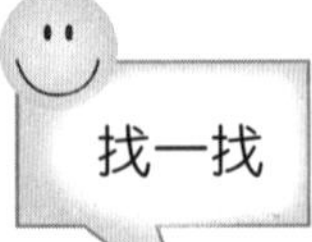

1. 你知道护理专业形成一门独立的学科是什么时候吗？

____

2. 通过课前的预习及查阅资料，你知道护理专业的创始人是谁吗？

____

3. 你知道南丁格尔对护理专业有哪些贡献吗？

____

4. 现代护理学的发展经历了哪三个阶段？

____

5. 护理学的任务有哪些？

____

6. 护理学的实践范畴包括哪些方面？

____

7. 护理工作方式包括哪几种？

____

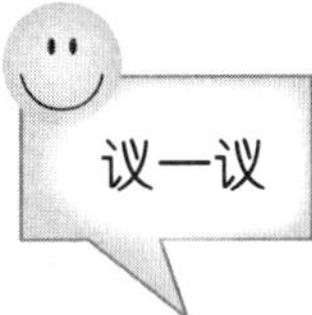

8. 分组讨论：通过学习南丁格尔的事迹，谈一谈你对护理专业的初步认识。

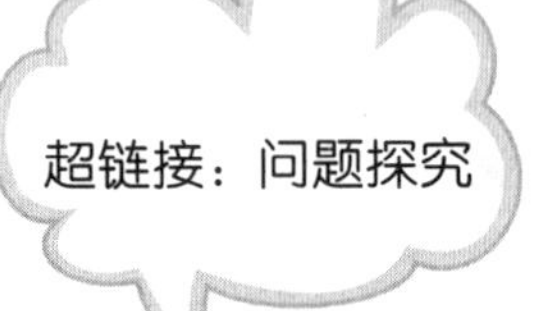

中国获南丁格尔奖情况

南丁格尔奖是红十字国际委员会为表彰在护理事业中作出卓越贡献的人员的最高荣誉奖。英国人弗洛伦斯·南丁格尔在1854～1856年的克里米亚战争中开创了护理工作的先河。她将个人的安危置之度外，以人道、博爱、奉献的精神为伤兵服务，成为一种精神。1907年国际红十字组织在第八届国际红十字大会上设立了南丁格尔奖。该奖于1912年在华盛顿举行的第九届国际红十字大会上首次颁发。该奖每两年颁发一次，每次最多50个名额。

1991年，红十字国际委员会布达佩斯代表大会通过的弗罗伦斯·南丁格尔奖章规则的第二条规定，奖章可颁发给在平时或战时做出如下突出成绩的护士和志愿护理工作人员：“具有非凡的勇气和献身精神，致力于救护伤病员、残疾人或战争灾害的受害者；

如有望获得奖章的人在实际工作中牺牲，可以追授奖章。”

中国红十字会从 1983 年第 29 届国际红十字大会起向红十字国际委员会推荐南丁格尔奖人选。至今共有 62 人获得这个国际护理界的最高奖。

中国历届获南丁格尔奖章情况

年　份	届　数	获奖人数	累　计
1983 年	第 29 届	1 人	1 人
1985 年	第 30 届	3 人	4 人
1987 年	第 31 届	3 人	7 人
1989 年	第 32 届	4 人	11 人
1991 年	第 33 届	1 人	12 人
1993 年	第 34 届	3 人	15 人
1995 年	第 35 届	2 人	17 人
1997 年	第 36 届	5 人	22 人
1999 年	第 37 届	3 人	25 人
2001 年	第 38 届	3 人	28 人
2003 年	第 39 届	10 人	38 人
2005 年	第 40 届	5 人	43 人
2007 年	第 41 届	5 人	48 人
2009 年	第 42 届	6 人	54 人
2011 年	第 43 届	8 人	62 人

四、目标检测

A1 题型

1. 下列选项中，不属于以人的健康为中心的护理特点的是（　　）。
   A. 护士具有诊断和处理人类现存的或潜在的健康问题的反应能力
   B. 在临床护理和护理管理中，系统贯彻“护理程序”
   C. 强调护理是一门综合性的、独立性的应用科学
   D. 护理教育趋于重视继续教育和发展高等教育
   E. 建立了以病人为中心的护理教育和护理临床实践

2. 国际护士节定在下列哪个时间？（　　）
   A. 南丁格尔创办世界第一所护校时　　B. 南丁格尔获奖时间
   C. 南丁格尔诞生日　　D. 南丁格尔去世时间
   E. 南丁格尔参加克里米亚战争时间

3. 下列各项中，不属于南丁格尔对护理学的贡献的是（　　）。
   A. 首创了科学的护理事业　　B. 创建了世界上第一所护士学校
   C. 强调了护理教育的必要性　　D. 撰写的护理著作至今仍有指导意义
   E. 提出了责任制的工作方法

4. 南丁格尔在克里米亚战争中救护伤员使士兵的死亡率下降到（　　）。
A. 1%　　B. 2%　　C. 2.2%
D. 3%　　E. 3.3%

5. 自1964年以来，中国护理界的群众性学术团体称为（　　）。
A. 中华护士会　　B. 中华护士学会
C. 中华护理学会　　D. 中国护士学会
E. 中国护理学会

6. 南丁格尔于（　　）创办世界上第一所护校。
A. 1856年的英国　　B. 1860年的英国
C. 1860年的美国　　D. 1888年的德国
E. 1890年的美国

7. 我国的第一所护校于（　　）创办？
A. 1860年在上海　　B. 1888年在上海
C. 1888年在福州　　D. 1900年在北京
E. 1991年在广州

8. 我国首次举行全国护士执业考试是在（　　）。
A. 1980年　　B. 1985年　　C. 1990年
D. 1995年　　E. 1998年

9. 关于系统化整体护理，下列叙述中错误的是（　　）。
A. 它是在功能制护理基础上的丰富与完善
B. 它以现代护理观为指导
C. 它以护理程序为核心
D. 它是将临床护理和护理管理各个环节系统化的工作模式
E. 要求在班护士人人负责，因而需要较少的护士即可开展工作

10. 南丁格尔奖于（　　）年开始颁发。
A. 1888　　B. 1900　　C. 1912
D. 1919　　E. 1928

任务二　护理学基本概念

一、学习目标

1. 能解释人、健康、环境、护理的概念。
2. 能解释为什么人是一个统一的整体。
3. 能说出人有哪些基本的需要。
4. 能简述护理的内涵。
5. 能说出成长与发展的基本概念及特征。
6. 能简述健康与疾病的关系。

二、学习准备

1. 你对“人是一个整体”是怎么理解的？

2. “没有病就是健康，健康就是没有病”，这个提法对吗？

3. 解释环境的概念。

4. 你认为自己健康吗？谈谈你对自身“健康”概念的认识。

5. 解释健康的概念。

6. 写出护理的概念。

7. 人具有哪种双重属性？

8. 影响健康状况的因素有哪些？

9. 护理的内涵包括哪些？

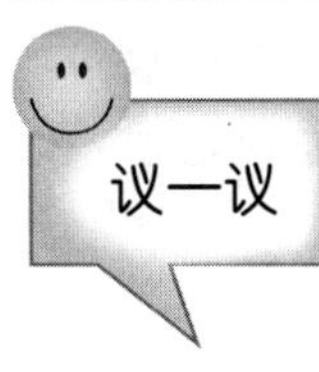

10. 你怎么理解“健康与疾病在一定条件下可以互相转化”？

11. 阅读案例“十例世界著名公害事件”，谈谈环境与健康的关系。

(1) 马斯河谷烟雾事件：1930 年，比利时马斯河谷工业区。大量有害气体积累在近地大气层，对人体造成严重伤害。一周内有 60 多人丧生。

(2) 洛杉矶光化学烟雾事件：1943 年夏季，美国西海岸的洛杉矶市。该市 250 万辆汽车每天燃烧掉 1 100 吨汽油。汽油燃烧后产生的碳氢化合物等在太阳紫外光线照射下引起化学反应，形成浅蓝色烟雾，使该市很多市民患了红眼病、头疼病。后来人们称这种污染为光化学烟雾。1955 年和 1970 年洛杉矶又两度发生光化学烟雾事件，两天内死亡 400 多人。

(3) 多诺拉烟雾事件：1948 年，美国的宾夕法尼亚州多诺拉城有许多大型炼铁厂、炼锌厂和硫酸厂。工厂排出的有害气体扩散不出去，全城 14 000 人中有 6 000 人眼痛、呕吐、腹泻，有 17 人死亡。

(4) 伦敦烟雾事件：自 1952 年以来，伦敦发生过 12 次大的烟雾事件。祸首是燃煤排放的粉尘和二氧化硫。1952 年 12 月那一次，5 天内有 4 000 多人死亡，两个月内又有 8 000 多人死去。

(5) 水俣病事件：1953～1956 年，日本熊本县水俣镇一家氮肥公司排放的废水中含有汞，这些废水排入海湾后经过某些生物的转化，形成甲基汞。这些汞在海水、底泥和鱼类中富集，又经过食物链使人中毒。1991 年，日本环境厅公布的中毒病人有 2 248 人，其中 1 004 人死亡。

(6) 骨痛病事件：镉是人体不需要的元素。1955～1972 年，日本富山县的一些铅锌矿在采矿和冶炼过程中排放废水，废水在河流中积累了重金属镉。人长期饮用这样的河水，食用浇灌含镉河水生产的稻谷，就会得“骨痛病”。病人骨骼严重畸形、剧痛，身长缩短，骨脆易折。

(7) 日本米糠油事件：1968 年，先是几十万只鸡吃了有毒饲料后死亡。当时人们并未深究毒物的来源，继而在北九州一带有 13 000 多人受害。这些鸡和人都是吃了含有多氯联苯的米糠油而遭难的。病人开始时眼皮发肿，手掌出汗，全身起红疙瘩，接着肝功能下降，全身肌肉疼痛，咳嗽不止。这次事件曾使整个日本西部地区陷入恐慌中。

(8) 印度博帕尔事件：1984 年 12 月 3 日，美国联合碳化公司在印度博帕尔市的农药厂因管理混乱，操作不当，致使地下储罐内剧毒的甲基异氰酸脂因压力升高而爆炸外泄。死亡近两万人，20 多万人受害，5 万人失明，孕妇流产或产下死婴，受害面积 40 平方千米，数千头牲畜被毒死。

(9) 切尔诺贝利核泄漏事件：1986 年 4 月 26 日，位于乌克兰基辅市郊的切尔诺贝利核电站，由于管理不善和操作失误，4 号反应堆爆炸起火，致使大量放射性物质泄漏。31 人死亡，237 人受到严重放射性伤害。这是世界上最严重的一次核污染。

(10) 剧毒物污染莱茵河事件：1986 年 11 月 1 日，瑞士巴塞尔市桑多兹化工厂仓库失火，近 30 吨剧毒的硫化物、磷化物与含有水银的化工产品随灭火剂和水流入莱茵河。顺流而下，150 千米以内 60 多万条鱼被毒死，500 千米以内河岸两侧的井水不能饮用，靠近河边的自来水厂关闭，啤酒厂停产。有毒物沉积在河底，使莱茵河因此而“死亡”20 年。

三、目标检测

A1 题型

1. 护理学研究和服务的对象是（　　）。

   A. 人　　B. 患者　　C. 健康人

   D. 护士　　E. 护理

2. 下列对健康的认识中，正确的是（　　）。

   A. 健康是绝对的，疾病是相对的

   B. 健康是相对的，疾病是绝对的

   C. 健康是相对的，疾病也是相对的

   D. 健康是静态的，疾病是动态的

   E. 健康是动态的，疾病是静态的

3. 护理学的核心概念是（　　）。

   A. 人　　B. 健康　　C. 环境

   D. 护理　　E. 护理程序

4. 内环境是指（　　）。

A. 生理、心理的变化　　B. 自然环境的变化
C. 社会环境的变化　　D. 居住环境的变化
E. 政治环境的变化

5. 下列选项中，属于自然环境的是（　　）。
A. 风俗习惯　　B. 社会交往
C. 居住条件　　D. 政治
E. 法律

6. 下列选项中，属于社会环境的是（　　）。
A. 空气　　B. 阳光　　C. 树木
D. 居住条件　　E. 人际关系

任务三　护理相关理论

一、学习目标

1. 能说出系统、压力、适应的基本概念及压力源的分类。
2. 能简述一般系统论在护理中的应用。
3. 能简述需要理论在护理中的运用。
4. 掌握对压力的应对及对压力的适应。
5. 能简述压力与适应理论在护理中的应用。

二、学习准备

1. 什么是需要？在你成长的过程中，有什么需要没有得到满足？

______

2. 你的学习和生活中会遇到哪些压力？你是怎么解决和释放这些压力的？

______

3. 什么叫做系统？

______

4. 系统的特征包括哪几个方面？

______

5. 哪一个理论构成护理程序的理论框架？

______

6. 按马斯洛的需要理论，人的基本需要可分为哪几个层次？

______

7. 住院病人常见的压力源有哪些？

______

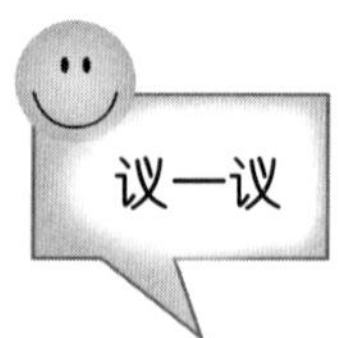

分组讨论以下问题。

8. 马斯洛的基本需要层次理论的主要内容。

9. 你知道护士工作时要面对哪些压力源吗？这些压力源对你将来的护士职业生涯有什么影响？

三、目标检测

A1/A2 题型

1. 由生物因素引起的压力源是（　　）。
   A. 工作紧张　　B. 心理障碍
   C. 刺激性气体　　D. 细菌感染
   E. 高温燥热

2. 由心理社会因素引起的压力源是（　　）。
   A. 强光　　B. 细菌感染　　C. 剧毒药物
   D. 人际关系　　E. 放射线

3. 护理回族病人时应特别注意尊重他们的饮食习惯，此属（　　）。
   A. 文化适应　　B. 信仰适应　　C. 社会适应
   D. 家庭适应　　E. 心理适应

4. 按马斯洛“人类基本需要层次论”的观点，对刚入院的高热病人，护士应满足其（　　）。
   A. 生理的需要　　B. 安全的需要
   C. 爱与归属的需要　　D. 尊重的需要
   E. 自我实现的需要

5. 李小姐患胆石症住院，定于明晨行胆囊切除术，术前准备已完成，李小姐仍犹豫不决，心情焦虑。你认为李小姐此时哪种需要未得到满足？（　　）
   A. 生理需要　　B. 安全需要
   C. 自尊的需要　　D. 自我实现的需要
   E. 爱与归属的需要

6. 按马斯洛的“人的基本需要层次论”，生理需要满足后，则应满足（　　）。
   A. 社交关系　　B. 安全需要
   C. 爱与归属的需要　　D. 自尊与被尊重的需要
   E. 自我实现的需要

7. 患者，某中学生，17 岁，女性，急性肾炎住院。下列护士帮助患者适应医院生活的方法中，错误的一项是（　　）。
   A. 协助病人适应医院环境，介绍自己及主治医师
   B. 协助病人适应病人角色，鼓励患者自立
   C. 协助病人保持良好的自我形象

D. 协助病人建立良好的人际关系

E. 协助病人改掉原来的生活习惯和爱好，以适应医院的特殊要求

8. 下列不属于适应的特点的是（　　）。

A. 稳定性　　B. 被动性　　C. 整体性

D. 差异性　　E. 有限性

9. 下列不属于生理需要的是（　　）。

A. 食物　　B. 空气　　C. 生活稳定

D. 清洁　　E. 排泄

10. 护士常见的压力源，下列选项中错误的是（　　）。

A. 工作环境复杂　　B. 工作任务紧迫

C. 工作负荷过重　　D. 人际关系复杂

E. 自我价值提高

任务四　护理程序

一、学习目标

1. 能说出护理程序的步骤。
2. 能列出病人资料的来源及分类。
3. 能掌握书写护理诊断陈述的三个结构要素。
4. 能阐述书写护理诊断的注意事项。
5. 了解护理计划排列的优先顺序。
6. 能掌握制定护理目标的注意事项。
7. 能运用护理程序的方法对入院病人进行护理评估。

二、任务描述

患者刘刚，67 岁，因肺炎球菌性肺炎住院。查体：T 为 39 ℃，P 为 92 次/分，R 为 24 次/分。神志清醒，面色潮红，口角有疱疹，痰液黏稠，不易咳出，情绪烦躁，生活不能自理。医嘱：给予抗生素静脉输液。根据上述资料，请完成以下任务。

1. 请针对该患者存在的健康问题列出护理诊断。
2. 依据其中的一项护理诊断制订护理计划。
3. 以 PIO 格式书写护理记录。

三、学习准备

1. 你去医院看过病吗？请说出你看病的流程。

____

2. 请你查阅相关资料，写出护理程序的步骤。

____

3. 收集资料的来源主要是什么？

____

4. 病人的资料可分为哪几类？

5. 收集病人资料的方法有哪几种？

6. 护理诊断是由哪几部分组成的？

7. 护理诊断的三部分陈述中，PSE分别代表什么？

8. 一项护理诊断能针对多少个护理问题？

9. 护理目标可分为哪几类？

10. 排列护理计划优先顺序的原则是什么？

11. 护理记录的书写应采用PIO格式记录，其中PIO分别代表什么？

12. 护理程序的哪一个步骤，贯穿于护理活动的全过程？

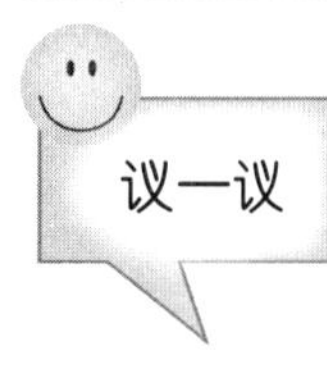

13. 针对任务给出的案例，列出该患者的护理诊断，依据其中的一项护理诊断制订护理计划，并以PIO格式书写护理记录。

四、目标检测

A1题型

1. 关于护理程序的概念，下列描述中正确的是（　　）。
   A. 是一种护理工作的分工类型　　B. 是一种护理工作的简化形式
   C. 是一种系统的解决问题的方法　　D. 是一种护理操作的模式
   E. 是一种护理活动的动态过程

2. 构成护理程序理论框架的是（　　）。
   A. 角色理论　　B. 系统理论
   C. 信息交流理论　　D. 适应模式
   E. 成长和发展理论

3. 护士为患者进行健康评估，下列选项中属于主观方面的资料的是（　　）。
   A. 血压120/80 mmHg　　B. 头昏脑涨
   C. 膝关节部皮肤破损1 cm×2 cm　　D. 肘关节红肿、压痛
   E. 肌张力Ⅲ级

4. 在对患者进行评估时，健康资料最主要的来源是（　　）。

A. 患者的既往病例记录　　B. 患者入院记录

C. 患者家属　　D. 患者本人

E. 患者的主管医生

5. 手术前护士收集的患者资料中，属于客观资料的是（　　）。

A. 瘙痒　　B. 恶心　　C. 腹痛

D. 血压　　E. 恐惧

6. 护理诊断的书写，不正确的是（　　）。

A. 护理诊断必须以客观资料为依据

B. 护理诊断的陈述应简明、准确、规范

C. 一个诊断可针对多个健康问题

D. 护理诊断陈述的健康问题必须是护理措施能够解决的

E. 确立护理诊断应贯彻整体护理观念

7. 护理记录常采用 PIO 格式，其中“O”代表的是（　　）。

A. 健康问题　　B. 护理诊断

C. 护理目标　　D. 护理措施

E. 护理计划实施的效果

8. 下列属于患者客观资料的是（　　）。

A. 我的头很疼　　B. 我的咽喉部充血　　C. 我入睡困难

D. 我不想吃饭　　E. 我感到恶心

9. 下列选项中，属于客观资料的是（　　）。

A. 头痛　　B. 发绀　　C. 恶心

D. 心慌　　E. 乏力

10. 贯穿于护理活动全过程的是（　　）。

A. 护理评估和护理诊断　　B. 护理诊断和护理计划

C. 护理计划和护理评价　　D. 护理诊断和护理评价

E. 护理评估和护理评价

11. 护理评价中最重要的是（　　）。

A. 护理目标的评价　　B. 护理措施的评价

C. 护理过程的评价　　D. 护理效果的评价

E. 护理内容的评价

A2 题型

1. 刘某因患急性心肌梗塞住院，现胸痛难忍，呼吸急促。此时排在首位的护理诊断应是（　　）。

A. 冠心病：与心肌梗塞有关　　B. 胸痛：与心肌缺血有关

C. 缺氧：与心肌梗塞有关　　D. 焦虑：与胸痛有关

E. 心肌梗塞：与缺血、缺氧有关

2. 患者张某，因急性胃肠炎入院。护理观察发现病人每日排便次数达 5 次，粪便成水样便，听诊肠鸣音亢进。对该情况的护理目标正确的陈述是（　　）。

A. 禁食 24 小时　　B. 给予口服止泻剂每日 3 次

C. 2 日后排便次数减少为 1～2 次/日　　D. 卧床休息 3 天

E. 了解急性胃肠炎发生的机理

任务五　护理安全

一、学习目标

1. 能解释医疗不良事件、护理安全、病人安全、护理缺陷、护理差错、护理职业防护、护理职业暴露、普及性预防、标准预防的概念。

2. 能从案例中找出影响护理安全的主要因素。

3. 能举例说明患者身份识别的方式。

4. 能说出哪些患者需要使用“腕带”识别身份。

5. 掌握手术患者的“三步安全核查”。

6. 能说明洗手的指征。

7. 能说出 1～2 项防止跌倒、坠床意外的措施。

二、任务描述

说一说：你认为在下列事件中存在哪些影响护理安全的因素？

案例 1：2008 年 9 月，西安交通大学医学院第一附属医院发生严重医院感染事件。该院新生儿科 9 名新生儿自 9 月 3 日起相继出现发热、心率加快、肝脾肿大等临床症状，其中 8 名新生儿于 9 月 5～15 日间发生弥漫性血管内凝血相继死亡，1 名新生儿经医院治疗后好转（视频）。

案例 2：医院氧气瓶爆炸，一名病人身亡（视频）。

案例 3：思考漫画中折射的问题（见图）。

没有错，这是防止骨折转移。
手术做错了，我是右腿骨折。
骨折

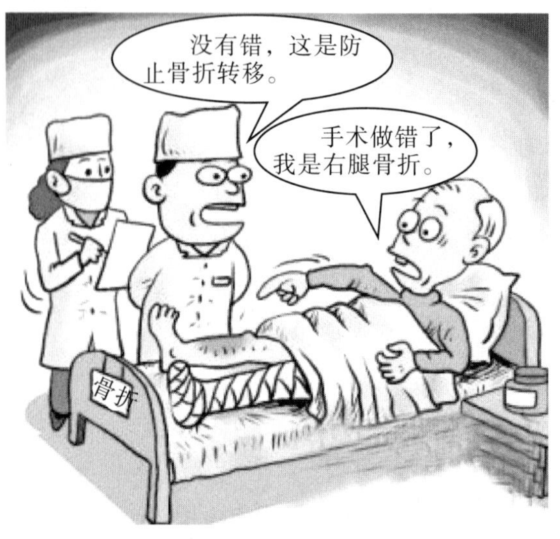

三、学习准备

1. 医疗不良事件指的是________________。
2. 护理安全指的是________________。
3. 病人安全指的是________________。
4. 护理差错指的是________________。
5. 医院中不安全的因素包括哪些方面？

____

6. 护理安全防范有什么意义？

____

7. 护理安全的防范原则有哪些？

____

8. 如何正确识别患者身份？

____

9. 哪些患者需要使用腕带识别身份？

____

10. 如何进行手术患者的“三步安全核查”？

____

11. 洗手的指征有哪些？

____

12. 哪些高危患者需要采取防止跌倒、坠床意外的措施？

____

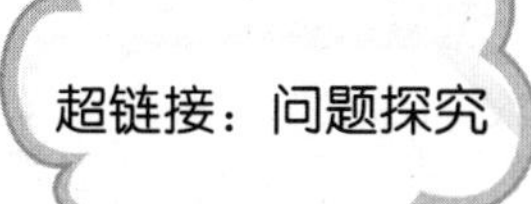

一、相关概念

1. 医疗不良事件。

医疗不良事件是指在临床诊疗活动中以及在医院运行过程中，任何可能影响病人的诊疗结果，增加病人的痛苦和负担并可能引发医疗纠纷或医疗事故，以及影响医疗工作的正常运行和医务人员人身安全的因素和事件。

2. 护理安全。

护理安全是指在实施护理的全过程中，病人不发生法律和法定的规章制度允许范围以外的心理、机体结构或功能上的损害、障碍、缺陷或死亡。

3. 病人安全。

病人安全是指在医疗护理过程中采取必要的措施，避免或预防病人出现不良的结果或受到伤害，包括预防错误、偏差与意外。

4. 护理缺陷。

护理缺陷是指在护理工作中因护理人员不执行护理规章制度，不遵守护理操作规程，责任心不强，粗心大意或技术水平低等原因而在患者身上发生误差，并对患者的诊断和治疗造成不同程度影响。按造成影响程度的不同可分为护理缺点、护理差错和护理事故。

5. 护理事故。

护理事故是指医疗机构及其医务人员在医疗活动中，违反医疗卫生管理法律、行政法规、部门规章和诊疗护理规范、常规、过失，造成患者人身损害的事故。

二、影响护理安全的主要因素

1. 人员因素。

人员因素是关系到护理安全与否的首要因素。当护理人员技术水平低下，临床经验不足，忽视与病人的沟通交流等专业素质达不到护理职业的要求时，就有可能造成言语、行为不当或过失，给病人身心造成不良后果；护理人员配备不足，可直接或间接危害患者的健康乃至生命。

2. 技术因素。

技术因素主要指由于护理人员技术水平低，违反操作规程，业务知识缺欠，临床经验不足，观察病情不细致，缺乏危机处理的经验等对病人安全构成的威胁。特别是随着新技术、新项目的大量引进，护理工作中复杂程度高、技术要求高的内容日益增多，不仅增加了对护理工作的压力，而且导致护理工作中技术方面的风险加大，影响护理安全。

3. 管理因素。

管理因素是影响护理安全的重要因素。如不重视护理业务技术培训，对工作中存在的不安全环节缺乏预见性；不严格执行查对制度和岗位职责，不能准确、有效地识别患者的身份信息；护理人员相关法律知识、法律意识淡薄，不履行告知义务；护理人员排班不合理；护理人力配置不足，护士超负荷工作；护理工作责任界定不清晰，缺乏团结协作的精神等，都会构成安全隐患。

4. 环境因素。

（1）医院的基础设施、设备不安全因素。如药品或物品质量控制不严格，导致把不合格的、失效的、变质的药品或物品提供给病人使用；护理使用的物品数量不足，质量不好；设备陈旧，性能不完善、不配套；一次性无菌物品生产不规范，消毒灭菌不严格，未达标等，都会影响护理技术的正常发挥。

（2）环境污染所致的隐性不安全因素。如消毒隔离不严密所致的院内交叉感染；昆虫叮咬，导致过敏性伤害，以及引发的传染性疾病。

（3）医院危险物品管理和使用不妥。如氧气、乙醇、汽油等可导致烧伤；各种电器如烤灯、高频电刀等可导致灼伤；高压氧舱治疗不当可致气压伤；放射性治疗不当可导致放射性皮炎、皮肤溃疡坏死，甚至导致死亡等。

（4）病区治安管理不严。如果病区探视管理不严，会给不法分子可乘之机，犯罪分子可在病区内进行偷盗等犯罪活动，给病人造成经济上损失和精神上的不安全感等。

5. 病人、家属因素。

病人和家属对疾病的认知程度、心理素质、承受力以及对护理工作的理解程度，会影响到病人的情绪及遵医行为，形成护理安全的隐患。如擅自改变输液滴速，不按医嘱服药，不遵医嘱控制饮食，不定期复查，不配合护理操作等。

三、护理不良事件的防范原则

1. 加强护理职业安全的教育。

提高全体护理人员的安全意识和风险意识，约束自己的执业行为，增强护理安全工作的自觉性。

2. 强化法制观念，提高法律意识。

我国《护士条例》赋予了护士执业的权利和义务，护理人员一定要遵守法律、法规、规章和诊疗技术规范的规定，在学会运用法律武器维护自身合法权益的同时，还应当尊重、关心、爱护患者，保护患者的隐私，履行对患者、患者家属的告知义务，规范护理行为，建立和谐的护患关系，减少医疗不良事件的发生，保障病人安全和护理工作质量。

《护士条例》(摘选)

第十六条　护士执业，应当遵守法律、法规、规章和诊疗技术规范的规定。

第十七条　护士在执业活动中，发现患者病情危急，应当立即通知医师；在紧急情况下为抢救垂危患者生命，应当先行实施必要的紧急救护。

第十八条　护士应当尊重、关心、爱护患者，保护患者的隐私。

3. 加强专业理论和技术培训。

临床上发生护理事故的基本原因多是由于护理人员的沟通能力不强，理论知识不够扎实，临床经验不足，技术操作误差而引起。

四、落实患者安全目标管理的十大措施

1. 严格执行查对制度，提高医务人员对患者身份识别的准确性。

在标本采集、给药、输血或血制品、发放特殊饮食、诊疗活动时必须严格执行查对制度，应至少同时使用两种患者身份识别方式，如姓名、性别、出生年月、年龄、病历号、床号等（禁止仅以房间或床号作为识别的唯一依据）。在重症监护病房、新生儿科（室）、手术室、急诊室等部门，以及对意识不清、语言交流障碍的患者等，使用腕带识别患者身份。

2. 提高用药安全。

(1) 严格执行麻醉药品、精神药品、放射性药品、医疗用毒性药品及药品类易制毒化学品等特殊药品的使用管理制度。

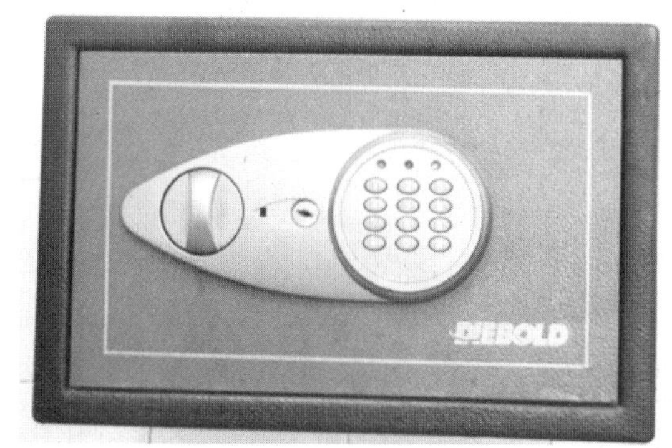

特殊药品保险柜

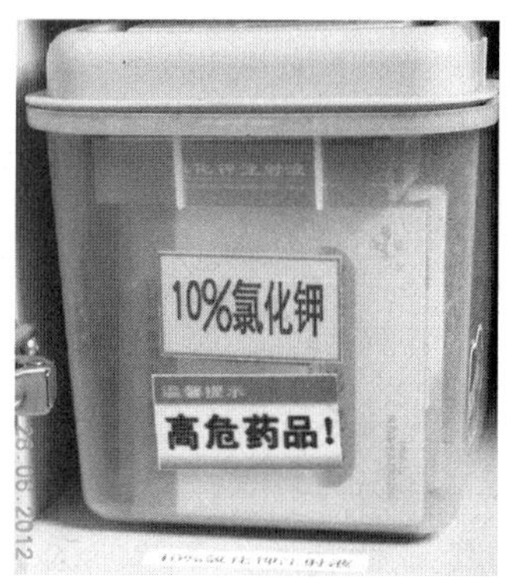

高危药品贮存

（2）对高浓度电解质、化疗药物等特殊药品的存放区域、标识和贮存方法有明确的规定。

（3）对包装相似、听似、看似的药品，一品多规或多剂型药物的存放有明晰的警示标识。

（4）所有处方或用药医嘱在转抄和执行时都应严格执行核对程序，且有签字证明。医师、护士知晓并能执行药物使用后不良反应的观察制度和程序。

3. 在特殊情况下医务人员之间应进行有效的沟通，做到正确执行医嘱。

（1）在通常诊疗活动中医务人员之间要有效沟通，应以书面方式下达医嘱。

（2）对危重症患者进行紧急抢救时，对医师下达的口头临时医嘱，护理人员应向医师重述，在执行时双人核查，事后及时补记。

（3）在接获口头或电话通知的患者危急值或其他重要的检验（包括医技科室的其他检查）结果时，接获者必须规范、完整地记录检验结果和报告者的姓名与电话，进行复述确认后方可提供医师使用。

4. 严格防止手术患者、手术部位及术式发生错误。实施“三步安全核查”，并正确记录。

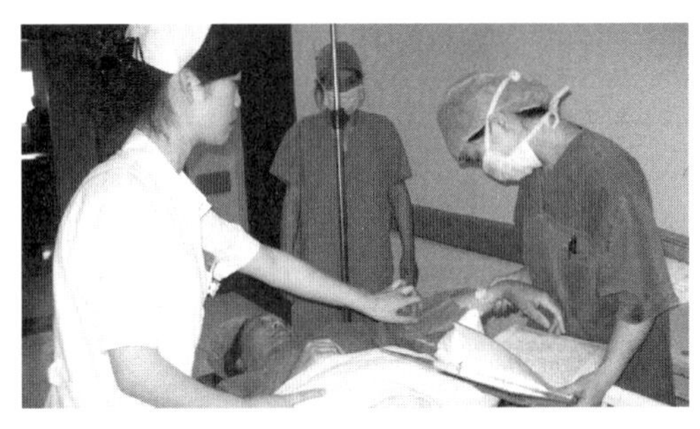

病人交接核对

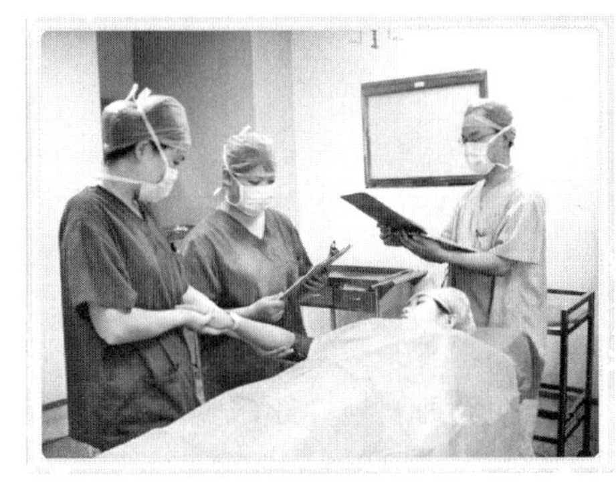

病人手术前核对

（1）第一步：麻醉实施前，手术医师、麻醉师、巡回护士三方按《手术安全核查表》依次核对患者身份（姓名、性别、年龄、病案号）、手术方式、知情同意情况、手术部位与标识、麻醉安全检查、皮肤是否完整、术野皮肤准备、静脉通道建立情况、患者过敏史、抗菌药物皮试结果、术前备血情况、假体、体内植入物、影像学资料等内容。

（2）第二步：手术开始前，三方共同核查患者身份（姓名、性别、年龄）、手术方式、手术部位与标识，并确认风险预警等内容。手术物品准备情况的核查由手术室护理人员执行并向手术医师和麻醉医师报告。

（3）第三步：患者离开手术室前，三方共同核查患者身份（姓名、性别、年龄）、实际手术方式，及术中用药、输血的核查，清点手术用物，确认手术标本，检查皮肤完整性、动静脉通路、引流管，确认患者去向等内容。

5. 严格执行手部卫生管理制度，符合医院感染控制的基本要求。

医务人员在以下情况下必须洗手或进行手消毒。

（1）直接接触每个患者前后，从同一患者身体的污染部位移动到清洁部位时。

（2）接触患者黏膜、破损皮肤或伤口前后，接触患者的血液、体液、分泌物、排泄物、伤口敷料等之后。

（3）穿脱隔离衣前后，摘手套后。

（4）进行无菌操作之前，接触清洁、无菌物品之前。

（5）接触患者周围环境及物品后。

（6）处理药物或配餐前。

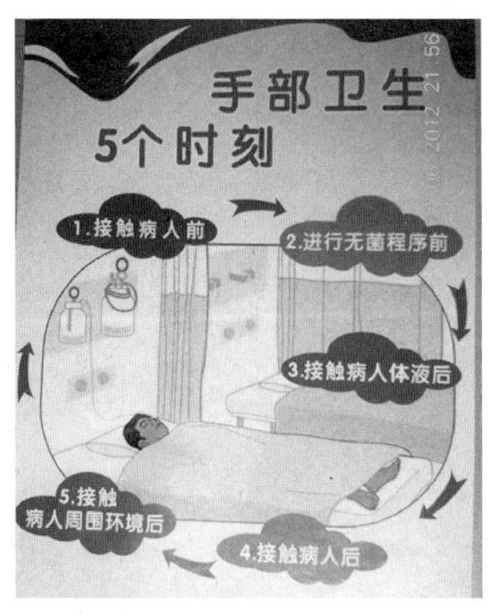

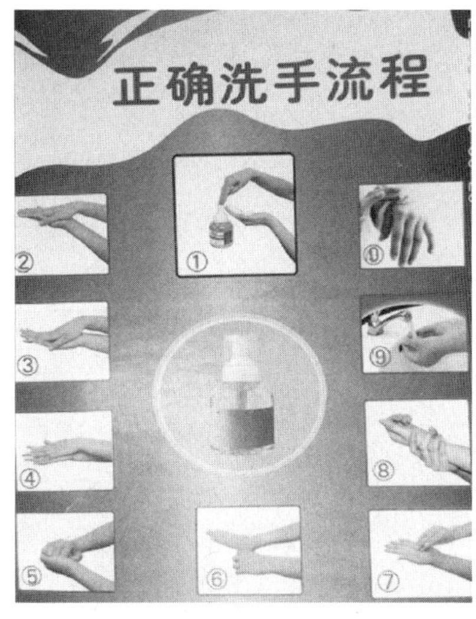

6. 防范与减少患者跌倒事件发生。

对患者进行风险评估，主动向高危患者（如儿童、老年人、孕妇、行动不便者和残疾者等）告知跌倒、坠床危险，采取适当措施防止跌倒、坠床等意外事件的发生，如警示标识、语言提醒、搀扶或请人帮助、床挡等。

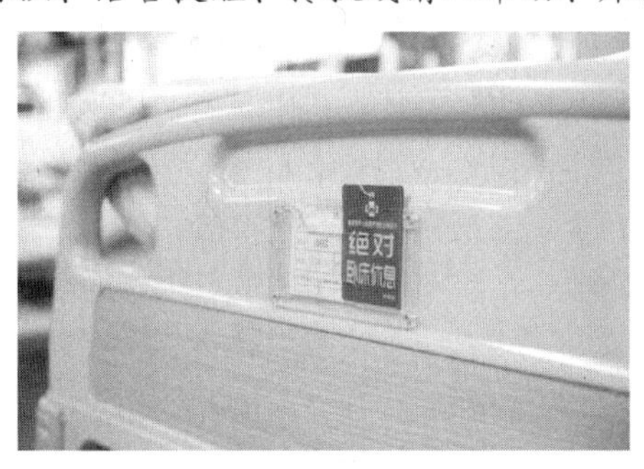

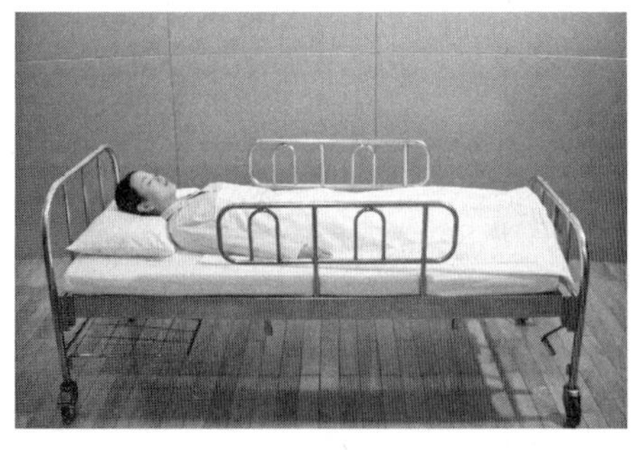

7. 防范与减少患者压疮发生。

对高危患者进行压疮风险评估，护理人员应掌握操作规范，落实预防压疮的护理措施，防范与减少患者压疮发生。

8. 鼓励主动报告医疗安全（不良）事件。

9. 鼓励患者参与医疗安全。

（1）针对患者疾病诊疗，为患者及其近亲属提供相关的健康知识教育，协助患者对诊疗方案做出正确理解与选择。

（2）邀请患者主动参与医疗安全管理，尤其是患者在接受介入治疗或手术等有创诊疗前，或使用药物治疗前，或输液、输血前。

（3）鼓励患者向药学人员提出安全用药咨询。

五、建立连续监测的安全网络

1. 实行“护理部—科护士长—病区护士长”三级目标管理责任制。

2. 监督检查护理物品的质量、性能等是否符合安全要求。

3. 制定风险管理防范措施和意外事件的应急预案。

制定压疮、跌倒、坠床、管道脱落等突发、意外事件的应急预案、防范措施及处理程序，对手术室、急诊科、ICU、供应室、血液净化室等风险大、涉及面广的工作区域进行重点监控。

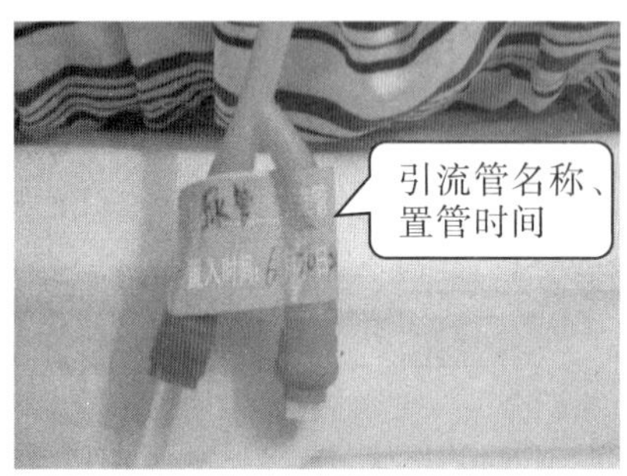

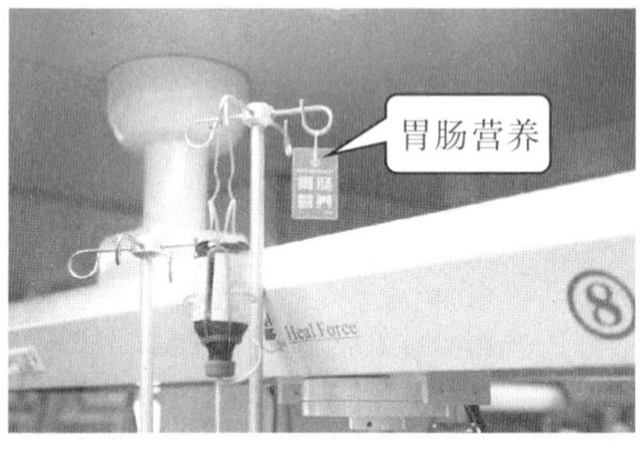

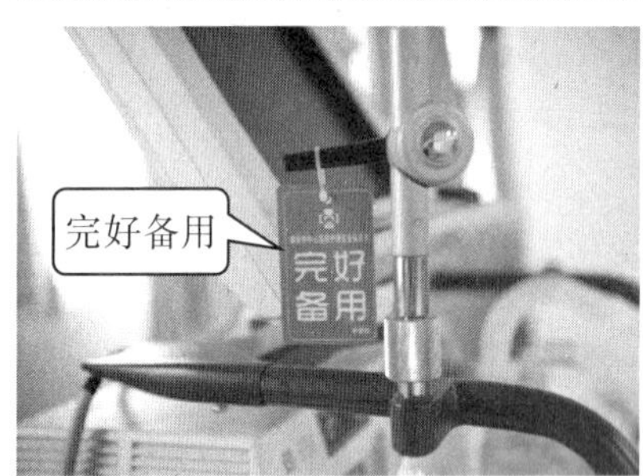

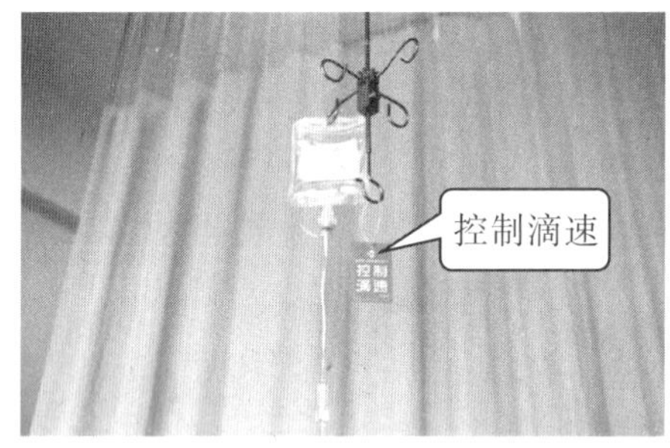

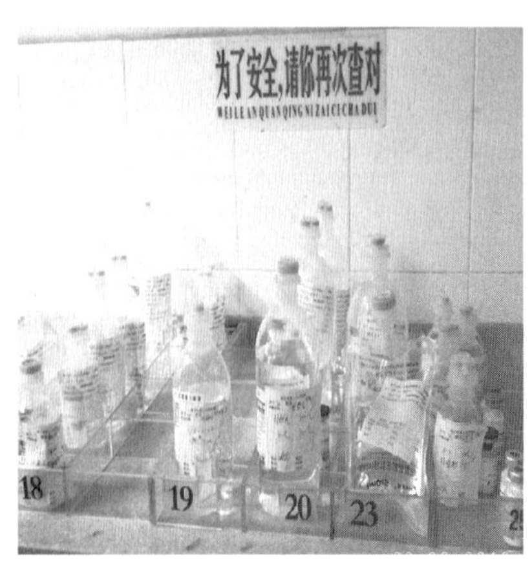

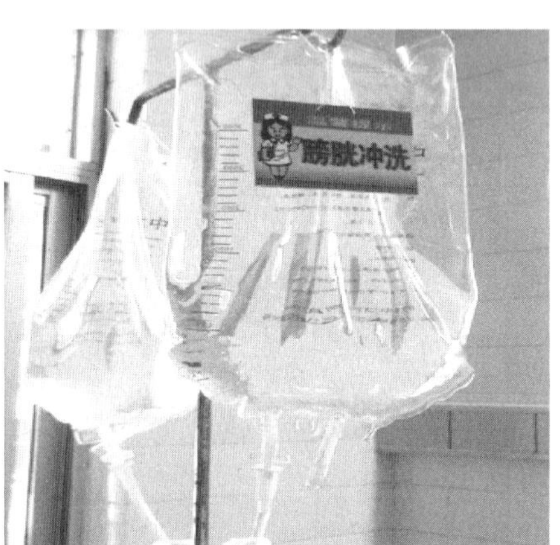

各类警示标识

任务六　护理职业防护

一、学习目标

1. 能简述护理职业损伤的危险因素。
2. 能举例说出几种容易造成锐器伤的危险行为。
3. 能说出锐器伤可能造成的后果，并说明如何避免锐器伤。
4. 能画出紧急处理锐器伤的流程图。
5. 能简述长期接触化学制剂可能对机体造成的影响。
6. 能举例说明 1～2 项护理职业防护的措施。

二、任务描述

1. 任务一。

护士小李，19 岁，参加临床护理工作一年。某日在为一静脉输液完毕病人拔针时，不慎被头皮针刺伤手指。

思考并回答以下问题。

（1）请你画出紧急处理锐器伤的流程图。

（2）该情况应该报告医院的哪些部门？

（3）需要配合专业人士作哪些处理？

2. 任务二。

患者，男，34 岁，因车祸致腰椎骨折以平车送入院。护理人员在铺床及搬运病人过程中，应如何预防负重伤的发生？

三、学习准备

1. 以下各图中，哪些操作不正确？为什么？

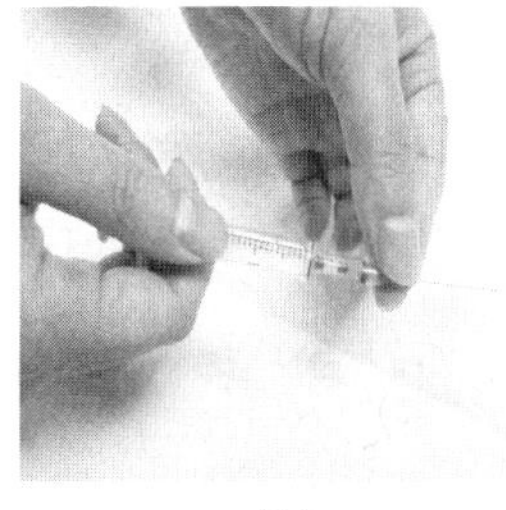
（1）

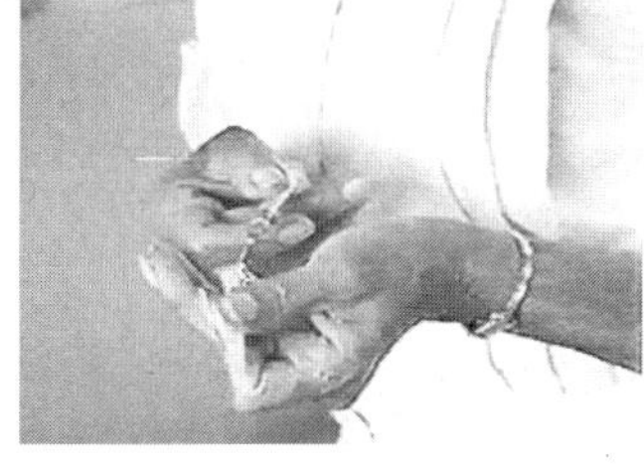
（2）

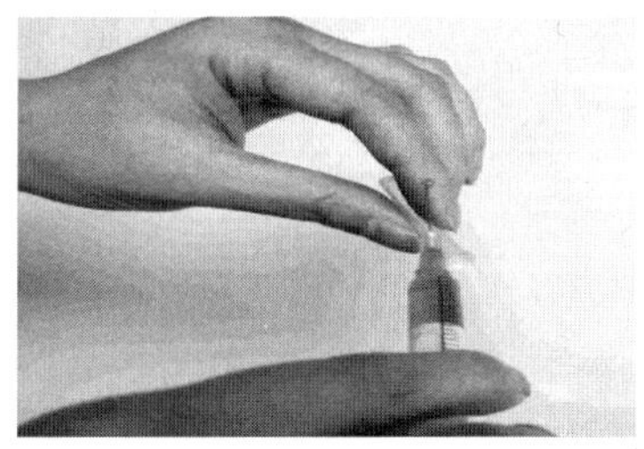
（3）

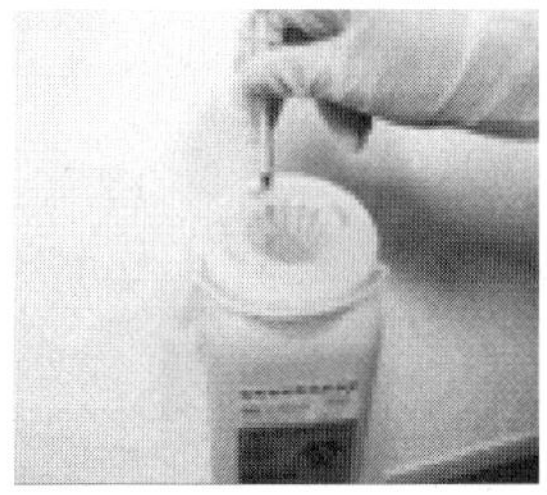
（4）

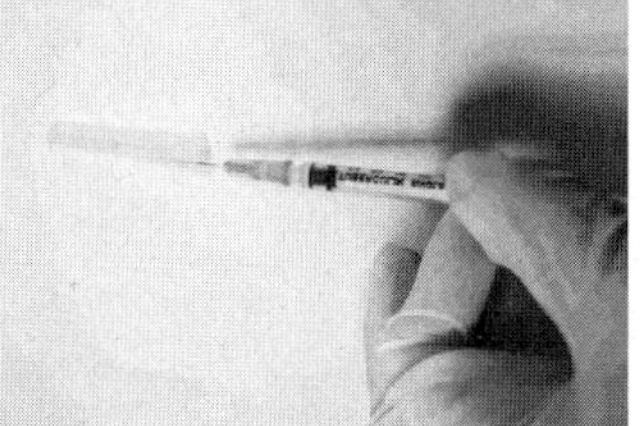
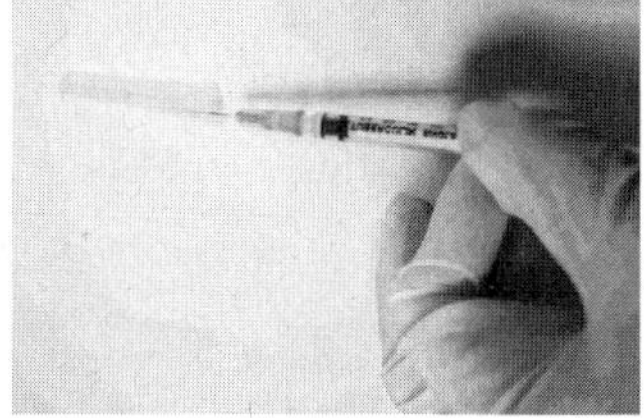
（5）

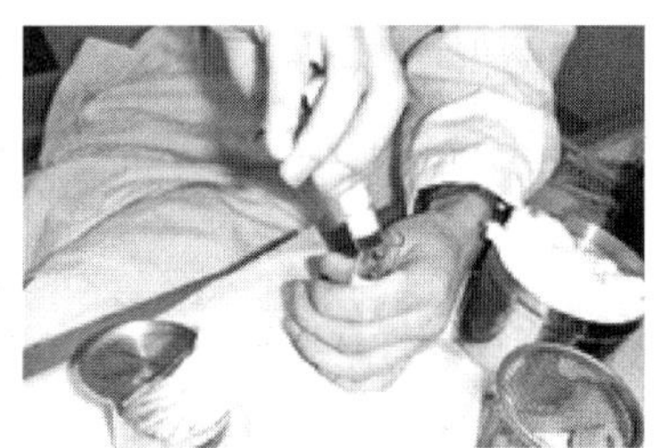
（6）

2. 什么是护理职业防护？

3. 什么是护理职业暴露？

4. 什么是普及性预防？

5. 什么是标准预防？

6. 职业损伤危险因素有哪些？

7. 什么是锐器伤？

8. 容易造成锐器伤的危险行为有哪些？

9. 如何预防锐器伤？

10. 长期接触化学制剂可能对机体造成什么的影响？

11. 如何防护化学药物损害？

12. 哪些原因会造成负重伤？如何预防负重伤？

13. 护理工作中如何预防职业疲溃感？

14. 发生锐器伤的紧急处理方法是什么？

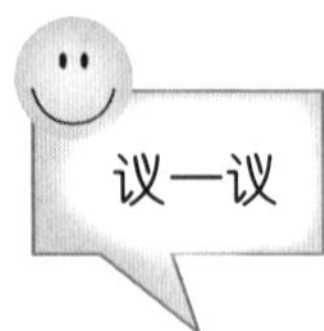

15. 结合以下案例讨论并回答问题。

小李，23 岁，大学毕业后成功应聘到某公司，现来医院做健康体检需要抽血检查。护理人员在采集血标本时应采取哪些防护措施？

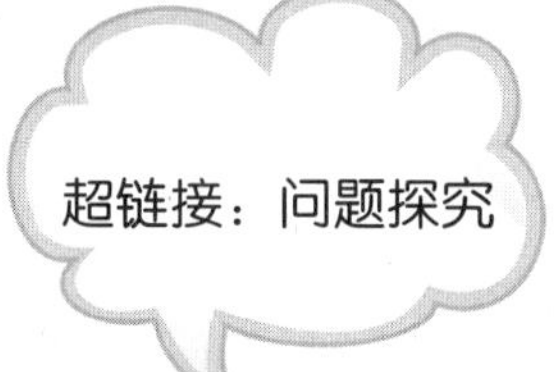

一、相关概念

1. 护理职业防护。

护理职业防护是指在护理活动中采取多种有效措施，保护护士免受一切不安全因素侵袭，或将其所受伤害降低到最低程度。

2. 护理职业暴露。

护理职业暴露是指护士在特定的工作环境中，在为病人提供护理活动的同时，自身常受到周围存在着的生物、物理、化学及社会心理等因素的侵袭，有感染某种疾病的危险，即称为护理职业暴露。

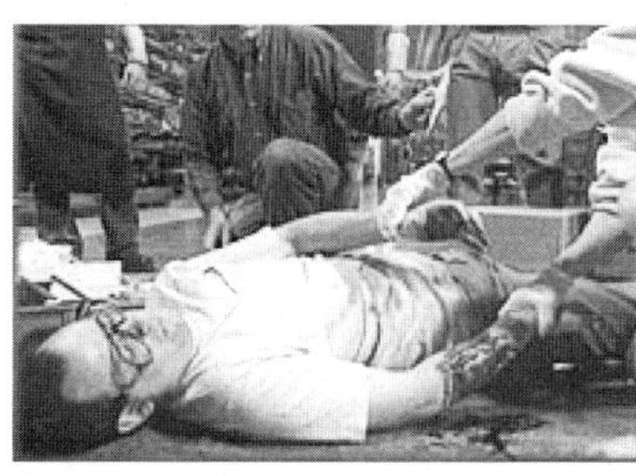

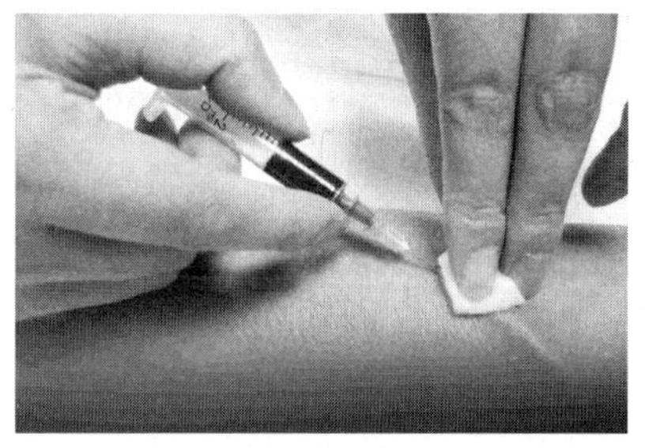

3. 普及性预防。

普及性预防是指护士在为病人提供护理活动时，只要有可能接触到他人（病人或医务人员）的体液或血液，不论是否有阳性指标，都应将其作为有潜在的传染性加以防护。

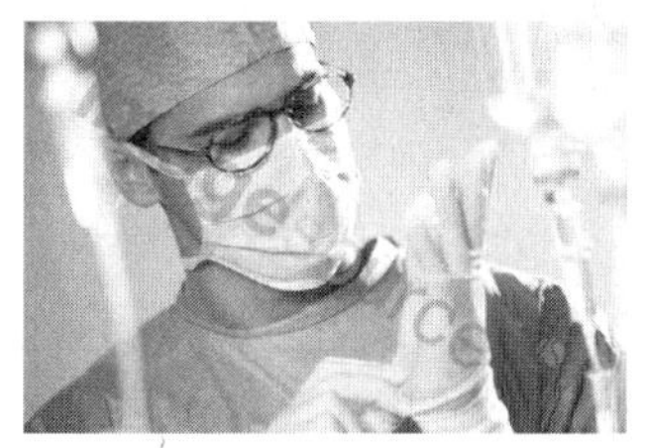

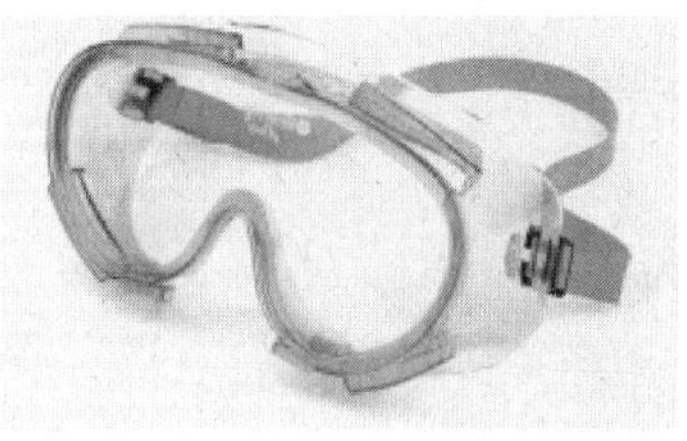

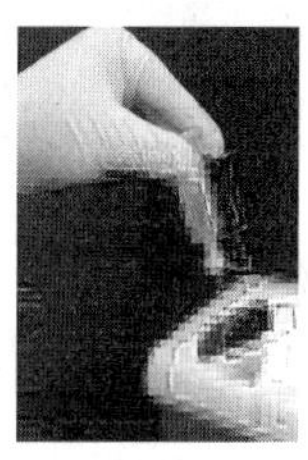

4. 标准预防。

标准预防是指将所有病人的血液、体液及被血液、体液污染的物品均视为具有传染性的病源物质，医务人员接触这些物质时，必须采取防护措施。

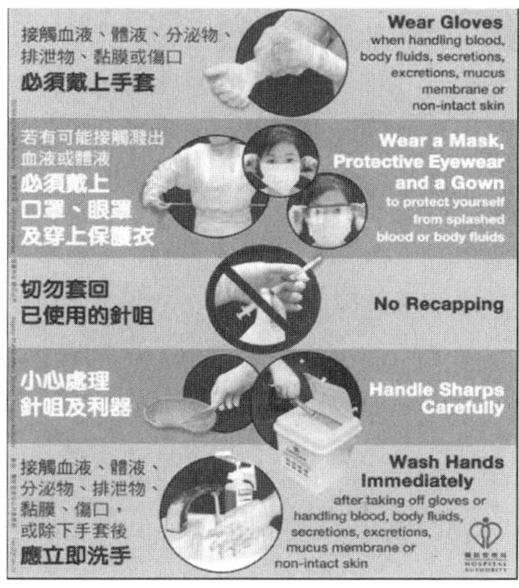

二、职业损伤的危险因素

1. 生物性因素。

（1）细菌。

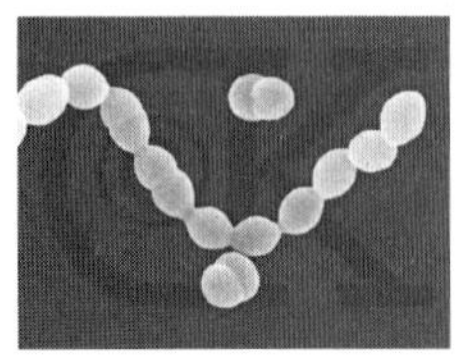
链球菌

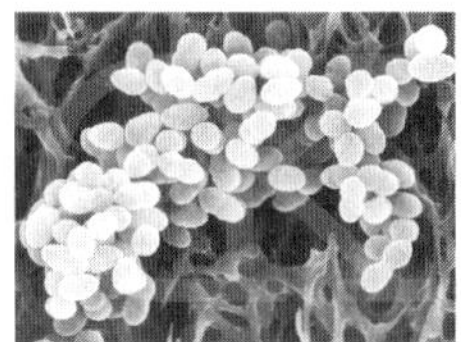
葡萄球菌

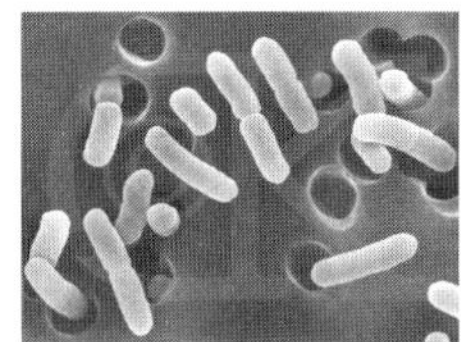
大肠杆菌

（2）病毒。

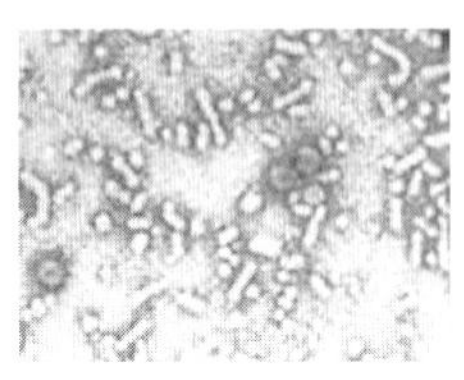
肝炎病毒

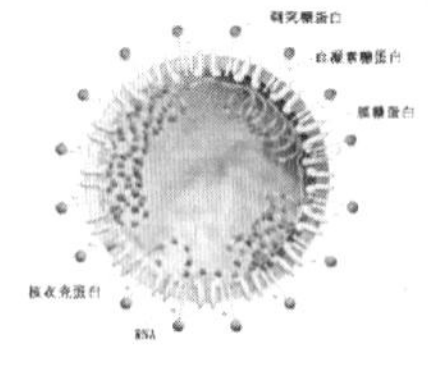
冠状病毒

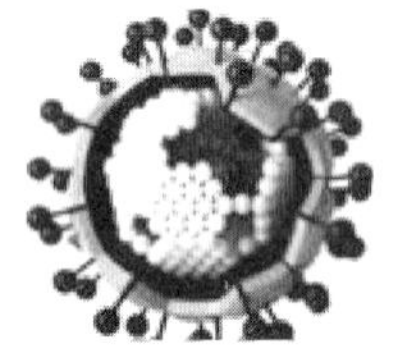
艾滋病病毒

2. 化学性因素。

（1）化学消毒剂。

（2）化疗药物。

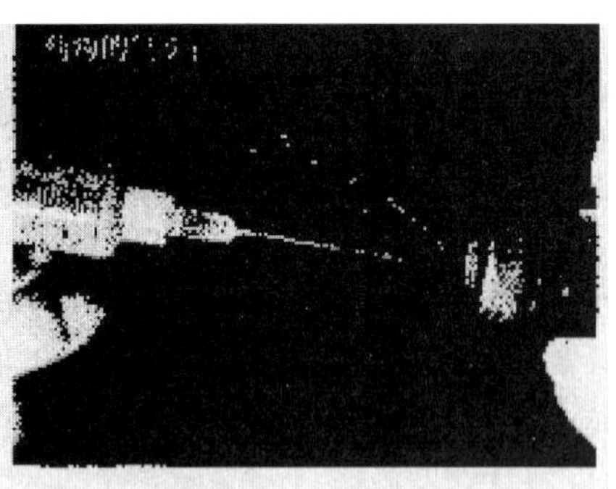

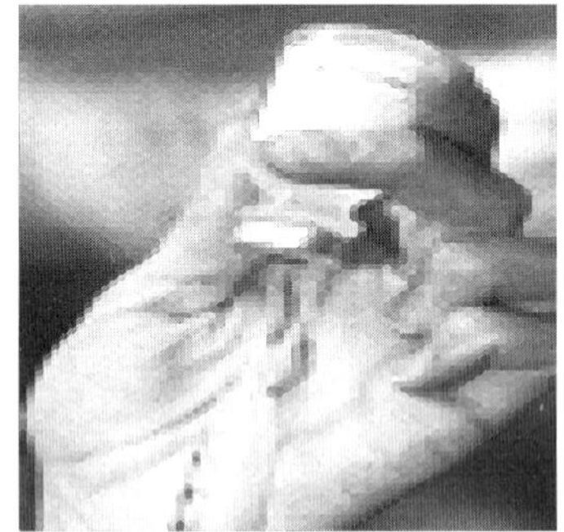

3. 物理性因素。

（1）机械性损伤。

（2）温度性损伤。

（3）放射性损伤。

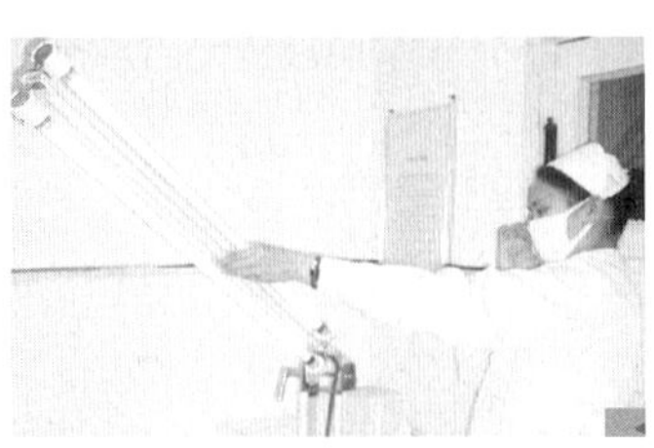

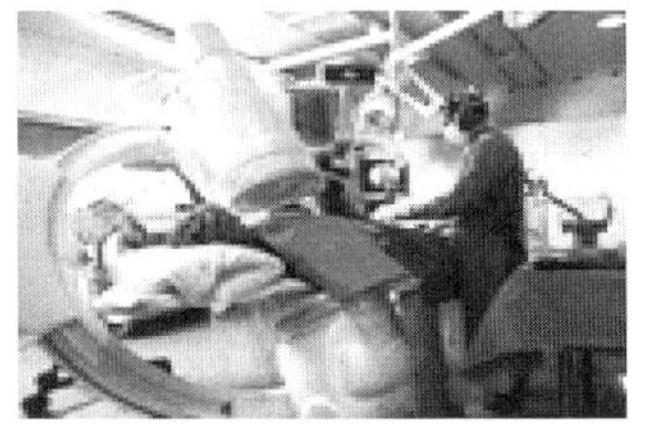

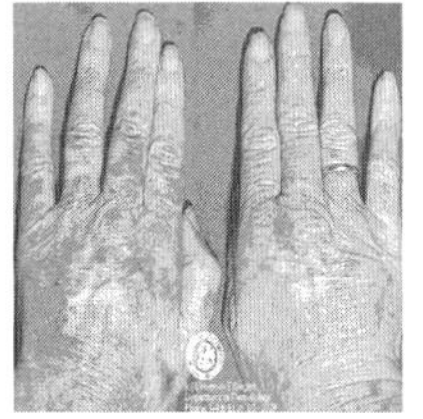

4. 锐器伤。

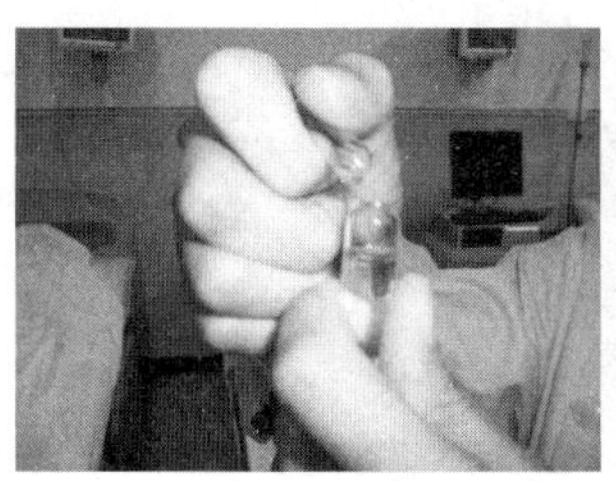
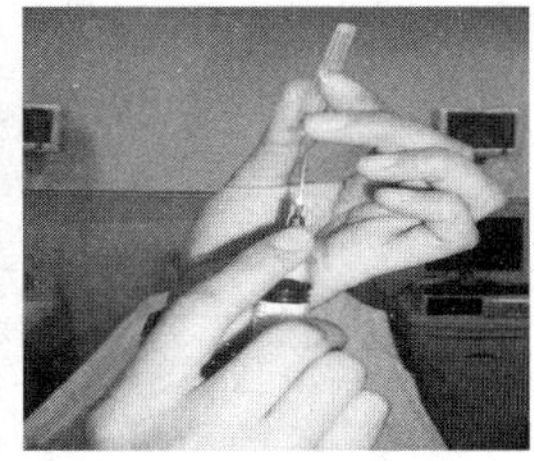
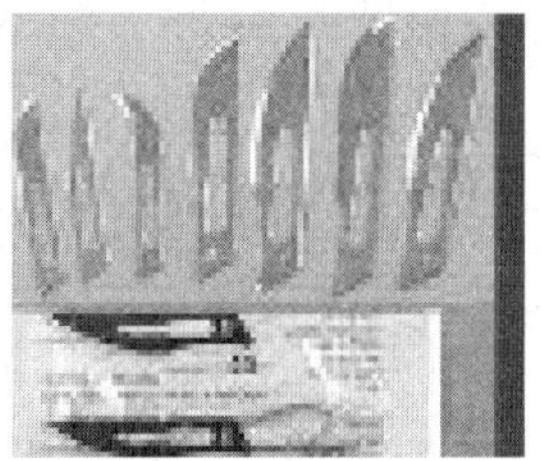

5. 噪声。

6. 心理—社会因素。

医闹
闹

赔偿
医闹

我代表患者表个态:
赔偿，还是被闹?
职业“医闹”

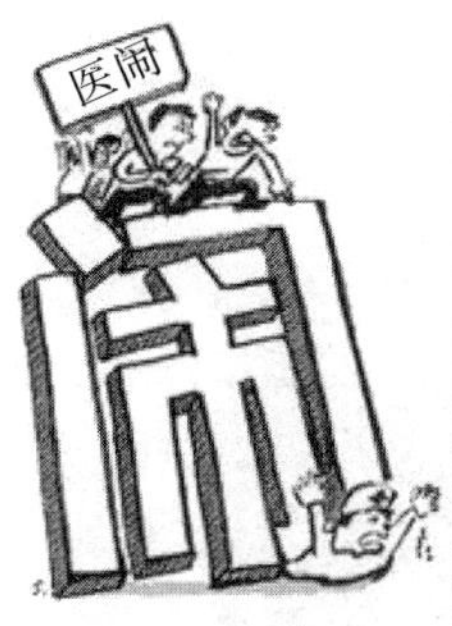

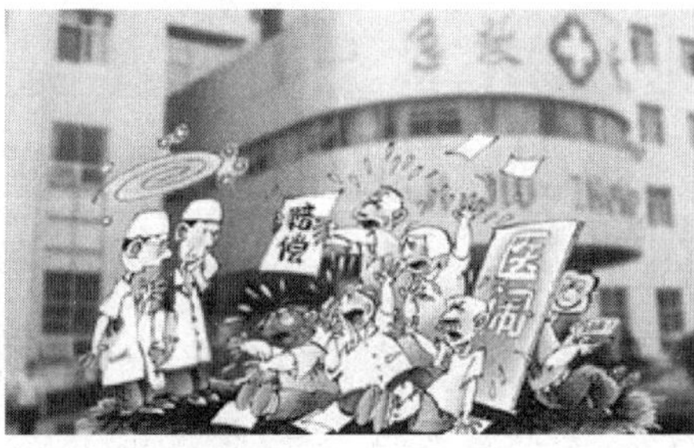

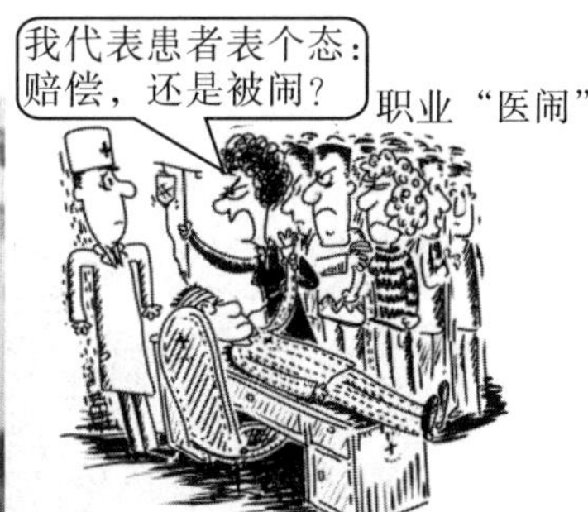

三、常见护理职业损伤的防护

1. 锐器伤的职业防护措施。

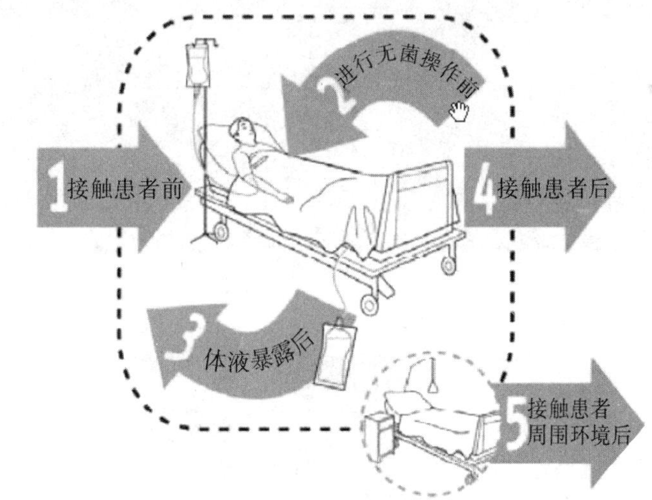

洗手指征

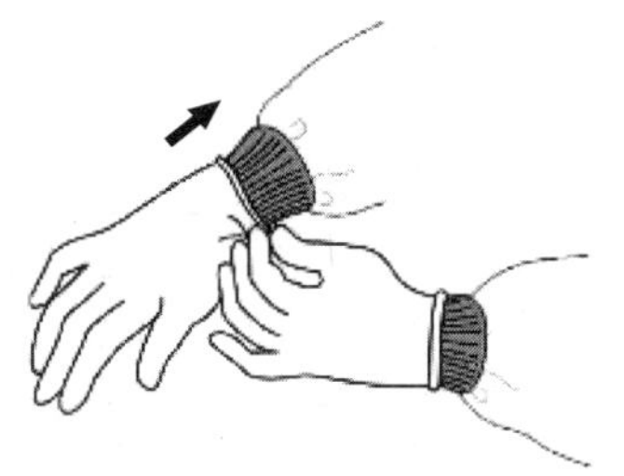

手部皮肤发生破损时，必须戴双层手套

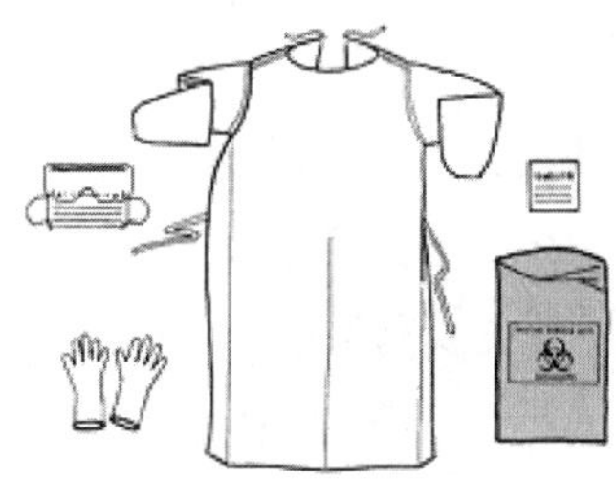

防护用品

（1）增强自我防护意识。

（2）锐器使用过程中的防护。

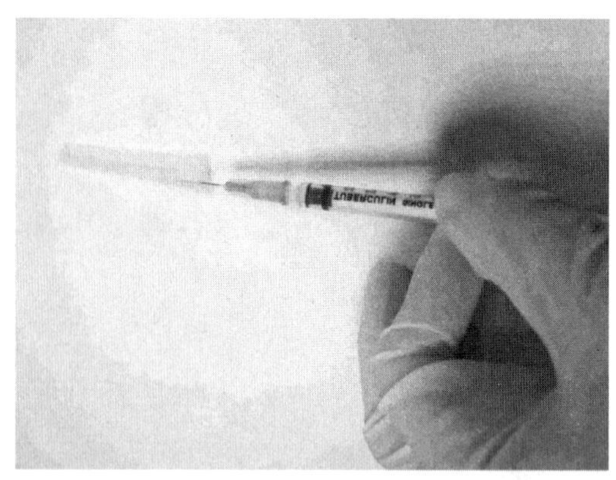

（3）严格管理医疗废物。

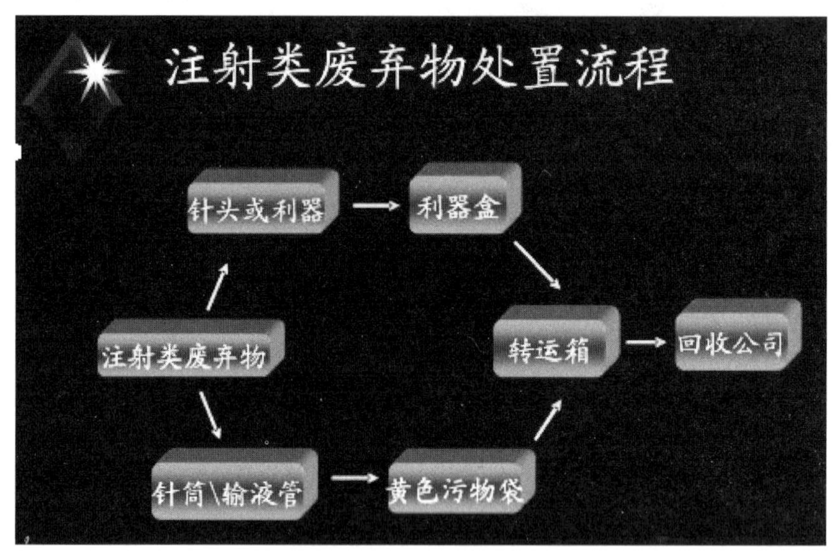

a. 医疗废物（黄袋）
b. 病人废物（黄袋）
c. 操作性废物：注射针头，小飞机等（利器盒）

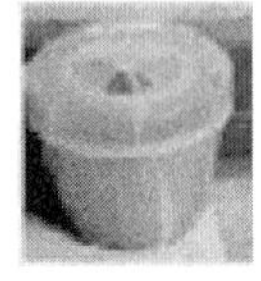

d. 临检中心、研究所、重点实验室等的各种标本经高压处理后医疗废物处理（黄袋）
e. 病理性废物（黄袋）

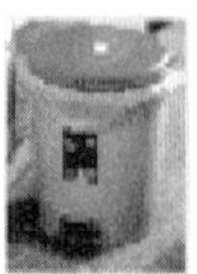

→ 贴标签（科室、日期、类型等）医疗废物经办人签名等

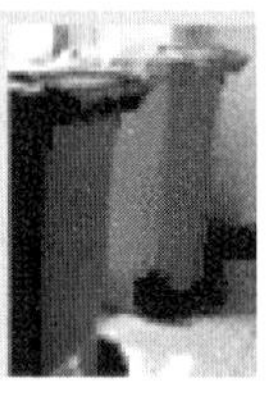

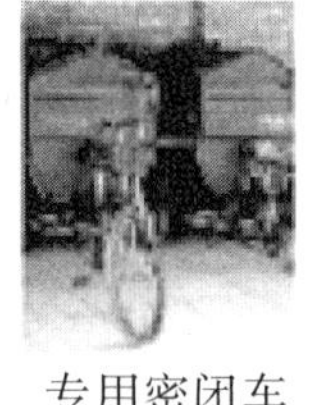

专用密闭车 →

医疗废物暂存外（置周围箱）

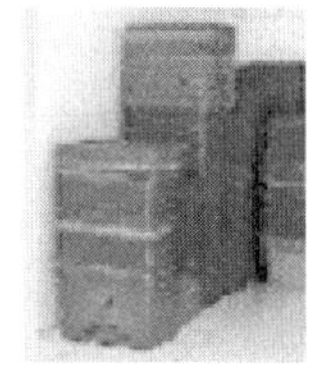

↓ 医疗废物的来源、种类、数量、重量、交接时间、最终去向进行登记，双方经办人填写。保存转移联单

← 医疗废物集中处置单位收集车

← 医疗垃圾处置厂（二清集团）焚烧处置

医院医疗废物收集、运送流程图

（4）纠正损伤的危险行为。

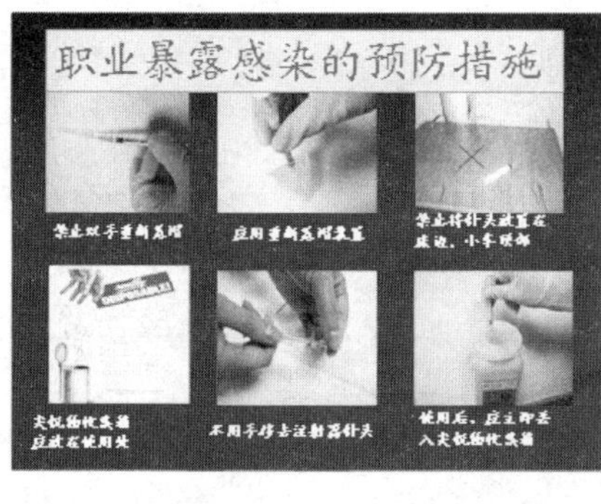

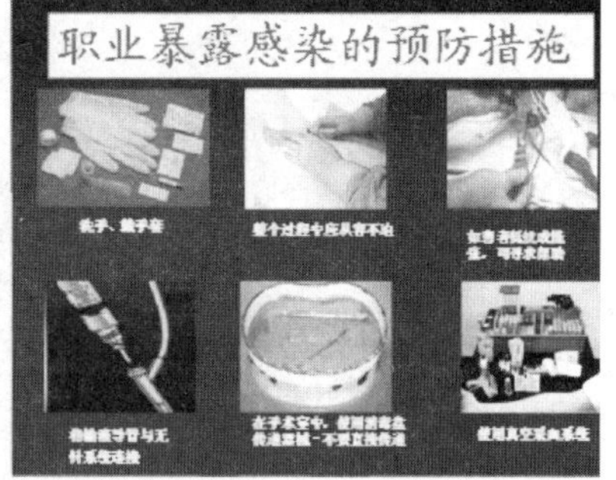

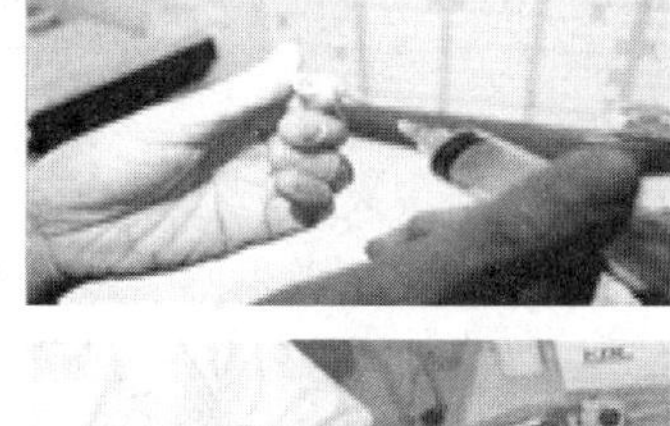

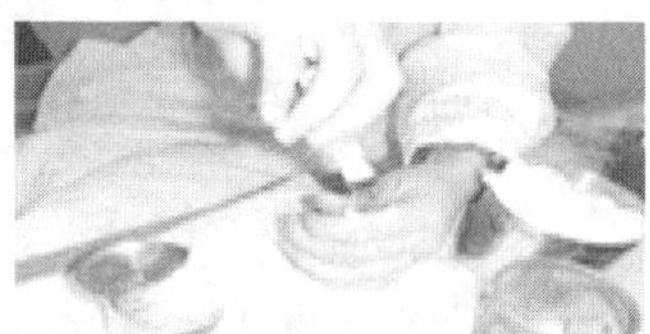

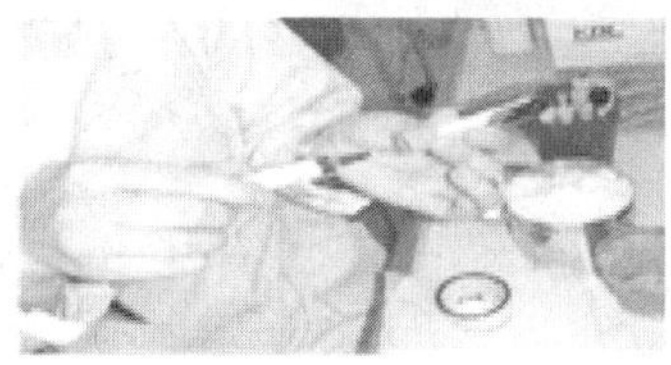

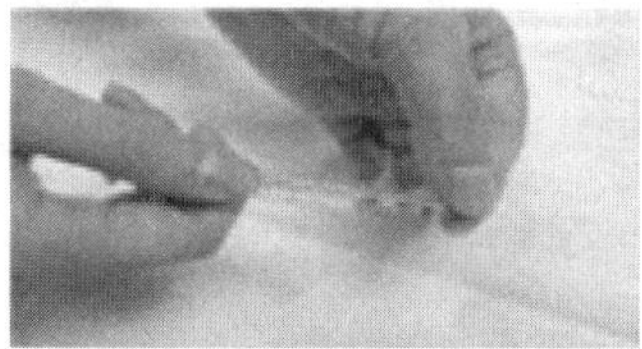

危险动作

（5）加强护士健康管理。

（6）和谐沟通，相互配合。

（7）合理安排工作时间。

2. 锐器伤的紧急处理方法。

（1）立即用健侧手从近心端向远心端挤压，排出伤口部位的血液，避免在伤口局部来回挤压，产生虹吸现象，将污染血液回吸入血管，增加感染机会。

（2）用肥皂水彻底清洗伤口并用流动净水冲洗伤口 5 min。

（3）用 0.5％碘伏、2％碘酊、75％乙醇消毒伤口。

（4）向主管部门汇报并填写锐器伤登记表。

（5）请有关专家评估锐器伤并指导处理，根据病人血液中病毒的含量和伤口的深度、暴露时间、范围进行评估，并做相应的处理。

3. 化疗药物损害的职业防护措施。

（1）配制化疗药物的环境要求。

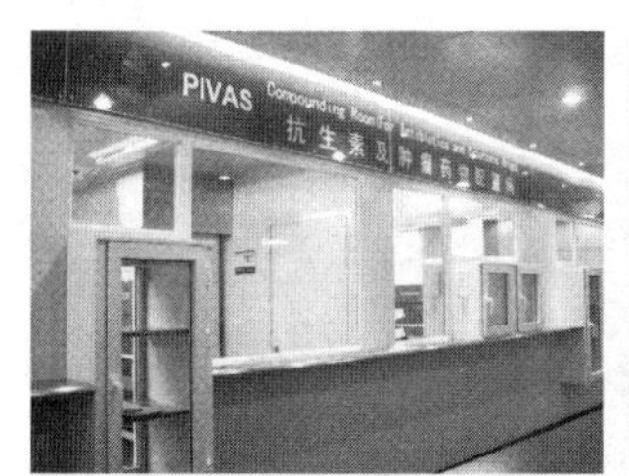

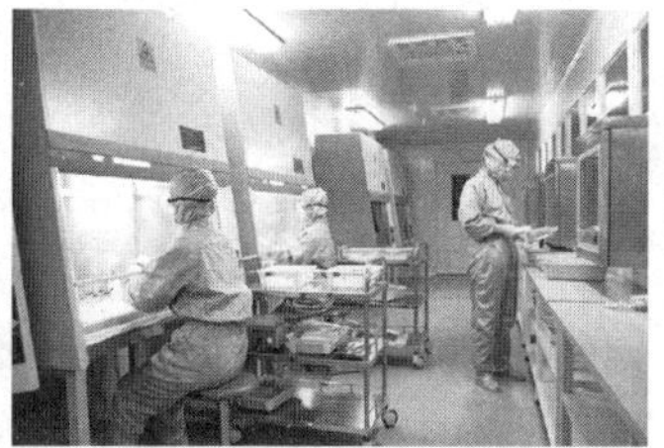

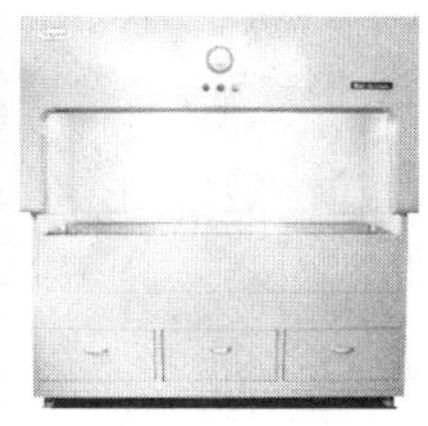

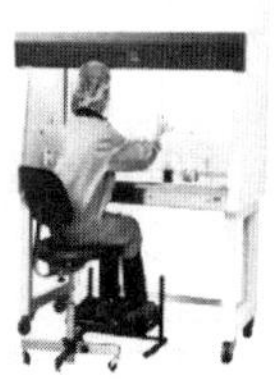

(2) 配制化疗药物的准备要求。

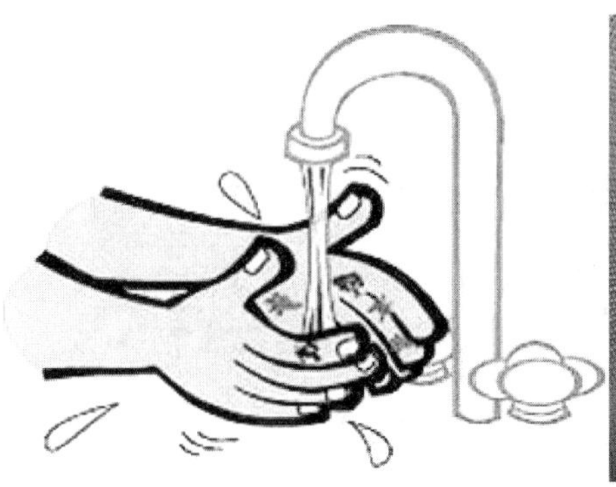

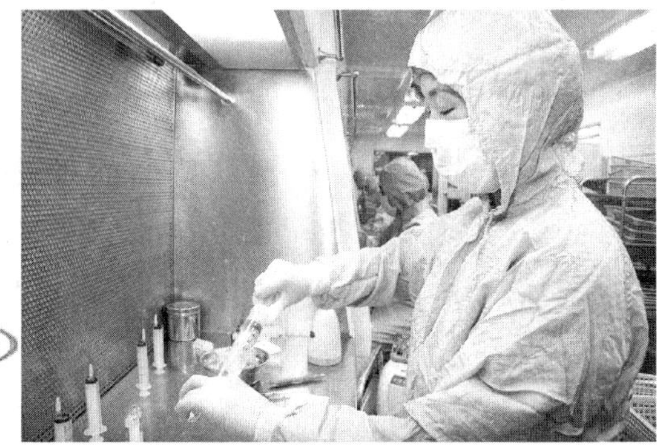

(3) 配制化疗药物的操作要求。

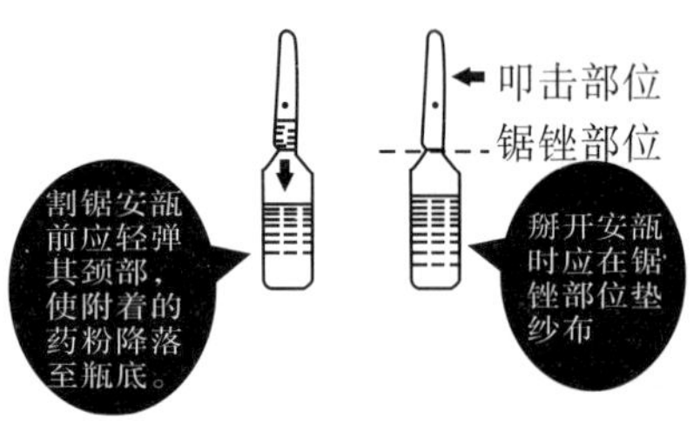

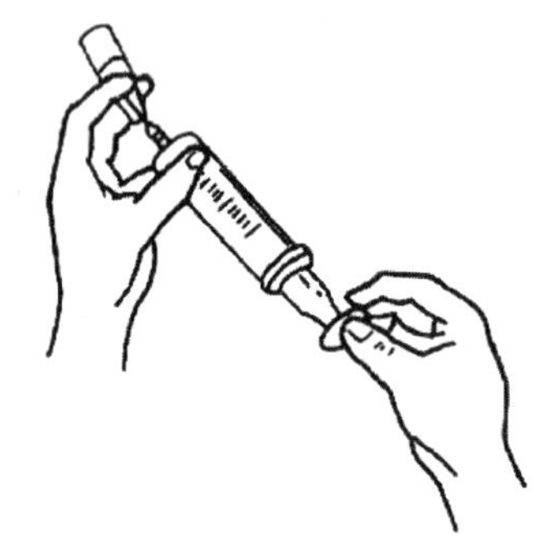

抽取药液不超过注射器容量的 3/4

(4) 污染物品的处理要求。

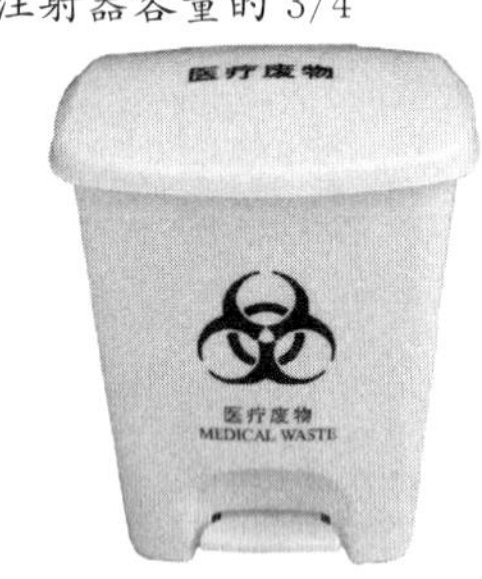

专用密闭垃圾桶

(5) 化疗护士的素质要求。

①行化疗的护士应经过专业培训。

②化疗护士应注意锻炼身体，定期体检。

③怀孕护士应避免接触化疗药物。

4. 负重损伤的职业防护措施。

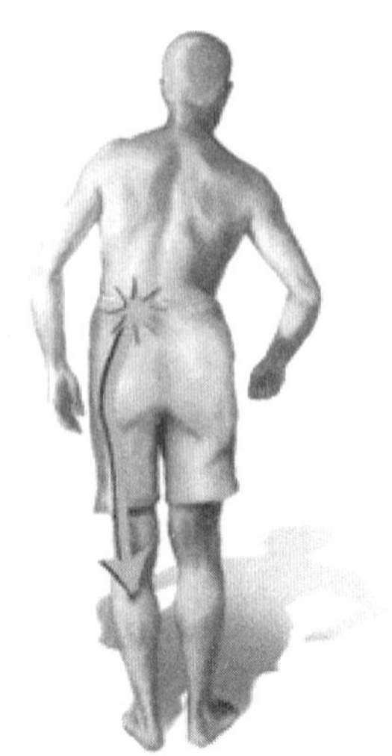

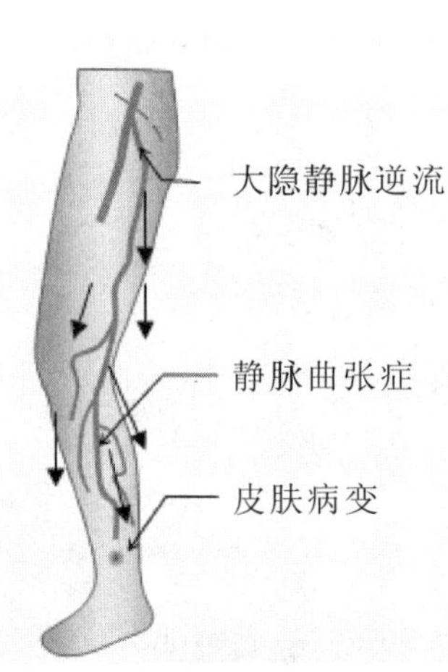

(1) 加强锻炼，提高身体素质。

(2) 保持正确的劳动姿势。

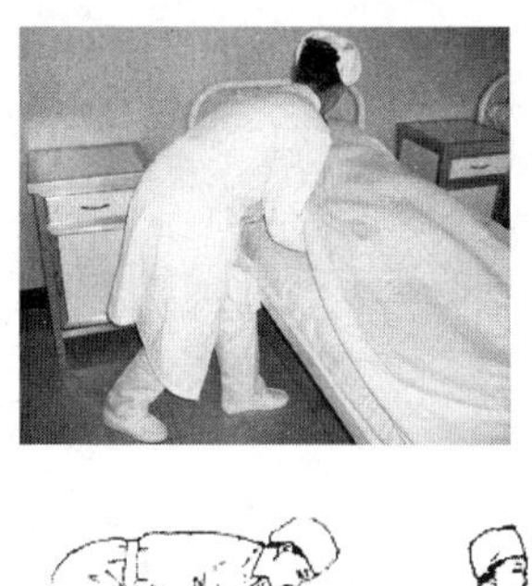
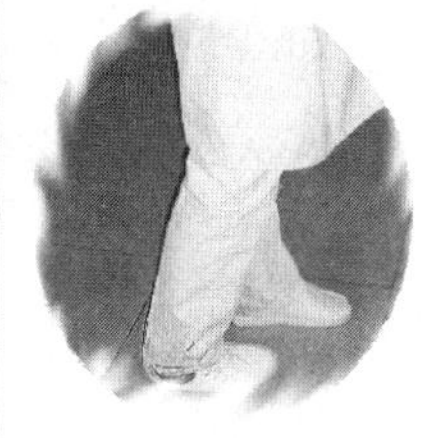
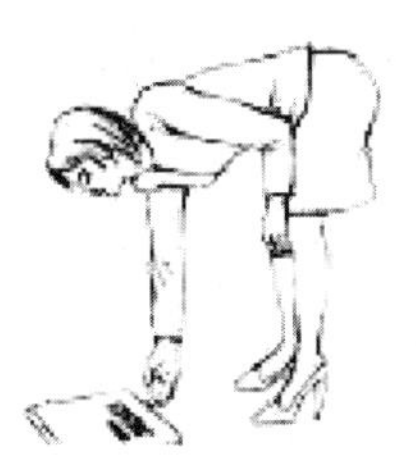
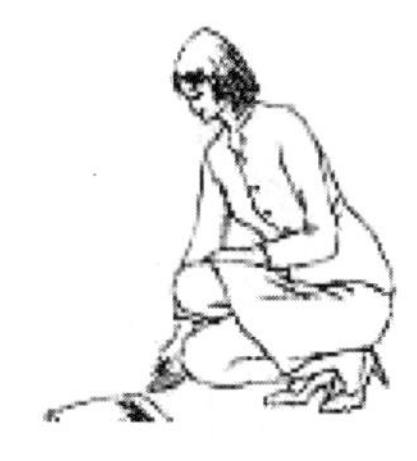

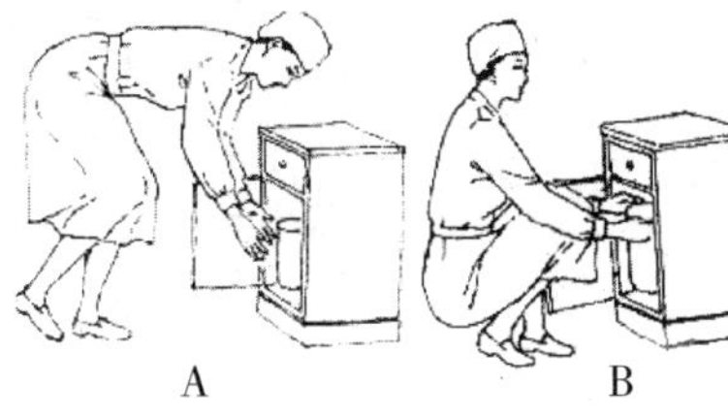

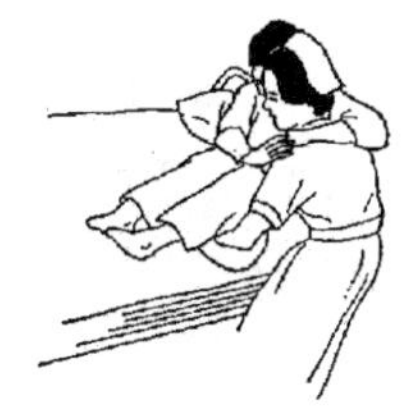
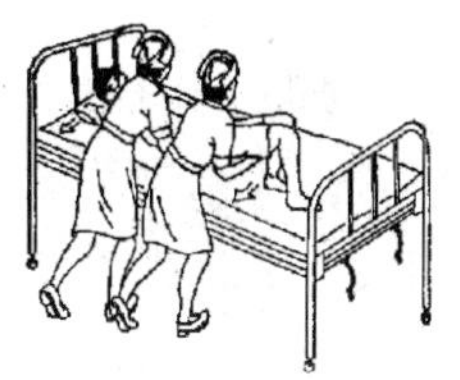

(3) 避免长时间维持一种体位。

(4) 科学使用劳动保护用具。

(5) 促进下肢血液循环。

(6) 养成良好的生活饮食习惯。

5. 职业疲溃感的职业防护措施。

(1) 积极参加教育与培训。

(2) 提高护理工作价值感。

(3) 合理安排劳动时间。

(4) 创造健康的职业环境。

(5) 培养积极乐观的精神。

(6) 合理疏导压力带来的影响。

(7) 提高自身综合素质。

四、目标检测

(一) 单项选择题

1. 下列不属于影响护理安全最主要的因素的是（　　）。

   A. 人员因素　　B. 技术因素　　C. 管理因素

   D. 病人因素　　E. 经济因素

2. 下列不属于影响护理安全环境因素的是（　　）。

   A. 药物及用品的质量　　B. 没有安装空调

   C. 消毒隔离不严密　　D. 氧气使用不当

   E. 治安管理不严

3. 影响护理安全的首要因素是（　　）。

A. 人员因素　　B. 技术因素
C. 管理因素　　D. 病人因素
E. 环境因素

4. 护理职业损伤的危险因素不包括（　　）。
A. 社会因素　　B. 经济因素　　C. 心理因素
D. 物理因素　　E. 化学因素

5. 下列属于威胁护士安全的生物性因素是（　　）。
A. 细菌　　B. 过氧乙酸　　C. 扭伤
D. 烫伤　　E. 病人的呻吟声

6. 护理工作环境中最危险、最常见的病毒是（　　）。
A. 甲型肝炎病毒　　B. 乙型肝炎病毒
C. 冠状病毒　　D. 流感病毒
E. 轮状病毒

7. 放射性损伤会引起（　　）。
A. 肝癌　　B. 肺癌　　C. 子宫癌
D. 皮肤癌　　E. 膀胱癌

8. 护理人员最常见的职业损伤因素是（　　）。
A. 扭伤　　B. 烧伤　　C. 烫伤
D. 放射性损伤　　E. 锐器伤

9. 防止化学药物损伤的措施正确的是（　　）。
A. 怀孕护士接触化疗药物应小心
B. 配药前应穿上棉布隔离衣
C. 抽药量不宜超过注射器容量的 4/5
D. 戴有效的一次性防护口罩
E. 脱手套后用流动水洗手

10. 锐器伤的紧急处理方法错误的是（　　）。
A. 从远心端向近心端挤压　　B. 用肥皂水彻底清洗伤口
C. 用流动净水冲洗伤口 5 分钟　　D. 用 2%碘酊消毒伤口
E. 请专家评估和指导处理

11. 护士发生椎间盘突出症的常见原因是（　　）。
A. 长期的积累损伤　　B. 较大的工作强度
C. 护理操作时弯腰动作较多　　D. 外界温差的刺激
E. 精神高度紧张

12. 抽取化疗药液时以不超过注射器容量的（　　）为宜，以防止针栓从针筒中意外滑落。
A. 1/2　　B. 1/3　　C. 2/3
D. 1/4　　E. 3/4

13. 护理人员最容易且最频繁受到的职业损伤因素是（　　）。

A. 机械性损伤　　B. 温度性损伤　　C. 放射性损伤

D. 锐器伤　　E. 噪声

14. 下列不是引发锐器伤的常见原因的是（　　）。

A. 准备物品过程中被误伤　　B. 掰安瓿时被划伤

C. 单手回套针帽产生的刺伤　　D. 注射器毁形过程中被刺伤

E. 手术过程中锐器传递时造成误伤

15. 下列不属于防止锐器伤的措施的是（　　）。

A. 禁止用双手分离污染的针头和注射器

B. 禁止用手直接接触使用后的针头

C. 禁止用手折弯或弄直针头

D. 禁止直接传递锐器

E. 用过的针头使用消毒液浸泡

16. 关于化疗药物损害的职业防护，下列选项中错误的是（　　）。

A. 在专用的层流柜内配药　　B. 佩戴一次性防护口罩、帽子、面罩等

C. 用手掰开安瓿时避免药液外溢　　D. 抽取药液时以不超过注射器的3/4为宜

E. 处理污物时，护士要戴口罩、帽子及手套

17. 负重损伤的防护措施，下列选项中错误的是（　　）。

A. 加强锻炼，提高身体素质　　B. 保持正确的劳动姿势

C. 要长时间维持一种体位　　D. 科学使用劳动保护用具

E. 促进下肢血液循环

（二）填空题

1. 病人安全是指在医疗护理过程中采取__________、__________或__________避免病人出现不良的结果或受到伤害，包括预防错误、偏差与意外。

2. 在__________、__________、__________、__________等诊疗活动时必须严格执行查对制度。

3. 护士长期接触化学制剂可导致__________、__________及脏器损伤，对骨髓产生__________，影响生殖系统的功能。

4. 护士进行有可能接触病人__________、__________的治疗和护理操作时，必须__________。如手部皮肤发生破损时，必须__________。

（三）名词解释

1. 护理安全：______________________________________。

2. 锐器伤：______________________________________。

（四）简答题

1. 如何正确识别患者身份？

2. 什么是护理职业暴露？

3. 什么是普及性预防？

情境九　阶段临岗实践

【学习总目标】

1. 能结合各情境的学习内容，初步完成各项护理任务。
2. 认识临床的新知识、新技术。
3. 学会与带教老师、护士、医生、护士长及其他医技人员的沟通技巧。
4. 学会与病人及其家属等人员进行有效的沟通。
4. 认识医院的工作环境及管理制度。
5. 认识护士的岗位与职责。

【学习任务】

1. 能在带教老师指导下进行临床护理技术操作。
2. 知道医院的护理岗位职责。
3. 学会护理工作中的查对流程。
4. 能在带教老师指导下尝试进行健康教育。
5. 能在带教老师指导下观察病情。
6. 会书写护理文件的基本内容。
7. 每次阶段临岗实践结束时能书写一份实践体会。

附录　课程内容与学习要求

学习情境（学时）	学习任务	知识内容要求	技能内容要求	学时
情境一：入院护理（44学时）	任务一：病人入病区后的初步护理	1. 熟悉一般病人入院的初步护理流程。 2. 能对病人进行入院护理评估，能与病人及其家属进行有效的沟通。	1. 建立一份住院病历并填写有关眉栏任务及在体温单40～42℃之间用红笔纵行填写入院时间及完成入院病历排列。 2. 具有与病人及其家属沟通的能力，对初步入院的病人进行入院评估。	2
	任务二：患者搬运技术	1. 能说出搬运技术的方法。 2. 能制定搬运技术护理操作流程。 3. 能阐述搬运技术的注意事项。	1. 具有运用轮椅、平车搬运病人的能力。 2. 学会平车运用法中的挪动法、一人法、二人法、三人法、四人法的操作。 3. 具有运用沟通技巧与病人及其家属、其他医护人员进行有效沟通的能力。	4
	任务三：铺床技术	1. 能说出铺床的方法。 2. 能根据病人的病情选择床单位 3. 能阐述铺床的注意事项	1. 具有独立完成铺备用床、暂空床及麻醉床的能力。 2. 学会约束带及床档的使用。	8
	任务四：卧位与安全技术	1. 能说出常用卧位的性质及常见的卧位。 2. 简述各种卧位的适应范围。	1. 具有能安置常见的九种卧位的能力。 2. 能运用沟通技巧与病人及其家属进行有效沟通。	6
	任务五：生命体征测量技术	1. 能解释稽留热、弛张热、间歇热、间歇脉、脉搏短绌、潮式呼吸、间断呼吸、呼吸困难、高血压、低血压的概念。 2. 能描述体温、脉搏、呼吸、血压的正常范围及注意事项。 3. 能正确测量体温、脉搏、呼吸、血压。 4. 能进行高热病人和呼吸困难病人的护理。 5. 能与病人及其家属做有效的沟通。	1. 学会测量体温、脉搏、呼吸及血压的测量的技术。 2. 掌握体温计的消毒与检查方法。 3. 能运用沟通技巧与病人及其家属进行有效沟通。	15

续表

学习情境（学时）	学习任务	知识内容要求	技能内容要求	学时
情境一：入院护理（44学时）	任务六：医疗文件的书写	1. 能说出各种医疗文件书写的内容。 2. 能简述各种医疗文件书写的注意事项。 3. 能说出分级护理的级别及各级护理的适应范围、护理要求。	1. 学会绘制一周体温单。 2. 会正确记录体温单、医嘱转抄单、护理记录单、病人转运记录单、手术清点记录单。	5
	任务七：情境演练——病人入院护理	1. 熟悉病人的入院护理流程。 2. 入院护理各方面的知识运用恰当，与临床病人入院程序一致。	1. 具有完整的对入院病人进行护理的能力。 2. 能与病人及其家属进行有效的沟通。	4
情境二：治疗护理（60学时）	任务一：清洁、消毒与灭菌技术	1. 能解释清洁、消毒、灭菌的概念。 2. 能正确判断医院所使用物品的性质。 3. 能正确选择消毒与灭菌的方法，能说出其注意事项。 4. 知晓高压蒸汽灭菌法的压力、温度、时间等数据及其注意事项。 5. 能说明消毒、灭菌效果的检测方法。	1. 学会手提式压力蒸汽灭菌器的使用。 2. 能使用化学消毒剂进行物品的消毒。	4
	任务二：无菌技术	1. 能解释无菌技术的概念、操作原则。 2. 能说出六项无菌技术操作的注意事项。 3. 能应用所学到的知识，正确地进行无菌技术操作。	1. 能正确使用无菌持物钳、无菌容器、无菌包、无菌溶液，会铺无菌盘，会戴无菌手套。 2. 在进行无菌操作时，能始终保持无菌观念，防止无菌物品被污染。	8
	任务三：隔离技术	1. 能解释隔离的概念及隔离的原则。 2. 能阐述“三区”的划分。 3. 能正确运用隔离技术。	1. 掌握穿脱隔离衣的方法。 2. 学会手的消毒、口罩的使用、避污纸的使用。	6
	任务四：给药护理	1. 能说明药物的保管方法及药疗原则。 2. 能简述超声波雾化的工作原理。 3. 能识别常用的外文缩写。 4. 能正确指导病人用药。	1. 能进行配药，并能对服口服药的病人进行用药指导。 2. 会使用超声波雾化及氧气雾化吸入。 3. 在执行药疗过程中，能严格执行查对制度。	4

续表

学习情境（学时）	学习任务	知识内容要求	技能内容要求	学时
情境二：治疗护理（60学时）	任务五：注射技术	1. 能说出注射的原则。 2. 掌握各项注射的定位、注射方法。 3. 概括各项注射的注意事项。 4. 正确执行医嘱。	1. 掌握药物抽吸方法。 2. 具有在模拟人身上进行皮内、皮下、肌内注射和静脉注射的能力。 3. 注射过程中严格查对，掌握无痛注射技术。 4. 能运用沟通技巧与病人进行有效沟通。	12
	任务六：药物过敏试验	1. 能简述青霉素过敏反应的机制及预防措施。 2. 能判断青霉素过敏反应的结果。 3. 能阐述青霉素过敏休克的抢救措施。	1. 能进行湿布热敷的操作，会使用热水袋，能正确使用烤灯。 2. 具有操作湿布冷敷的能力，能使用冰袋、冰帽。 3. 正确实施酒精拭浴。 4. 能运用沟通技巧与病人进行有效沟通，防止冻伤或烫伤。	6
	任务七：静脉输液	1. 能说出静脉输液的目的及常用的溶液。 2. 会计算输液速度。 3. 能阐述输液反应的预防及护理。 4. 能制定静脉留置针操作流程。 5. 能正确进行静脉输液操作。	1. 能进行周围静脉输液的操作。 2. 掌握常见输液故障及排除方法。 3. 能进行静脉留置针的操作。 4. 运用沟通技巧与病人进行有效沟通，使输液安全有效地进行。	10
	任务八：静脉输血	1. 能说出输血的目的。 2. 能识别血液制品的种类及适用范围。 3. 能阐述输血反应的预防及护理。 4. 能说出输血法的注意事项。 5. 能正确进行静脉输血操作。	1. 具有在模型上进行周围静脉输血操作的能力。 2. 操作中严格查对，防止出现差错。 3. 能运用沟通技巧与病人进行有效沟通，使输血安全有效地进行。	6
	任务九：冷热疗法	1. 能区别热疗、冷疗的目的及禁忌证。 2. 能说明热水袋、湿布热敷及烤灯使用的注意事项。 3. 能阐述冰袋、冷敷、酒精拭浴的注意事项。 4. 能正确使用热水袋、冰袋、烤灯。 5. 能正确进行酒精拭浴护理。	1. 能进行各种皮试液的配制：青霉素、破伤风抗毒素、先锋Ⅳ、普鲁卡因皮试液的配制。 2. 能进行破伤风抗毒素脱敏注射的操作。 3. 操作中严格查对，防止出现差错。 4. 能运用沟通技巧与病人进行有效沟通，使病人安全有效地用药。	4

续表

学习情境（学时）	学习任务	知识内容要求	技能内容要求	学时
情境三：标本采集（4学时）	任务一：标本采集	1. 能说出标本采集的原则。 2. 能简述静脉血标本采集的注意事项。 3. 能识别尿标本常用的防腐剂及作用。 4. 能正确选择各类标本容器。 5. 能指导病人留取标本。	1. 具有进行静脉血标本采集的技能。 2. 能进行大小便常规标本采集的操作。 3. 能进行留痰培养标本及咽拭子培养标本的采集。 4. 运用沟通技巧与病人进行有效沟通，使病人理解留标本的目的。	4
情境四：生活护理（20学时）	任务一：口腔护理	1. 掌握口腔护理的注意事项。 2. 能根据病人的口腔情况选择合适的漱口溶液。 3. 能对昏迷的病人进行特殊的口腔护理。 4. 关心体贴病人，与病人进行有效沟通。 5. 能对清醒的病人进行口腔卫生指导。	1. 能进行口腔护理的操作。 2. 能正确指导清醒病人进行口腔卫生维护。 3. 运用沟通技巧与病人进行有效沟通。	4
	任务二：头发护理	1. 能说出床上梳发及床上洗发的目的。 2. 对生活不能自理的病人能进行床上梳发及床上洗发的操作。 3. 能阐述床上洗发的注意事项。 4. 关心体贴病人，与病人进行有效沟通。	1. 能帮助病人进行床上梳发和床上洗头。 2. 能运用沟通技巧与病人进行有效沟通。	4
	任务三：皮肤护理	1. 阐述床上擦浴的目的及注意事项。 2. 能为卧床病人进行床上擦浴。 3. 掌握压疮的定义、发生原因、好发部位。 4. 能为长期卧床的病人进行预防压疮的护理。 5. 对已发生压疮的病人能进行压疮分期的评估及护理。 6. 关心体贴病人，与病人进行有效沟通。	1. 具有为卧床病人进行床上擦浴的能力。 2. 能为长期卧床的病人进行预防压疮的护理。 3. 关心体贴病人，与病人沟通有效。	8
	任务四：晨晚间护理	1. 能说出晨间护理、晚间护理的内容。 2. 掌握卧床病人更换床单的目的和注意事项。 3. 能为卧床病人进行更换床单的操作。 4. 关心体贴病人，与病人进行有效沟通。	1. 具有为卧床病人更换床单的能力。 2. 关心体贴病人，与病人进行有效沟通。	4

续表

学习情境（学时）	学习任务	知识内容要求	技能内容要求	学时
情境五：置管护理（26学时）	任务一：鼻饲术	1. 能说出鼻饲的目的及适应证。 2. 能简述鼻饲法的注意事项。 3. 能正确进行鼻饲法操作。	1. 具有在模型人身上插胃管进行鼻饲的能力。 2. 掌握插胃管时证实胃管在胃内的方法。 3. 掌握胃管喂食的技术。	10
	任务二：女性患者导尿术 任务三：男性患者导尿术 任务四：导尿管留置术 任务五：膀胱冲洗术	1. 能说出导尿的目的及注意事项。 2. 能简述尿管留置术的注意事项。 3. 能说明留置尿管病人预防逆行感染的措施。 4. 能正确进行导尿技术操作。	1. 具有为女病人导尿的能力。 2. 具有为男病人导尿的能力。 3. 能为留置尿管的病人进行护理，以防逆行感染。 4. 能运用沟通技巧与病人进行有效沟通，同时注意保护病人的隐私。	8
	任务六：大量不保留灌肠 任务七：小量不保留灌肠 任务八：保留灌肠 任务九：肛管排气法	1. 能说出大量不保留灌肠的目的及其注意事项。 2. 能识别小量不保留灌肠的常用溶液。 3. 能说出保留灌肠的目的及常用药物。 4. 能正确进行灌肠技术操作。	1. 能进行大量不保留灌肠、小量不保留灌肠的操作。 2. 具有完成保留灌肠操作的能力。 3. 能运用沟通技巧与病人进行有效沟通，同时注意保护病人的隐私。	8
情境六：急救护理（15学时）	任务一：氧气吸入法	1. 能解释氧气吸入法的适应证。 2. 能举例说明氧气吸入法的的注意事项。 3. 能换算氧流量和氧浓度。 4. 能正确进行氧气吸入法操作。	1. 具有独立完成鼻塞法给氧的操作的能力。 2. 学会鼻导管给氧的操作，能进行氧气枕的给氧的操作。 3. 能运用沟通技巧与病人进行有效沟通，确保用氧安全。	6

续表

<table>
<tr><th>学习情境（学时）</th><th>学习任务</th><th>知识内容要求</th><th>技能内容要求</th><th>学时</th></tr>
<tr><td rowspan="3">情境六：急救护理（15 学时）</td><td>任务二：洗胃术</td><td>1. 能说出洗胃的目的及禁忌证。
2. 能举例说明洗胃的注意事项。
3. 能区别选择常用的洗胃溶液。
4. 能正确进行洗胃术操作。</td><td>1. 能运用自动洗胃机完成洗胃的操作。
2. 能运用电动吸引器完成洗胃的操作。
3. 运用沟通技巧与病人进行有效沟通，确保胃管顺利插入。</td><td>3</td></tr>
<tr><td>任务三：吸痰法</td><td>1. 能指出吸痰法的适应证。
2. 能说出吸痰法操作的注意点。
3. 能正确进行吸痰法操作。</td><td>1. 能运用电动吸引器完成吸痰的操作。
2. 学会中心吸引器吸痰的操作。</td><td>3</td></tr>
<tr><td>任务四：徒手心肺复苏术</td><td>1. 掌握正确判断心跳、呼吸停止的方法。
2. 能说出心肺复苏术的步骤及方法、注意事项。
3. 能说明判断心肺复苏成功的指征。
4. 能正确进行徒手心肺复苏术的操作。</td><td>1. 能在模拟人身上进行心肺复苏的操作。
2. 能配合使用简易呼吸器进行心肺复苏的操作。
3. 能争分夺秒地抢救病人的生命。</td><td>3</td></tr>
<tr><td rowspan="2">情境七：病人出院的护理（6 学时）</td><td>任务一：一般患者出院护理</td><td>1. 熟悉一般患者出院的护理流程。
2. 会对患者进行出院指导，与病人及家属进行有效沟通。</td><td>1. 会撤销各种治疗卡及在体温单 40～42 ℃之间用红笔纵行填写出院时间。
2. 学会出院病历的排列。</td><td>3</td></tr>
<tr><td>任务二：临终护理</td><td>1. 能解释濒死、死亡、临终关怀的概念。
2. 能阐述临终病人的身心护理内容。
3. 能说出脑死亡的诊断标准。
4. 能简述死亡过程的分期。
5. 能阐述尸体护理的目的、注意事项。
6. 能对临终病人家属的进行安抚，能说出丧亲者护理的内容。</td><td>1. 能用模型人进行尸体护理的操作。
2. 操作中态度认真，尊重患者的人格。</td><td>3</td></tr>
<tr><td>情境八：护理相关理论（20 学时）</td><td>任务一：护理学的发展</td><td>1. 掌握南丁格尔对近代护理学的贡献。
2. 能描述现代护理学发展的三个主要阶段及其特点。
3. 能掌握护理学的主要任务、范畴及工作方式。</td><td>1. 掌握南丁格尔对近代护理学的贡献。
2. 能描述现代护理学发展的三个主要阶段及其特点。</td><td>2</td></tr>
</table>

续表

学习情境（学时）	学习任务	知识内容要求	技能内容要求	学时
情境八：护理相关理论（20学时）	任务二：护理学基本概念	1. 能解释人、健康、环境、护理的概念。 2. 能解释为什么人是一个统一的整体。 3. 能说出人有哪些基本的需要。 4. 能简述护理的内涵。 5. 能说出成长与发展的基本概念及特征。 6. 能简述健康与疾病的关系。	1. 能解释人、健康、环境、护理的概念。 2. 能用简洁的语言解释为什么人是一个统一的整体。 3. 能说出人有哪些基本的需要。 4. 能用简洁的语言描述护理的内涵。 5. 能说出成长与发展的基本概念及其特征。 6. 能用简洁的语言描述健康与疾病的关系。	4
	任务三：护理相关理论	1. 能说出系统、压力、适应的基本概念及压力源的分类。 2. 能简述一般系统论在护理中的应用。 3. 能简述需要理论在护理中运用。 4. 掌握对压力的应对及对压力的适应。 5. 能简述压力与适应理论在护理中的应用。	1. 能说出系统、压力、适应的基本概念及压力源的分类。 2. 能用简洁的语言描述一般系统论在护理中的应用。 3. 能用简洁的语言描述需要理论在护理中运用。 4. 掌握对压力的应对及对压力的适应。 5. 能用简洁的语言描述压力与适应理论在护理中的应用。	4
	任务四：护理程序	1. 能说出护理程序的步骤。 2. 能列出病人资料的来源及分类。 3. 掌握书写护理诊断陈述的三个结构要素。 4. 能阐述书写护理诊断的注意事项。 5. 了解护理计划排列的优先顺序。	1. 能说出护理程序的步骤。 2. 能列出病人资料的来源及分类。 3. 掌握书写护理诊断陈述的三个结构要素。 4. 阐述书写护理诊断的注意事项。 5. 了解护理计划排列的优先顺序。	6
	任务五：护理安全 任务六：护理职业防护	1. 能解释护理差错、护理安全、护理事故、护理职业暴露、职业疲溃感的概念。 2. 能说出护理安全的防范原则。 3. 掌握引发锐器伤的原因及锐器伤的紧急处理方法。 4. 能列出负重伤的防护措施。 5. 树立护理安全防范意识。	1. 能解释护理差错、护理安全、护理事故、护理职业暴露、职业疲溃感的概念。 2. 能说出护理安全的防范原则。 3. 掌握引发锐器伤的原因及锐器伤的紧急处理方法。 4. 能列出负重伤的防护措施。 5. 树立护理安全防范意识。	4

续表

学习情境（学时）	学习任务	知识内容要求	技能内容要求	学时
情境九：阶段临岗实践（20学时）	任务一：临床综合实践	1. 加深理解各情境学习的内容，更好地完成各项任务。 2. 将学习的内容与临床案例、情境相结合，与临床的需求同步。 3. 初步了解临床的新知识、新技术。 4. 提高与各层人员的沟通能力，包括与医生、护士长、护士等带教老师，医技人员，病人及其家属等人员的沟通。 5. 加深认识医院的工作环境、护士的岗位与职责。	1. 能熟练掌握临床各项护理技能。 2. 具有较强的沟通能力。	20
合计学时		215		